# 医务讲堂 第二辑 2022

MEDICAL MANAGEMENT LECTURE SERIES


主　　编　乔　杰　金昌晓

副 主 编　付　卫　胥雪冬　董　书

编　　委　（按姓氏笔画排序）

王　晶　王行雁　邓述华　付　卫　乔　杰
闫　崴　孙丽杰　李　军　应颖秋　张洪宪
金　亮　金昌晓　金姬延　周庆涛　郑佳佳
赵　艳　赵东芳　胥雪冬　袁晓宁　徐　懋
董　书　童素梅

指导专家　（按姓氏笔画排序）

于　涛　马长城　马朝来　王继军　田　耘
田　梅　邢　燕　朱　昀　伊　敏　李　硕
李葆华　杨　丽　吴永华　张　帆　张永珍
张会芝　赵鸣武　贺　蓓　夏宇曦　顾　芳
栾景源　黄　萍　崔仲奇　崔丽艳　蒋建渝



特别致谢　（按姓氏笔画排序）

孔　洁　田　慈　刘　轲　李　萌　杨广鑫
宋涵超　张　祺　张志山　张燕辉　陈丹昱
武　敏　范雯怡　胡文爽　侯　征　耿　霄
夏　天　徐　莉　徐超楠　高　畅　崔宇菁

YIWU JIANGTANG DI-ER JI 2022
**图书在版编目（CIP）数据**

医务讲堂.第二辑：2022 / 乔杰，金昌晓主编.—
北京：北京大学医学出版社，2022.5
ISBN 978-7-5659-2653-2

I. ①医… II. ①乔…②金… III. ①医师—岗位培
训—研究 IV. ① R192.3

中国版本图书馆 CIP 数据核字（2022）第 088561 号

**医务讲堂 第二辑 2022**

---

**主　　编**：乔　杰　金昌晓
**出版发行**：北京大学医学出版社
**地　　址**：（100191）北京市海淀区学院路 38 号　北京大学医学部院内
**电　　话**：发行部 010-82802230；图书邮购 010-82802495
**网　　址**：http://www.pumpress.com.cn
**E-mail**：booksale@bjmu.edu.cn
**印　　刷**：北京金康利印刷有限公司
**经　　销**：新华书店
**责任编辑**：高　瑾　　**责任校对**：靳新强　　**责任印制**：李　啸
**开　　本**：710mm×1000mm　1/16　　**印张**：19.5　　**字数**：280 千字
**版　　次**：2022 年 5 月第 1 版　2022 年 5 月第 1 次印刷
**书　　号**：ISBN 978-7-5659-2653-2
**定　　价**：135.00 元

# 主编简介

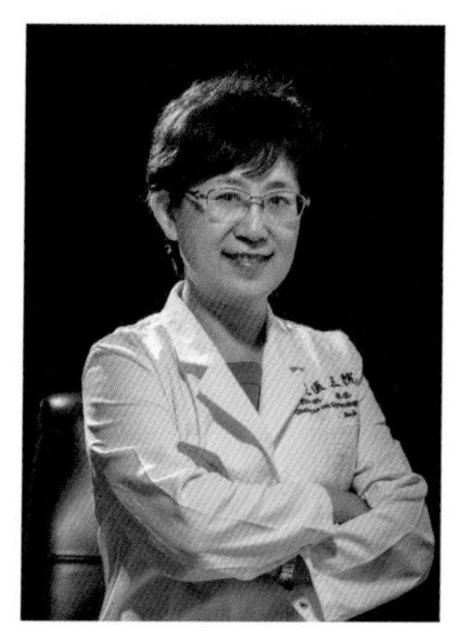

乔杰，女，汉族，教授。中国科协副主席，北京大学党委常委，常务副校长，医学部主任，北京大学第三医院院长。中国工程院院士，美国人文与科学院外籍荣誉院士，英国皇家妇产科学院荣誉院士。国家妇产疾病临床医学研究中心主任，国家产科专业医疗质量控制中心主任，中华医学会副会长，中华预防医学会副会长，中国女医师协会会长，《Human Reproduction Update 中文版》及《BMJ Quality & Safety 中文版》主编等。

2012 年担任院长以来，坚持推进医改，探索医院集团化发展；创设医学创新研究院，整合区域资源，倡导多学科合作，临床、科研、转化三位一体；信息化建设与人文关怀保驾护航；以平均住院日管理为抓手，医院运营高效有序，医院服务质量、数量均居北京市前列，2021 年入选国家卫生健康委推动公立医院高质量发展 14 家试点单位之一。新冠肺炎疫情期间，作为北京大学援鄂抗疫医疗队领导组组长率队冲锋在前，为武汉保卫战、北京疫情防控及复工复产做出重要贡献。同时，长期致力于从事妇产及生殖健康相关临床、基础研究与转化工作，在女性生殖障碍疾病病因及诊疗策略、生育力保护保存、人类配子及胚胎发育机制、防治遗传性出生缺陷等方面进行了深入研究，并持续关注妇幼公共卫生体系建设，守护妇儿全生命周期健康。作为第一或责任作者发表多项具有国际影响力的成果，荣获 2014、2015 年度中国科学十大进展，2019 年中国生命科学十大进展，并以第一完成人获国家科技进步二等奖、国家创新争先奖、省部级一等奖等奖励。

# 主编简介

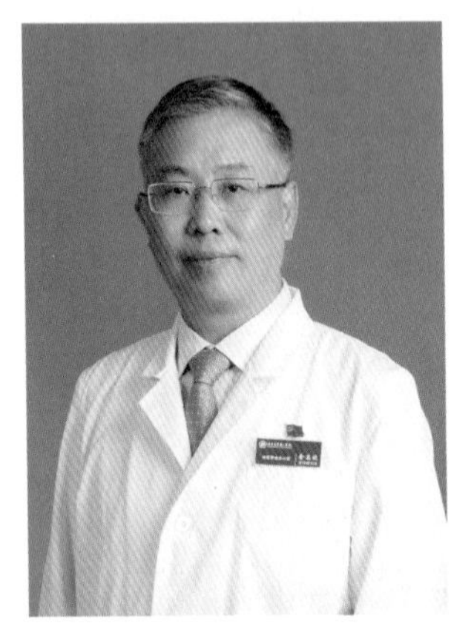

金昌晓，男，汉族，管理研究员，专业方向医院管理，北京大学第三医院党委书记、医院管理研究室主任。现任中国医院协会医疗联合体工作委员会主任委员、中华预防医学会健康促进与教育分会副主任委员、中国人体健康科技促进会副会长、北京医院协会第六届理事会理事；《叙事医学》杂志主编。

长期从事医院管理工作，在医院经营管理、信息化、绩效考核、医院服务和医改等方面有较深入的了解，积累了丰富经验。

作为项目负责人先后承担863国家高技术研究发展计划课题，国家卫健委医疗机构医疗、服务、管理数字化工作研究项目，国家卫健委公立医院高质量发展揭榜攻关项目，国家卫健委公立医院高质量发展评价指标体系构建、薪酬分配研究及互联网医院运营管理研究项目，首都卫生发展科研专项项目等。曾获得：北京医院协会2013年度“优秀医院管理干部”、2012—2013年度“中国医院优秀CIO”荣誉称号、2017年度全国医院信息化杰出领导力人物奖。

# 前　言

医疗质量与安全是医疗机构生存和发展的生命线，是国民健康的重要保障。2016 年，党中央国务院提出了健康中国战略，将持续提升医疗质量安全水平列为重要内容，强调推动医疗卫生服务体系从规模扩张的粗放型发展转变为以质量效益提升和结构调整为主的内涵集约式发展。国家卫生健康委先后颁布了《医疗质量管理办法》《医疗质量安全核心制度要点》等一系列重要文件，我国医疗质量安全管理工作进入法制化、规范化的新时代。

如何将国家层面的制度细化并且融入到工作制度和患者安全文化中，使得其切实落地执行，是需要每个医疗机构思考的问题。在医疗质量管理过程中，有效的培训体系、具有实操性的培训内容是重要的工作基础。而完善的医疗质量培训也不应只局限于医师的诊疗能力和技术应用，更应包含医疗管理制度、工作流程，以及质量控制的理念和方法。鉴于此，北京大学第三医院结合医疗质量管理和临床工作实际需要，设计、打造了针对临床一线医护人员和医疗管理部门初级管理者的系列培训讲座——“医务讲堂”。

为将规章制度和管理理念有效传递给一线临床工作者和初级管理者，我们从培训主题、培训师资、培训内容以及培训方式等多方面深入研讨，最终制定了较为完善的 SOP（标准操作规程，standard operation procedure）。培训邀请具有丰富经验的医疗管理者和临床一线医护人员担任讲者，分别从不同角度对制度制定的初衷、涉及的工作流程、如何有效执行，以及怎样进行质量控制进行解读。同时，为了更好地了解培训对象在工作中存在的知识盲点、执行缺陷问题，以及工作疑问，设计了培训前基线调研环节，由讲者根据调研结果并结合循证医学证据和实际工作经验有针对性地制作培训课件，从而将培训对象最需要了解的内容集中呈现在培训中。

在院科两级培训体系的支撑下，“医务讲堂”迅速普及至一线工作者，并因其内容紧贴实际工作需要、具有良好的实操性而获得较为广泛的好评。在此，我们将 2020 年 7 月至 2021 年 9 月期间推出的五期讲座内容整理成册，与大家分享，并期待在分享的过程中能够得到更多的建议，以进一步优化和完善培训内容与方式。

在“医务讲堂”系列讲座实施和本书编写过程中，感谢医院各级领导给予的大力支持和帮助，感谢每一位讲者的倾囊付出，感谢每一位指导专家在集体备课过程中给予的悉心指导和中肯建议，感谢每一位参与组织讲座、整理课件和协助全员培训的工作人员。“团结、奉献、求实、创新”是北医三院的院训，我们也正在努力将院训融入到管理和临床工作的每一个细节中。医疗管理之路永无止境，但我们坚信所有的努力必将留下一个个坚实的脚印！

编委会<br>2022 年 4 月

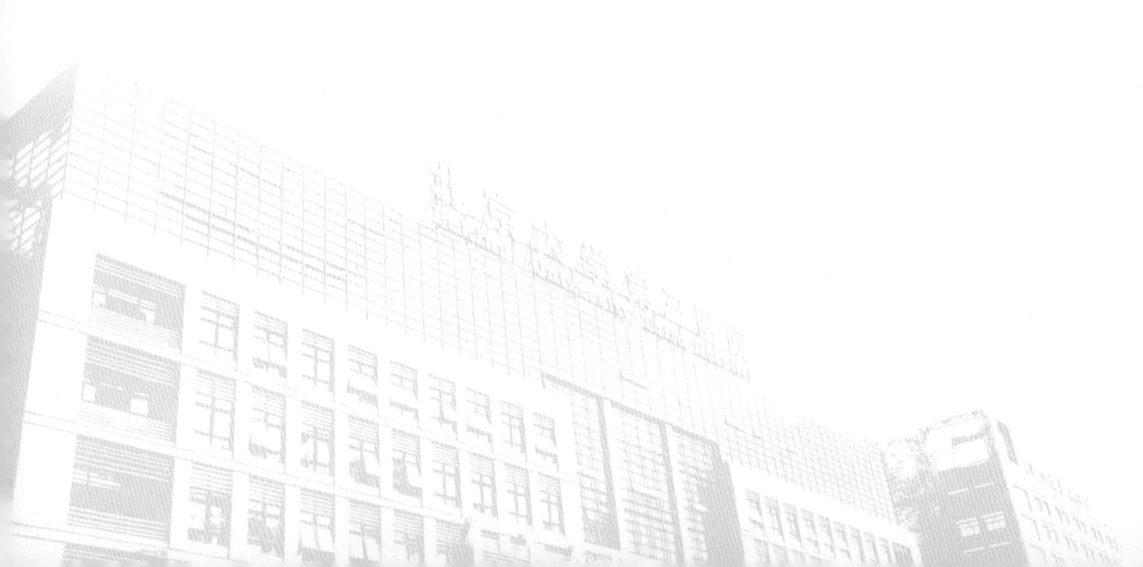

# 目录

## 第一讲 手术安全核查制度



## 第二讲 抗菌药物合理使用



## 第三讲 死亡病例讨论制度

## 第四讲 三级医师查房制度



## 第五讲 分级护理制度

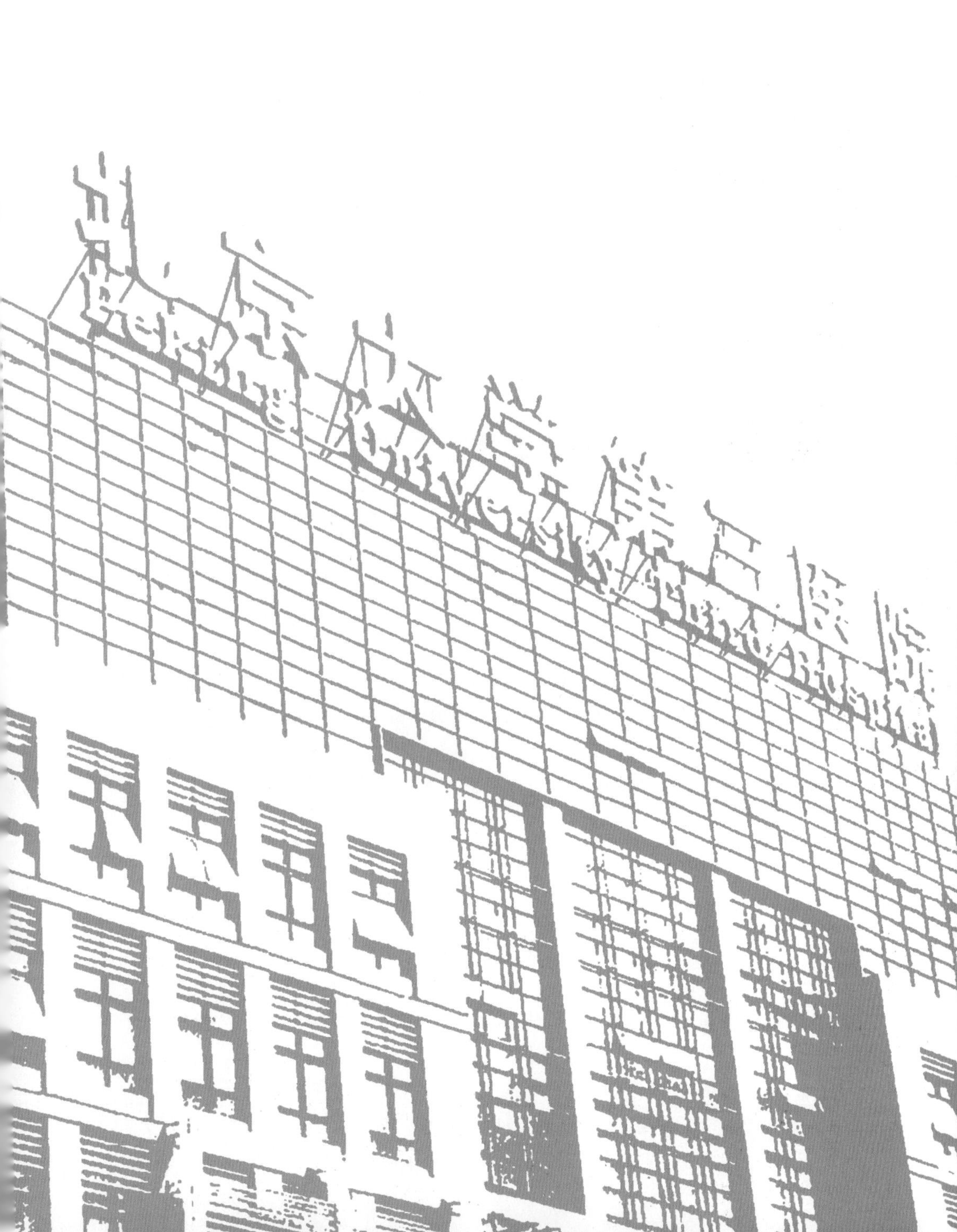

# 第一讲
# 手术安全核查制度

引言

安全核查 守护生命

全程核查 关注细节——手术安全核查之手术室篇

麻醉医师眼中的手术安全核查 & 制度要点及质量管理

培训效果评估问卷

团结 奉献 求实 创新

# 手术安全核查

医务讲堂

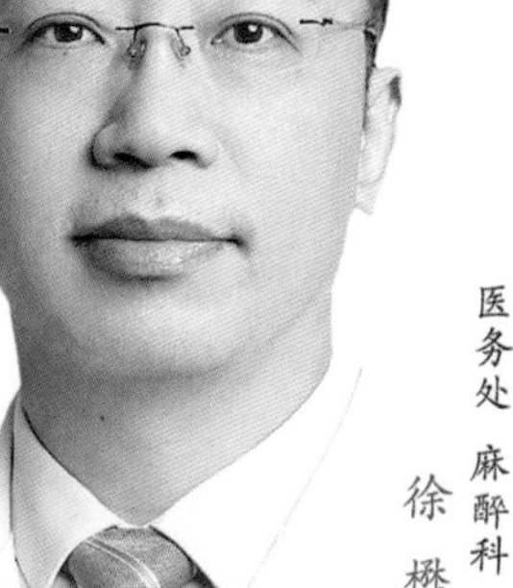

医务处 麻醉科 徐懋

泌尿外科 张洪宪

手术室 邓述华

北医三院 Peking University Third Hospital

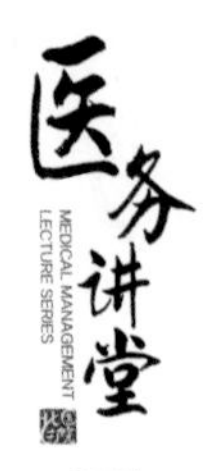



# 引 言

《医疗质量安全核心制度要点释义》中定义：手术安全核查制度是指在麻醉实施前、手术开始前和患者离开手术室前对患者身份、手术部位、手术方式等进行多方参与的核查，以保障患者安全的制度。手术安全核查制度是医疗行政部门要求贯彻执行的 18 项医疗质量安全核心制度之一，其核心意义在于强调手术治疗时应避免对患者造成不必要的损害，实施过程中要确保“正确的患者、正确的麻醉、正确的手术部位、正确的手术方式”。一旦手术安全核查出现纰漏，将会给患者临床安全带来非常严重的后果。

北京大学第三医院 2021 年住院手术量为 85943 例次，如何保障每一例手术的手术安全核查有效执行且不流于形式，就需要从制度建设、标准流程、实施便捷程度、人员培训、安全文化氛围建设和监督反馈考核机制等方面多途径加强管理。在制度和标准化流程建设方面，参照国家相关标准，借鉴国内外先进管理经验，在充分考虑临床层面可执行性的原则下，不断完善和修订明确手术安全核查细则及内容。在标准化执行过程中，明确重要时间节点的执行内容及责任主体，达到责权利分明。借助信息系统设置质控要点，督促手术安全核查在形式和内涵上均有效执行。在参照相关团体标准和规章制度基础上，允许科室制定符合实际情况的手术标识位置样式并进行院级备案，不定期组织修订优化。人员培训方面，倡导建立围术期安全文化——VOICE（Viewpoint and Value; Occupation and Obligation; Innovation and Improvement; Cooperation and Culture; Environment and Event）。在日常工作中，建立并完善监督反馈机制，在将手术安全核查纳入不良事件监测报告体系基础上，医疗管理部门每月组织手术平台巡视，现场实际检查手术安全核查的执行情况，并将检查结果纳入科室绩效考核体系。

多途径、多维度的监控和督导，促进了手术安全核查制度的切实执行，并且使得我院近年来在围术期病历文书书写质量、手术标识规范性、围术期用药合理性和安全性、病理标本管理规范性等多个方面有了不同程度的质量提升，同时围术期严重不良事件持续减少，有效保障了手术患者的围术期安全。

手术安全核查是涉及所有医务人员、贯穿整个医疗流程的工作，团队的共同协作方能造就真正意义的患者安全。为此，我们围绕团队协作设计了这一期培训，邀请拥有丰富临床和管理经验的泌尿外科张洪宪副主任医师、手术室护理管理者邓述华护士长、麻醉科主任医师兼任医务处负责围术期安全管理的徐懋副处长担任讲者，从不同区域、不同时间节点，以及手术医师、麻醉医师、护士和医务管理等不同角度进行制度的解读和宣贯。培训中明确手术安全核查应贯彻于整个围术期，并逐一提示在不同核查环节中容易疏漏的细节和可能发生的问题，逐个解答了实际工作中临床医护人员的疑问。我们展示了多个典型反面案例，也讲述了将安全核查差错风险扼杀于萌芽中的惊心动魄的故事，以期通过制度和实际案例相结合的方式，直观生动地告知临床医生和护理人员，核查制度每一项条款制定的背景和目的、未认真执行手术安全核查可能导致的严重后果，从而提醒每一位医务人员保持警钟长鸣。

有时去治愈，常常去帮助，总是去安慰，但底线是不要去伤害。希望本次“医务讲堂”能够再次触动到医者敬畏生命、守护生命的初心和使命。同时，人非圣贤孰能无过，从错误中学习经验教训，改进系统性问题并优化医疗流程也是医疗管理部门的责任。守护患者安全，我们永远在路上。

medical management lecture series 医务讲堂

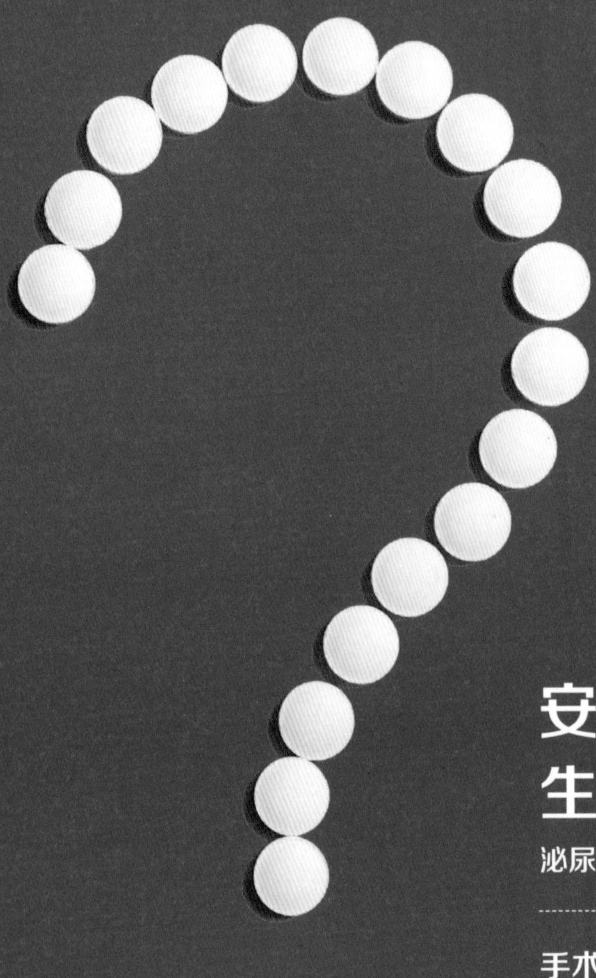

# 安全核查 守护生命

泌尿外科 张洪宪

手术安全核查的意义

门诊与病房的具体核查措施

手术部位标识制度及举例

手术室内核查流程与患者安全文化

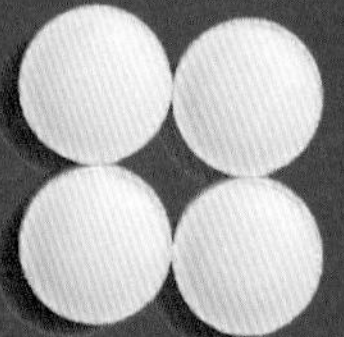

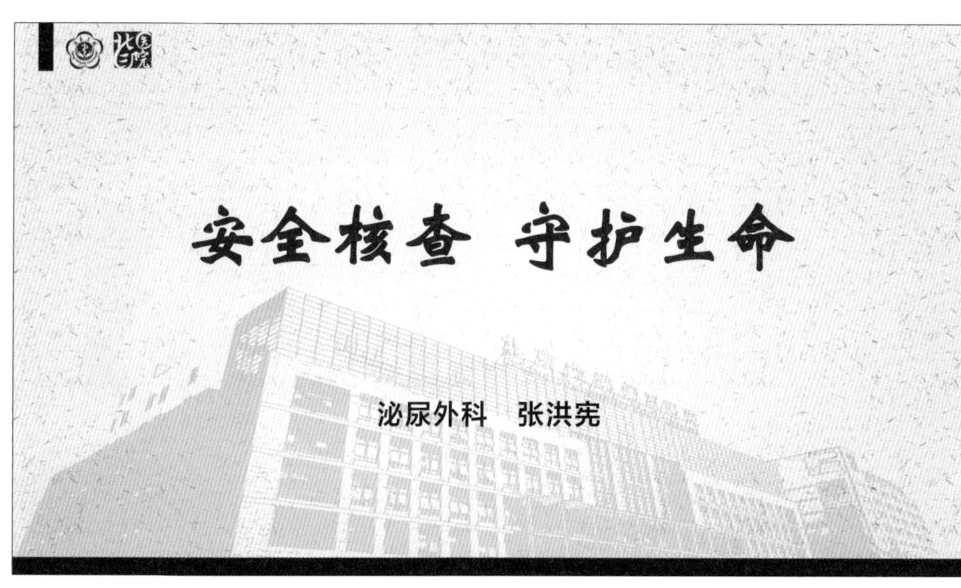


提到安全核查，大家并不陌生，食品安全、生产安全、社会安全等，当然我们今天说的是医疗安全，更具体一点是指手术安全。受医务处的委托，我将结合自身体会从一名外科医生的角度讲讲自己对手术安全核查的认识，努力做好一名生命的守护者


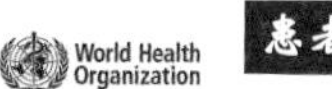
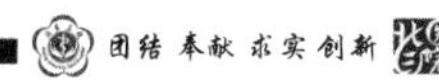


曾经有部电影讲述了一个医生切错肾的桥段，而在现实中这样的错误将导致医生和医院面临巨额赔偿和巨大的社会舆论压力，术者本人甚至会断送职业生涯。面对如此严峻的形势，有人会说，这是一个小概率事件。然而2019年WHO发布的关于患者安全全球行动的报告显示，医疗安全相关不良事件的发生数量和致死人数都触目惊心

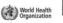

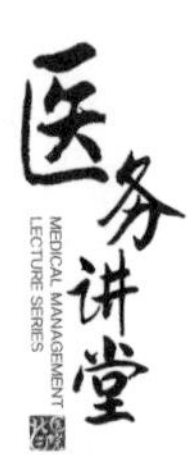




## 手术室里的灵魂拷问

- 他/她是谁？
- 他/她从哪里来？
- 他/她来做什么？
- 他/她到哪里去？

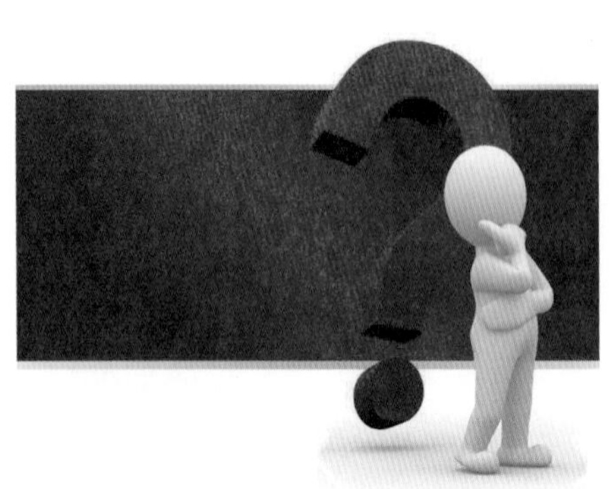

团结 奉献 求实 创新

所以重视医疗安全，我们人人有责。回到今天的主题，手术安全核查。进入手术室，我们会反复问以上这 4 个哲学问题，其实这 4 个问题就涵盖了手术安全核查的大部分内容

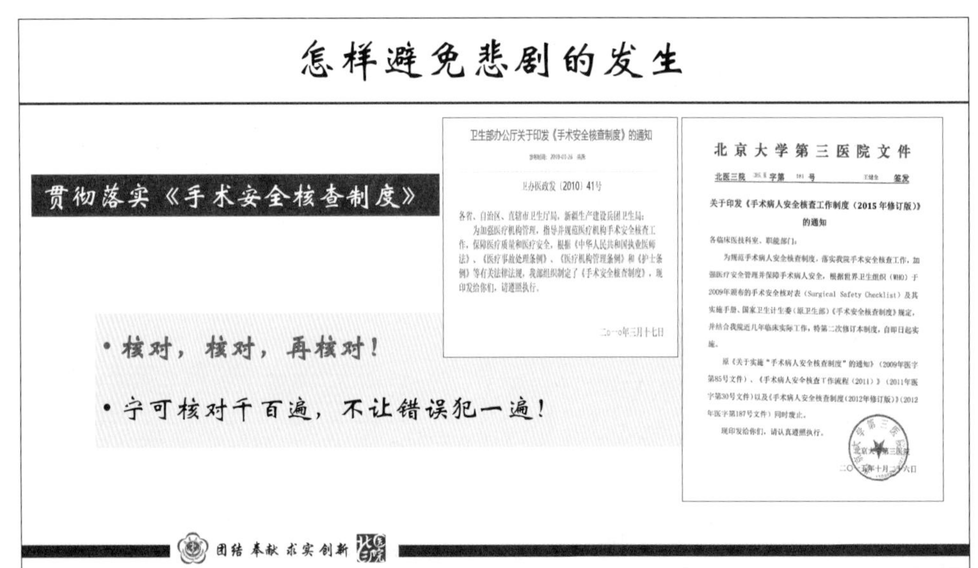


卫生部办公厅关于印发《手术安全核查制度》的通知

发布时间：2010-03-26 来源：

卫办医政发〔2010〕41号

各省、自治区、直辖市卫生厅局，新疆生产建设兵团卫生局：

为加强医疗机构管理，指导并规范医疗机构手术安全核查工作，保障医疗质量和医疗安全，根据《中华人民共和国执业医师法》、《医疗事故处理条例》、《医疗机构管理条例》和《护士条例》等有关法律法规，我部组织制定了《手术安全核查制度》，现印发给你们，请遵照执行。

二〇一〇年三月十七日

北京大学第三医院文件

北医三院 2015 字第 181 号 王健全 签发

关于印发《手术病人安全核查工作制度（2015年修订版）》的通知

各临床医技科室、职能部门：

为规范手术病人安全核查制度，落实我院手术安全核查工作，加强医疗安全管理并保障手术病人安全，根据世界卫生组织（WHO）于2009年颁布的手术安全核对表（Surgical Safety Checklist）及其实施手册、国家卫生计生委（原卫生部）《手术安全核查制度》规定，并结合我院近几年临床实际工作，特第二次修订本制度，自即日起实施。

原《关于实施"手术病人安全核查制度"的通知》（2009年医字第85号文件）、《手术病人安全核查工作流程（2011）》（2011年医字第30号文件）以及《手术病人安全核查制度（2012年修订版）》（2012年医字第187号文件）同时废止。

现印发给你们，请认真遵照执行。

北京大学第三医院

二〇一五年十月二十六日

为了避免手术差错的发生，卫生部（现国家卫生健康委员会）在 2010 年印发了《手术安全核查制度》，我院也在 2012 年、2015 年、2017 年、2021 年分别结合医院自身情况发布了修订版。制度发挥作用的关键在于落实，而我们落实手术安全核查制度的核心就是核对，核对，再核对！用反复的核对来杜绝低级的手术差错发生

## 自我核对

病历　患者　影像学

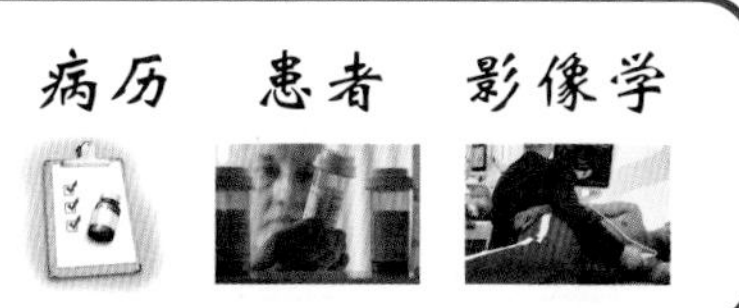

门诊　病房　手术室

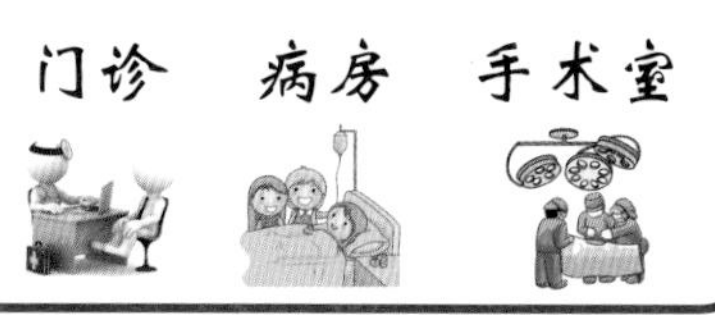

术前　术中　手术后

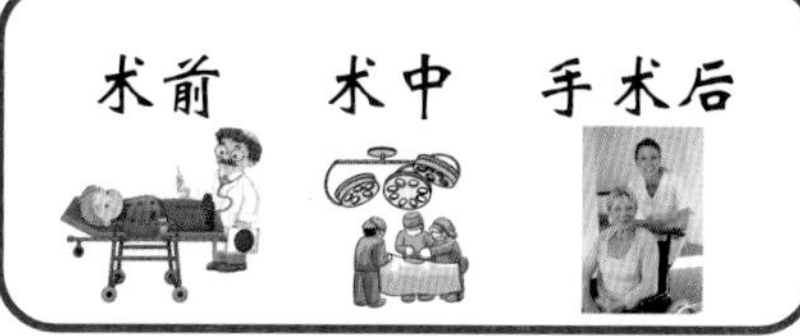

团结 奉献 求实 创新

手术安全并不是从进入手术室开始的，而是从接诊患者的那一刻就开始了。在门诊，主诊医师就要把好第一道关，充分准确全面地询问病史，亲自查体，将患者的症状、体征和辅助检查结果紧密结合起来完成专业疾病和全身状况的整体评估。从自身做起，从以上多个维度、多个地点、多个时间点反复核实

## 门诊具体措施

门诊正确开具住院通知单

- 不同的影像学资料反复核实
- 与患者的症状、体征反复核实

超声、CT、核磁
病史、查体 → 侧别、节段

**北京大学第三医院住院通知单**

姓名：______ 性别：______ 年龄：______ ID号：______

入院目的：______ 住院类别：______ 病案号：______

入院诊断：写明左/右侧别、节段

入院科别：______ 病房：______

联系人：______ 联系方式：______

预交金：______ 医师签字：______（盖章有效） 预约日期：______

备注：

此联交患者，办理手续时请携带

注：1. 在新型冠状病毒肺炎防控期间，禁止家属到病房内进行探视。
2. 请在 办理住院手续前使用微信扫描右侧二维码，关注“北医三院服务号”，并绑定住院患者的就医卡，点击“诊疗”→“我的住院”→“入院登记”→点击“我已阅读并同意内容”按钮确认入院须知→填写患者基本信息→依次点击“提交”和“确认提交”按钮。3. 无法在微信中填写信息者请使用自助机填写，或在诊室、分诊台领取并填写纸质《患者情况登记表》及《办理住院手续须知》而后方可办理住院手续。

团结 奉献 求实 创新

以一个肾癌患者为例，具体展开。从门诊接诊开始，我们就应该注意患者的各种细节，仔细询问病史、进行体格检查，查阅辅助检查结果，综合判断各方结果是否一致，并且在开具住院通知单时即注明侧别和节段，以便于后续的核查。其实从我们学医开始，就贯穿了医疗安全核对的内容，每次考试都要强调病史询问、查体、辅助检查判读相关的内容。同样，我们在实际接诊过程中，也一定要贯穿落实这些医疗基本功

## 病房具体措施——严于术前

**住院医师：**

- 正确书写住院病历诊断，核实住院通知单，核实患者症状、体征，核实影像学资料
- 准确的手术标识，携带影像学资料进手术室

**主治医师：**

- 认真核查病历
- 签署手术同意书时再次核实（仔细阅片，亲自查体）

**主刀医师：**

- 核查病历，反复读片，关切患者，全面负责

北京大学第三医院文件

院发〔2017〕137号

**关于修订《手术部位识别标示制度》的通知**

各临床医技科室、职能部门：

为规范手术安全核查制度，规范手术部位标示管理工作，杜绝手术过程中出现手术部位识别差错，提高医疗质量和保证医疗安全，根据《手术病人安全核查工作制度》、《手术管理制度》、《手术室医疗安全管理规范及标准》等相关制度，并结合我院近几年临床实际工作，经2017年10月30日医院医疗质量与安全管理委员会讨论同意修订，自即日起实施。原《关于印发〈手术部位识别标示制度〉的通知》（北医三院[2012]医字第186号）文件废止。

现印发给你们，请遵照执行。

北京大学第三医院
2017年11月15日

-1-

团结 奉献 求实 创新

患者收入病房后，住院医师、主治医师、高级职称的主刀医师要各司其职，充分发挥团队优势。共同做好术前的各项核查工作

## 手术部位标识制度要点

**手术部位标识要求**

1. 所有常规手术在术前均应进行手术部位标识
2. 对涉及有双侧、多重结构（手指、脚趾、病灶部位）、多平面部位（脊柱）手术，应术前认真确认核对后进行标识
3. 通过腔镜、内窥镜实施的手术，亦需在手术器官体表部位进行标识
4. 如遇大面积烧伤、手术部位开放性外伤以及患者拒绝等原因无法在体表标识时，应在病程记录中记载（图文）

**手术部位标识操作方法**

1. 使用医用皮肤记号笔标识
2. 符号在消毒、铺巾后仍应清晰可见
3. 标识手术切口线，在手术切口或附近部位以符号进行标识
4. 患处已有纱布、石膏等包扎物，在包扎物侧方位使用符号进行标识
5. 科室制定统一的符号标识方式并全员培训，切实执行

**手术部位标识操作方法**

注意：患方共同参与标识

1. 由医师或护士与患者和（或）家属进行资料及手术部位的核对，以询问的方式进行交谈，确认无误后进行手术部位的标识
2. 对意识清晰的患者由其自己主动回答，对未成年、智力障碍、意识不清或虚弱的患者须由家属回答医护人员询问，并参与手术部位的标识

团结 奉献 求实 创新

手术部位标识是核查中的重要环节。所有的常规手术均应在术前进行手术部位标识，平诊手术应在手术前一天完成，日间或急诊手术也应在麻醉前完成。应使用记号笔进行标识，以使标识在消毒铺巾后仍清晰可见。在标识过程中应有患者的参与，意识清晰的患者应进行自主回答

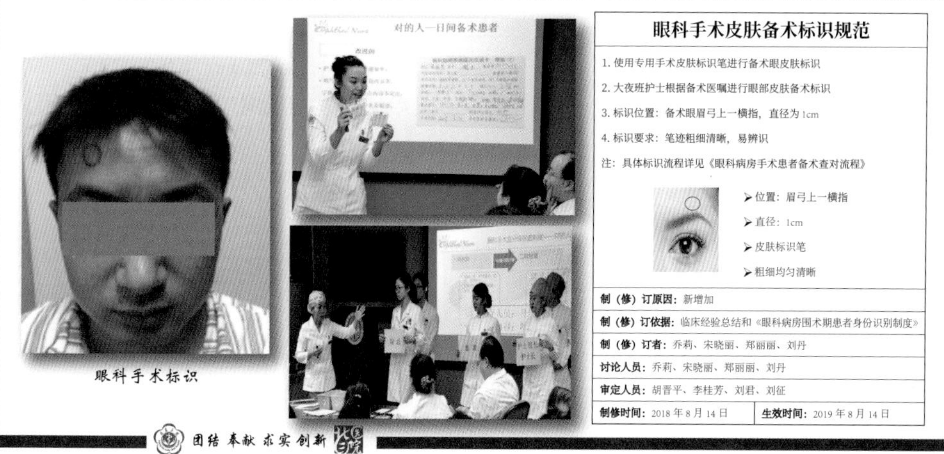


眼科手术皮肤备术标识规范

1. 使用专用手术皮肤标识笔进行备术眼皮肤标识
2. 大夜班护士根据备术医嘱进行眼部皮肤备术标识
3. 标识位置：备术眼眉弓上一横指，直径为 1cm
4. 标识要求：笔迹粗细清晰，易辨识

注：具体标识流程详见《眼科病房手术患者备术查对流程》

➢ 位置：眉弓上一横指
➢ 直径：1cm
➢ 皮肤标识笔
➢ 粗细均匀清晰

**制（修）订原因：** 新增加
**制（修）订依据：** 临床经验总结和《眼科病房围术期患者身份识别制度》
**制（修）订者：** 乔莉、宋晓丽、郑丽丽、刘丹
**讨论人员：** 乔莉、宋晓丽、郑丽丽、刘丹
**审定人员：** 胡晋平、李桂芳、刘君、刘征
**制修时间：** 2018 年 8 月 14 日　**生效时间：** 2019 年 8 月 14 日

以眼科为例，由护士在术前于患侧眉弓上方画圈标识

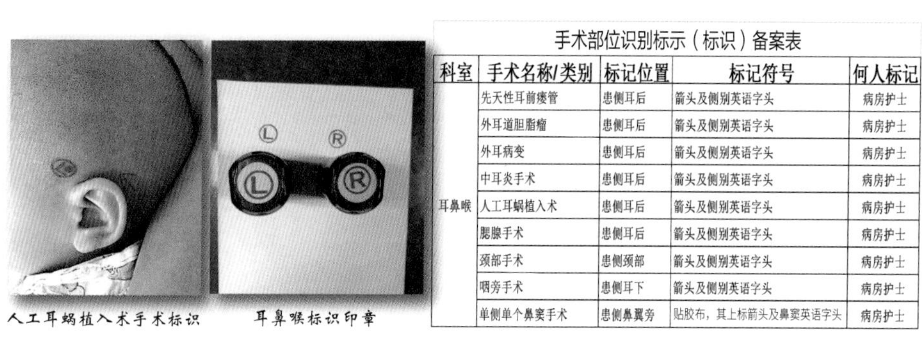


手术部位识别标示（标识）备案表

| 科室 | 手术名称/类别 | 标记位置 | 标记符号 | 何人标记 |
|---|---|---|---|---|
| 耳鼻喉 | 先天性耳前瘘管 | 患侧耳后 | 箭头及侧别英语字头 | 病房护士 |
| | 外耳道胆脂瘤 | 患侧耳后 | 箭头及侧别英语字头 | 病房护士 |
| | 外耳病变 | 患侧耳后 | 箭头及侧别英语字头 | 病房护士 |
| | 中耳炎手术 | 患侧耳后 | 箭头及侧别英语字头 | 病房护士 |
| | 人工耳蜗植入术 | 患侧耳后 | 箭头及侧别英语字头 | 病房护士 |
| | 腮腺手术 | 患侧耳后 | 箭头及侧别英语字头 | 病房护士 |
| | 颈部手术 | 患侧颈部 | 箭头及侧别英语字头 | 病房护士 |
| | 咽旁手术 | 患侧耳下 | 箭头及侧别英语字头 | 病房护士 |
| | 单侧单个鼻窦手术 | 患侧鼻翼旁 | 贴胶布，其上标箭头及鼻窦英语字头 | 病房护士 |

以耳鼻喉科为例，由于涉及的器官更多，因此科室会使用小型签名章盖章进行侧别标识，标注箭头指向手术器官

## 手术部位标识（泌尿外科）

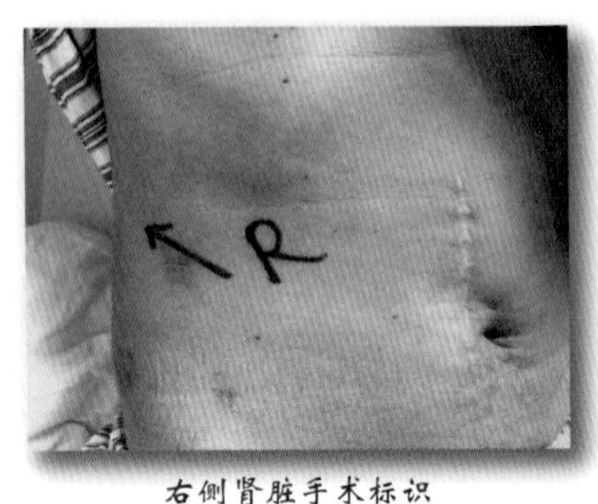

右侧肾脏手术标识

手术部位识别标示备案表

| 科室 | 手术名称/类别 | 标记位置 | 标记符号 | 何人标记 |
| --- | --- | --- | --- | --- |
| 泌尿外科 | 腹腔镜或开放肾切除、囊肿去顶、肾部分切除等肾脏病变或移植手术 | 患侧肾脏正面体表投影区域 | 箭头+英文标识（L=左侧；R=右侧） | 管床医师 |
| | 腹腔镜或开放肾上腺肿瘤切除、囊肿去顶、全部切除等肾上腺病变手术 | 患侧肾上腺正面体表投影区域 | 箭头+英文标识（L=左侧；R=右侧） | 管床医师 |
| | 内镜或开放输尿管结石、肿瘤等输尿管病变手术 | 患侧输尿管正面体表投影区域 | 箭头+英文标识（L=左侧；R=右侧） | 管床医师 |
| | 开放或镜下睾丸、附睾、精囊和精索等手术 | 患侧脏器正面体表投影区域 | 箭头+英文标识（L=左侧；R=右侧） | 管床医师 |
| | 其他如腹膜后肿物等开放或腹腔镜类手术 | 患侧脏器正面体表投影区域 | 箭头+英文标识（L=左侧；R=右侧） | 管床医师 |

团结 奉献 求实 创新

泌尿外科器官相对较简单，进行标识时手写侧别，箭头指向脏器体表投影

## 手术部位标识（骨科）

**脊柱手术标识原则：**

应用画箭头方式标识，由管床医师完成（使用手术皮肤记号笔），手术部位/术式通过住院总医师或主刀医师确认；

经皮手术：颈前路手术，箭头画于左侧颈前皮肤，箭头指向中线，颈后路、胸腰椎后路手术、经皮椎体球囊扩张成形术（PKP）等统一于躯干后方左侧画水平箭头，箭头指向手术切口区域中部（如图所示），其他躯干部手术（侧前方、前方）者，原则亦为箭头指向切口区域中部；

椎间孔镜手术：箭头亦指向腰部中线手术节段处；

经口手术：箭头标识于颈前左侧皮肤，向上指向口部，并于一旁写“口”字。

- 所有手术患者，管床医师须于术前一日5PM前完成手术标识；对于未明确手术部位的患者，管床医师最晚于术日9AM前完成（主管护士把关，此处开台患者不适用）；
- 更换开台患者时，由住院总医师负责安排管床医师/值班医师完成标识；
- 标识需更改时，原标识需擦除干净，并重新画上新标识；
- 急诊手术/当天入院即手术患者，确定术式后由管床医师立即进行标识；
- 患者接入手术室前，病房护士负责核对，如未作手术部位标识，则不能接入手术室。

经口手术

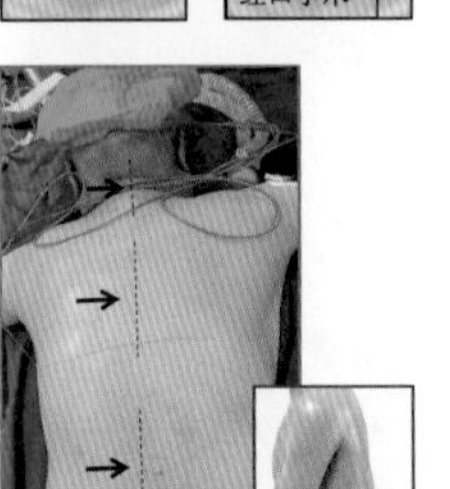

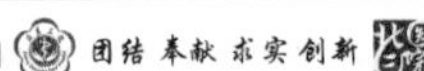


骨科的手术标识相对较复杂，手术涉及多部位、多节段、多入路、多方式

## 手术部位标识（骨科）

**关节手术标识原则：**

膝关节置换（TKA），画于同侧小腿外侧，向上箭头，上方写TKA；
髋关节置换（THA），画于同侧大腿外侧，向上箭头，上方写THA；
双侧置换画双侧。

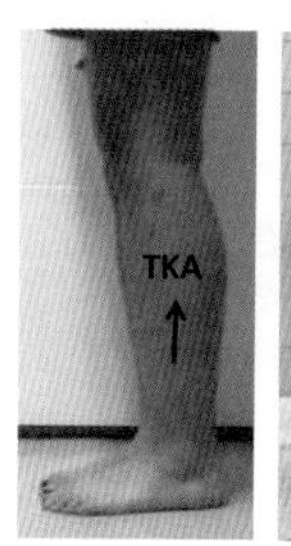


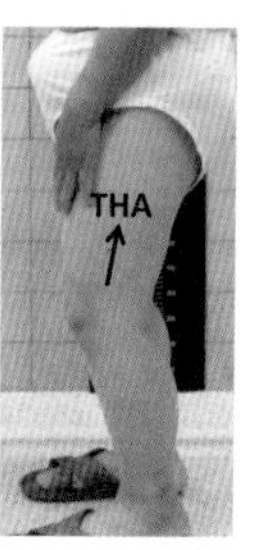


**创伤手术标识原则：**

| 手术部位 | 箭头部位及指向 |
|---|---|
| 足、踝 | 小腿向下 |
| 小腿 | 踝向上 |
| 膝 | 小腿向上 |
| 大腿 | 膝向上 |
| 骨盆 | 髋部横向 |
| 掌、腕 | 前臂向下 |
| 前臂 | 腕向上 |
| 肘 | 前臂向上 |
| 上臂 | 肘向上 |
| 肩 | 上臂向上 |
| 锁骨 | 肩横向 |

腕部手术

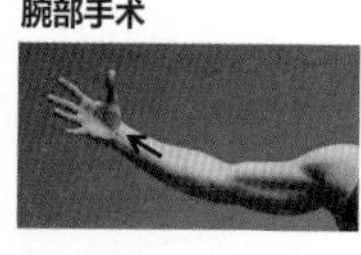

肘部手术

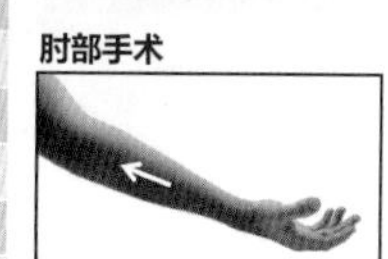

团结 奉献 求实 创新

关节的手术如髋关节、膝关节等均用不同缩写进行标识，创伤手术用箭头向上或向下进行部位标识

## 手术部位标识（普外科）

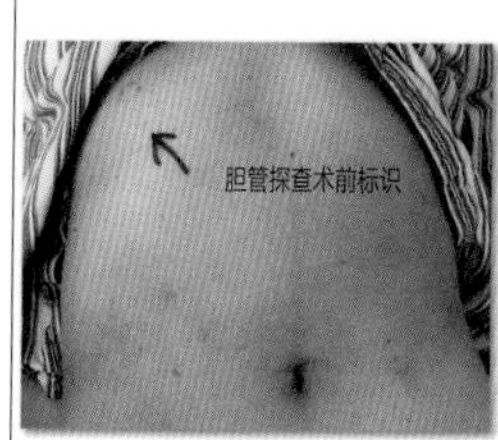


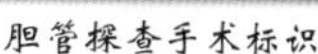
胆管探查手术标识

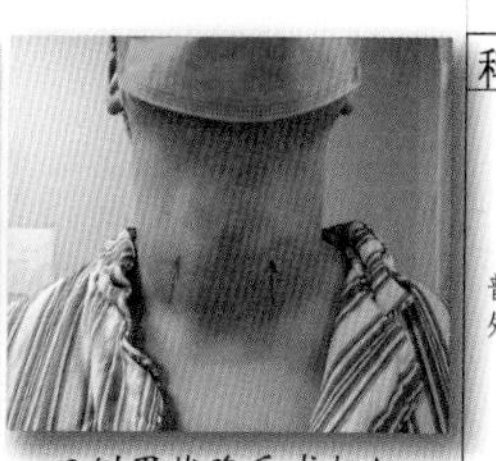
双侧甲状腺手术标识

手术部位识别标示备案表

| 科室 | 手术名称/类别 | 标记位置 | 标记符号 | 何人标记 |
|---|---|---|---|---|
| 普通外科 | 乳腺手术（左右） | 肿物表面 | 箭头 | 管床医师 |
| | 腹股沟疝修补（左右） | 疝表面 | 箭头 | 管床医师 |
| | 甲状腺手术（左右） | 甲状腺 | 箭头 | 管床医师 |
| | 胆囊/胆道/肝脏手术 | 右上腹 | 箭头 | 管床医师 |
| | 胰腺手术（胰头/体尾） | 上腹正中（脐剑之间） | 箭头 | 管床医师 |
| | 胃手术 | 左上腹 | 箭头 | 管床医师 |
| | 脾手术 | 左上腹 | 圆圈 | 管床医师 |
| | 结直肠手术 | 脐 | 箭头 | 管床医师 |
| | 浅表肿物手术 | 肿物表面 | 箭头 | 管床医师 |

团结 奉献 求实 创新

普外科手术同样比较复杂，尤其甲状腺手术容易出现标记错误的问题。为了避免这种情况发生，在术前应再次核实影像学检查结果以确定手术范围及部位

## 手术部位标识（妇科）

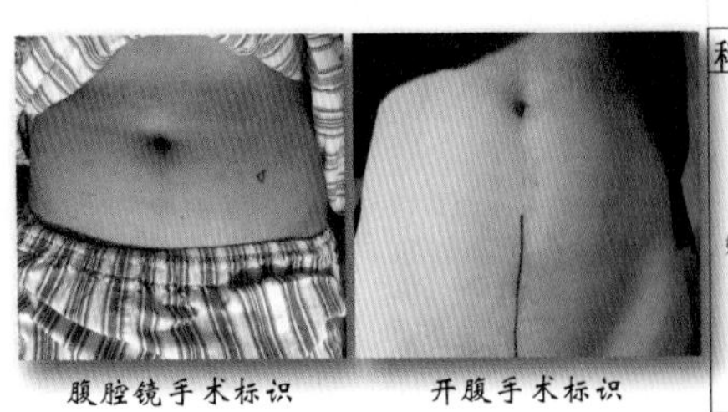

腹腔镜手术标识　　开腹手术标识

**手术部位识别标示备案表**

| 科室 | 手术名称/类别 | 标记位置 | 标记符号 | 何人标记 |
| --- | --- | --- | --- | --- |
| 妇科 | 腹腔镜手术 | 手术切口 | △ | 管床医师 |
| | 开腹手术 | 手术切口 | 线 | 管床医师 |
| | 卵巢肿物剔除术（左右） | 病变侧（下腹部） | | 管床医师 |
| | 附件区肿物剔除术（左右） | 病变侧（下腹部） | | 管床医师 |
| | 附件切除术（左右） | 病变侧（下腹部） | | 管床医师 |
| | 输卵管切除术（左右） | 病变侧（下腹部） | | 管床医师 |
| | 腹壁肿物切除术 | 肿物位置 | 尽量贴近肿物形态 | 管床医师 |

团结 奉献 求实 创新

妇科手术分为腔镜手术和开放手术，腔镜手术用小三角进行标记，开放手术在手术切口处画线

## 三方核对

- 核对要有仪式感
- 核对要有危机感
- 核对要有责任感

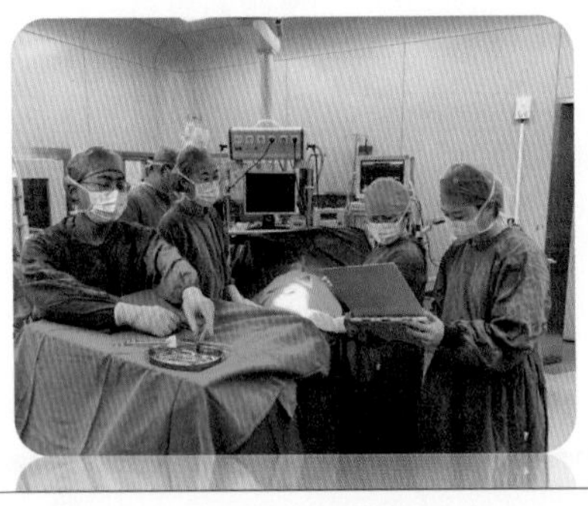

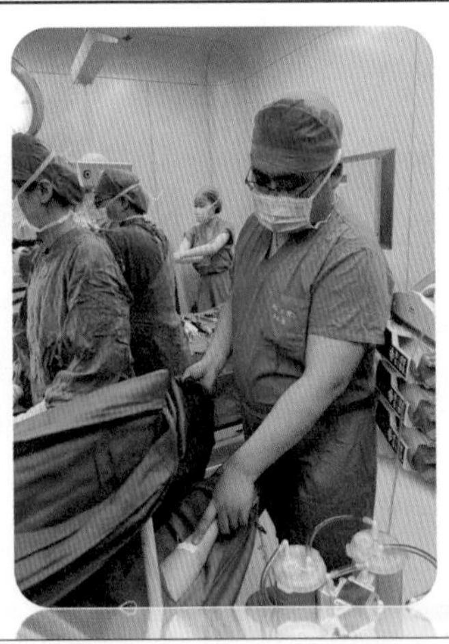

我们经常强调集体的力量、团队的力量，因为每个人都有可能犯错，每个环节都有可能出错，所以在进行手术前必须强调并坚决落实三方核对。进入手术室后是核对最关键的时刻，一定要强化团队协作，切实进行手术医师、麻醉医师、手术室护士三方的核对，不能流于表面形式，要有仪式感、危机感、责任感

## 三方核对

北京大学第三医院

手术安全核查表

姓名：姓名　性别：性别　年龄：年龄　病历号：住院号

科别：(病区)　床号：(床号)　手术日期：(　年　月　日)

实施手术名称：(手术名称)

1. 麻醉实施前

- 麻醉医师及护士共同确认
  患者姓名□　病历号□　手术部位□　手术知情同意□　麻醉知情同意□
- 麻醉安全检查完成　是□　否□
- 患者过敏史　无□　有□
- 困难气道或呼吸功能异常　无□　有□（设备/提供支持□）
- 计划自体输血□ / 异体输血□ / 不输血□
- 皮肤完整性检查　是□　否□
- 其他：　无□　有□

2. 切皮前

- 手术医师、麻醉医师及护士共同确认
  患者姓名□　病历号□　手术部位□　手术体位□
- 手术麻醉风险预警：
  手术医师陈述：
  预计手术时间□　失血量□　手术难度□　强调关注点□　其他□
  麻醉医师陈述：
  心肺功能异常等□　其他□
  手术护士陈述：
  物品灭菌合格等□　其他□
- 术前0.5~2h内给予预防性抗生素：是□　否□
- 其他　无□　有□

3. 患者离室之前

- 手术医师、麻醉医师及护士共同确认
  实际手术名称确认□
- 手术用物清点：
  数量正确 □
  不正确 □（X-ray□　签名□）
- 手术标本确认：患者姓名□　病历号□
- 皮肤完整性检查：是□　否□
- 人工气道　无□
  有□（气管导管□　气管切开□　喉罩□　口咽通气道□）
- 伤口引流□　胃管□　尿管□　其他□
- 患者去向：恢复室□　病房□　重症监护治疗病房□

手术医师签名______ 麻醉医师签名______ 巡回护士签名______

**手术安全核查表**

1. 麻醉实施前（麻醉医师）

   三方共同确认：患者身份、手术信息、麻醉安全检查、患者过敏史、困难气道或呼吸功能异常、计划自体输血、皮肤完整性检查

2. 切皮前（手术医师）

   三方共同确认：手术部位、体位、术式、手术风险预警、术前给药

3. 患者离室之前（手术医师）

   三方共同确认：手术用物清点、手术标本确认、皮肤完整性检查、人工气道、伤口引流、患者去向

**主刀医师是第一责任人！**

团结 奉献 求实 创新

在形式上，我院具有三方核对表。核对的主导人员按照手术流程顺序分别为麻醉医师及手术医师。主刀医师是第一责任人，要主导整个过程并最终对患者负责

## 手术室内具体措施——精于术中

- 严格三方核对
- 反复查看影像学资料
- 核对时间节点：
  - 摆放体位时
  - 切皮前
  - 离断血管前
  - 切下器官或肿瘤后
  - 关闭切口前
  - 离开手术室前

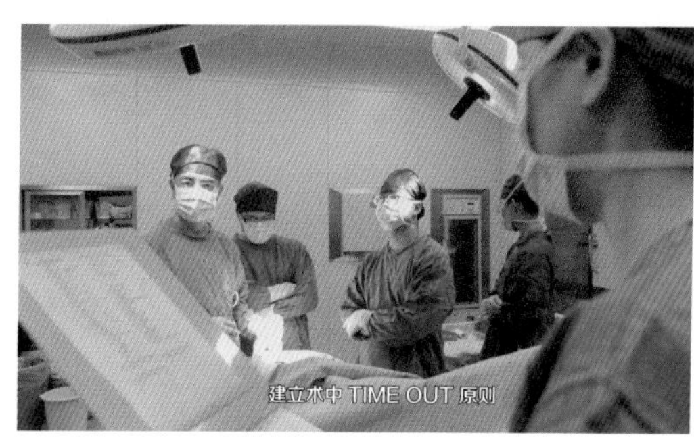
建立术中 TIME OUT 原则

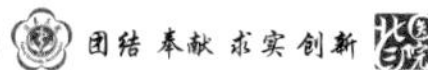
团结 奉献 求实 创新

手术中为了保证安全且高效，可以进行一些具体流程上的改进。以肾移植手术为例，进手术室时带一张具体流程表，明确药物输注顺序及时间，避免了术中反复询问，提高效率的同时保障了患者的安全。手术中的每一个环节都应该注意核对，尽量避免错误的发生，一旦发生能够做到及时补救

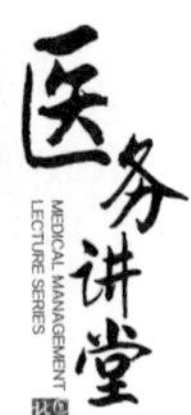



## 安全习惯和文化的培养

- 手术室是命运之门
  - 既可能改变患者的命运，也可能改变医生的命运
- 核查是你我共同参与的过程
  - 手术安全习惯和安全文化的养成至关重要，是一名医生成长的重要过程，也决定着职业发展的道路

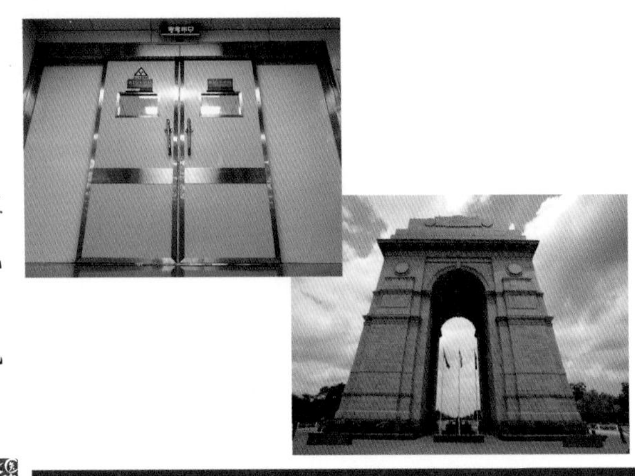

团结 奉献 求实创新

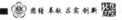

我们可以把手术室的大门比作一道命运之门，一台成功的手术可以挽救患者的生命，也可以帮助外科医生扬名立万，但一台失败的手术却可能致残甚至致死，而外科医生可能因此断送职业生涯。所以手术既可能改变患者的命运，也可能改变医生的命运。导致这些差别的，很大一部分取决于你对于手术患者安全的态度。此前我曾反复强调，主刀医师是手术安全的第一责任人。但其实核查是涉及所有医务人员、贯穿整个医疗流程的工作，你我的共同参与才能造就真正意义的患者安全。手术安全习惯和安全文化的养成至关重要，是一名医生成长的重要过程，也决定着职业发展的道路

- 手术安全无小事
- 反复核对保平安
- 尽职尽责“强迫症”
- 你好我好大家好

团结 奉献 求实创新

这次讲座的内容可以概括为以上四句话，希望每一位医护人员都能牢记安全的重要性

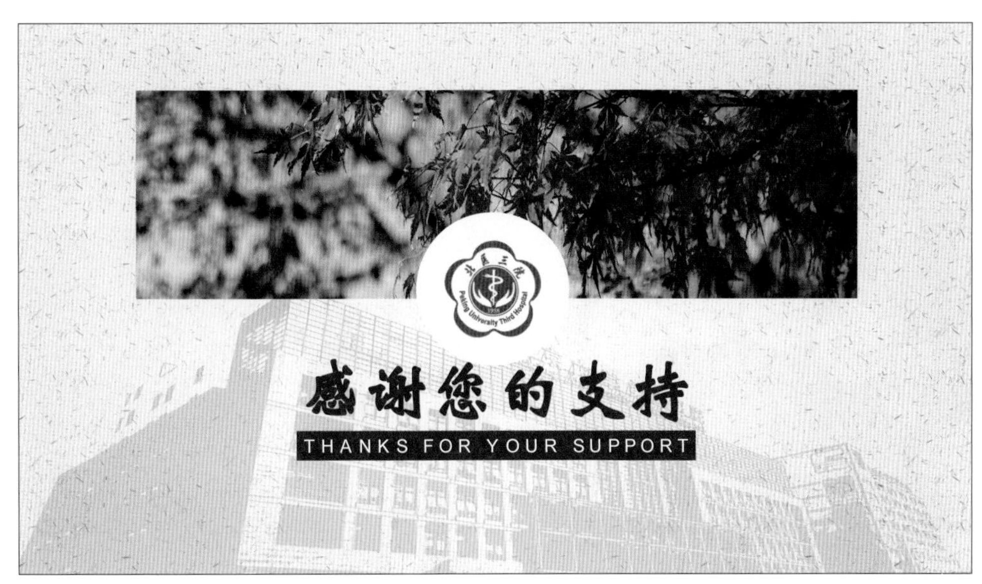
感谢您的支持
THANKS FOR YOUR SUPPORT

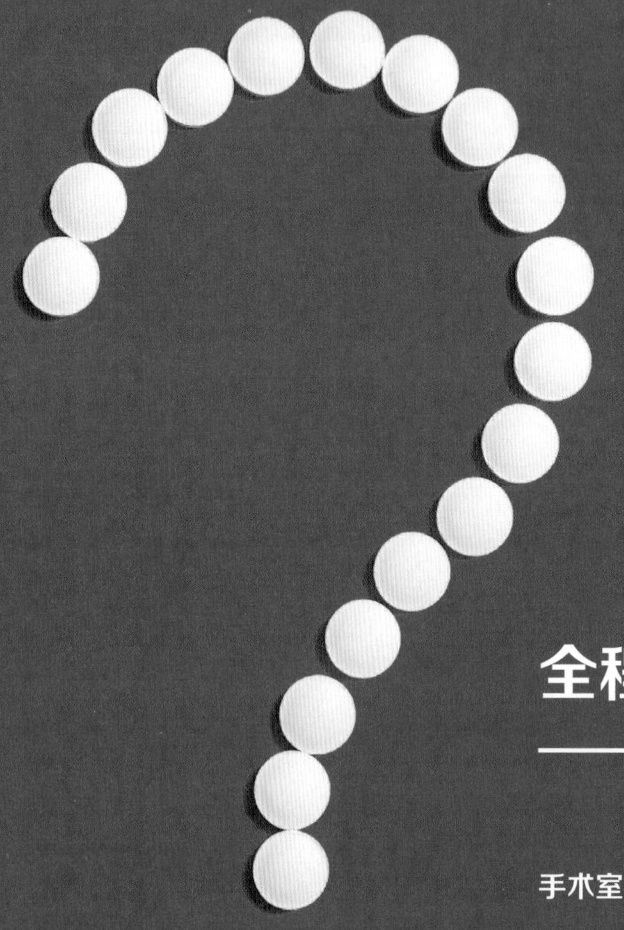

# 全程核查 关注细节
## ——手术安全核查之手术室篇

手术室 邓述华

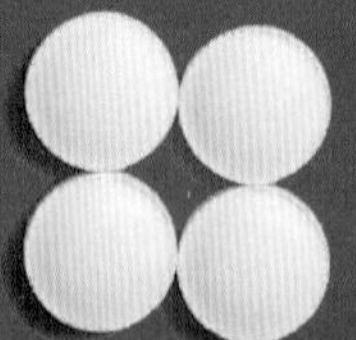

手术安全核查的定义
手术室护士全程核查的 5 个环节
各环节核查要点小结

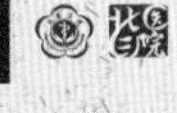

# 全程核查，关注细节

## —— 手术安全核查之手术室篇

手术室　邓述华

专业/温馨/尊重/成长

接下来从手术室护理的角度来分享关于手术安全核查制度的内容

专业/温馨/尊重/成长

## 手术安全核查的定义

**是具有执业资质的手术医师、麻醉医师和手术室护士三方（以下简称三方），分别在麻醉实施前、手术开始前和患者离开手术室前，共同对患者身份和手术部位等内容进行核查的工作**

- ✓ 三个角色：手术医师　麻醉医师　手术室护士
- ✓ 三个环节：麻醉实施前—手术开始前—患者离开手术室前
- ✓ 核查内容

团结/奉献/求实/创新

首先要了解手术安全核查的定义

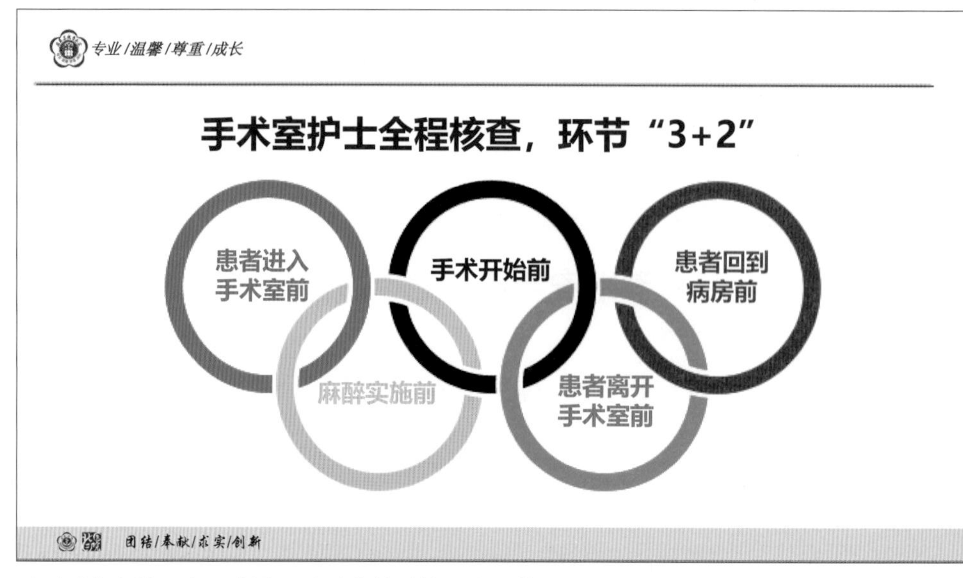
专业/温馨/尊重/成长
手术室护士全程核查，环节“3+2”
患者进入手术室前
手术开始前
患者回到病房前
麻醉实施前
患者离开手术室前
团结/奉献/求实/创新

对于手术室护理人员来说，除手术前后的三个环节外还需要关注额外的两个环节，即进入手术室前和回到病房前，共五个环节。下面按照这五个环节逐一讲解，介绍在每个环节中不同医务人员的职责和核查中容易出现的问题

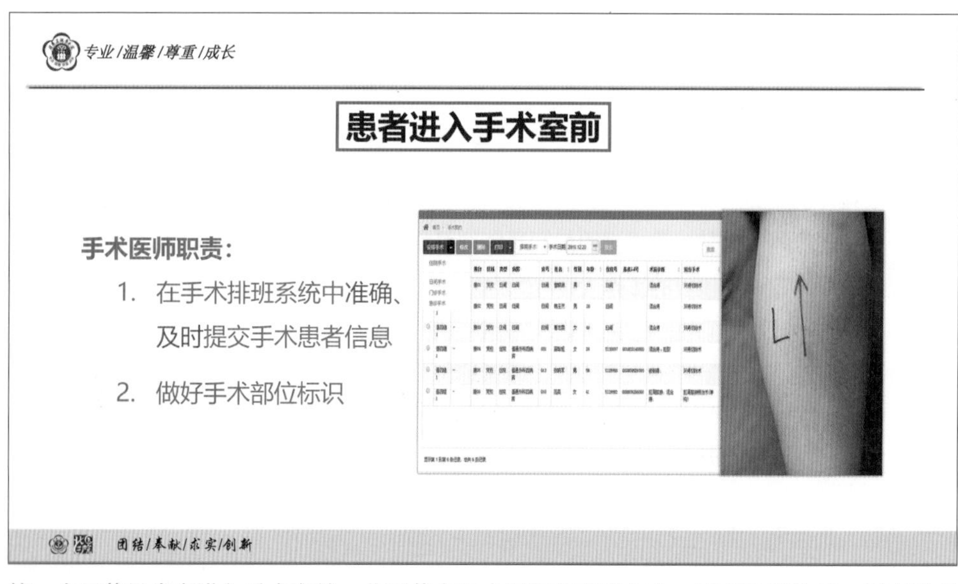


第一个环节是患者进入手术室前。此环节中手术医师的职责如上。需要注意的是，提交患者信息时要注意其真实性、准确性

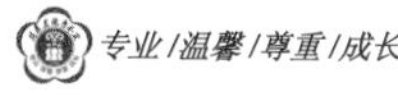


## 患者进入手术室前

**手术室护士职责：**

1. 在交接记录单中填写患者信息（科室、床号、姓名、病历号）及手术名称
2. 对于接台患者提前联系病房护士，提前通知及核对

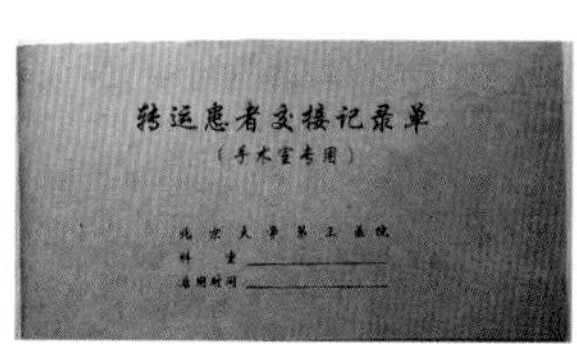


台号：

| 科别 | 床号 | 姓名 | | 病历号 | | 性别 | 年龄 | 日期 |
|---|---|---|---|---|---|---|---|---|
| 病人意识清楚 | □是 □否 | 拟定手术名称 | | | | 护士签字 | | |
| | | | | | | 卫生员签字 | | |
| 医疗病历 | □有 □无 | 首饰、发卡、义齿、手表、眼镜（隐形）摘除 | | | | □是 □否 | | |
| 护理记录 | □有 □无 | 受压部位皮肤完整性 | □正常 □异常 | | | | | |
| 术前禁食 | □有 □无 | 术前排尿/导尿 | □有 □无 | | | | | |
| 注明带入药品、医疗物品/管路 | | | | | | | | |
| 病人离开病房时间 | | | 病人接入手术室时间 | | | | | |
| 病房护士签字 | | | 手术室护士签字 | | | | | |

团结/奉献/求实/创新

在患者进入手术室前手术室护士的职责如上。填写转运患者交接记录单（简称转运交接本），提前联系病房进行患者相关信息的核对及确认

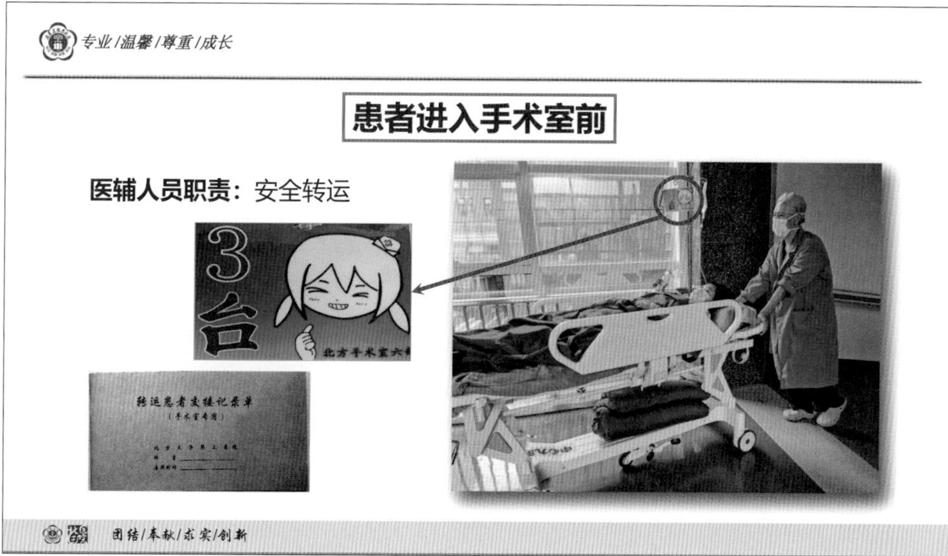


在患者进入手术室前医辅人员的职责如上

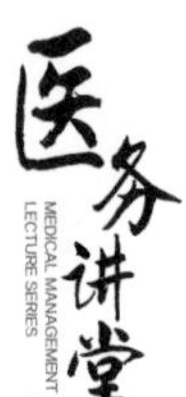




专业/温馨/尊重/成长

## 患者进入手术室前

**病房护士职责**

1. 核对患者信息（转运交接本、PDA）、带入药品和物品
2. 核对禁食水等术前准备情况
3. 核对手术部位标识

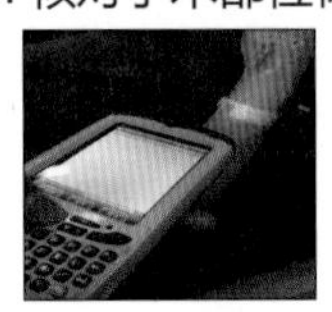

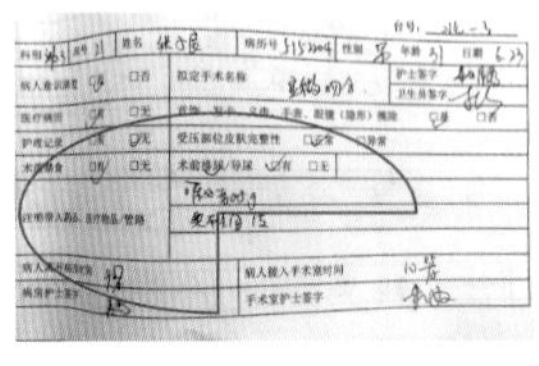

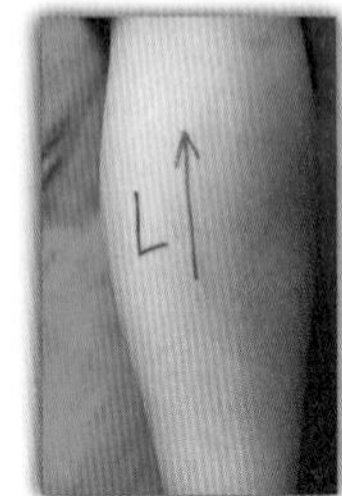

PDA，个人数字助手（临床移动护理终端）

团结/奉献/求实/创新

在患者进入手术室前病房护士的职责如上。病房护士的工作非常重要，通过转运交接本等与手术室护士进行核对

专业/温馨/尊重/成长

患者进入手术室前

## 此环节可能出现的问题

**案例一：**

- **某日至病房接手术患者，同一科室同一个专业组的进行相同术式手术的两名患者，一个叫李淑芹，另一个叫李书芹，读音相同，极易混淆。**

**患者信息未及时更新**

**案例二：**

- **某日早上7点，医辅人员至某病房接开台手术患者，病房护士带医辅人员到患者床旁与患者核对时，患者自述已于前一日做完手术。**

团结/奉献/求实/创新

第一个环节有可能出现的问题以案例一、二举例说明

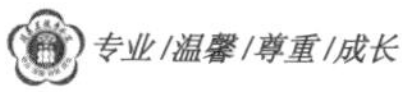

# 此环节可能出现的问题及注意事项

**一、医辅人员去错病房**

1. 患者临时更换病房未及时通知手术室
2. 病房整体搬迁更换楼层未及时培训知晓

**二、接错患者**

1. 同一病房类似术式患者姓名同音
2. 患者前一日已完成手术未及时通知手术室

**三、手术部位未作标识、标识不清或不吻合**

✓ 患者信息须准确
✓ 有变化及时沟通
✓ 有疑惑及时澄清
✓ 有标识才能接走

 团结/奉献/求实/创新

总结第一个环节中可能出现的问题及需要牢记的注意事项

专业/温馨/尊重/成长

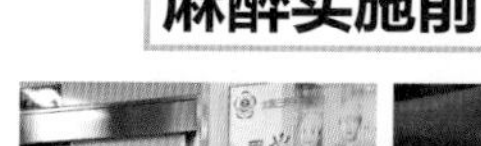

**麻醉实施前**

手术医师、麻醉医师、手术室护士

**共同确认**：

- 正确的患者、手术部位
- 正确的用药和输血
- 正确的麻醉方式
- 过敏史、皮肤情况、气道情况等

两种及以上核对方式：

**1.患者参与法**：让患者主动说出姓名、手术名称、手术部位、手术侧别、过敏史等

**2.腕带核对法**：“一看二扫码”，看腕带上患者姓名、病历号与病历首页是否相符，扫码确认患者是否有手术医嘱

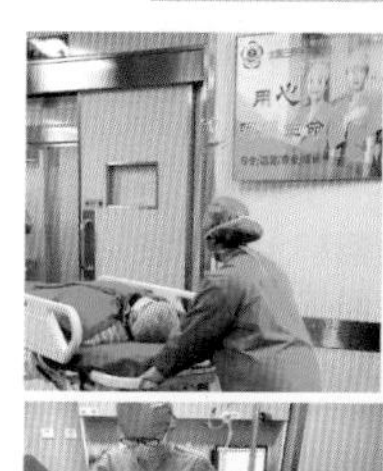

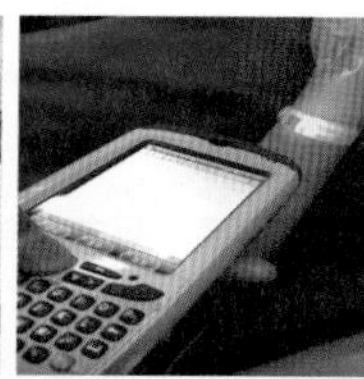

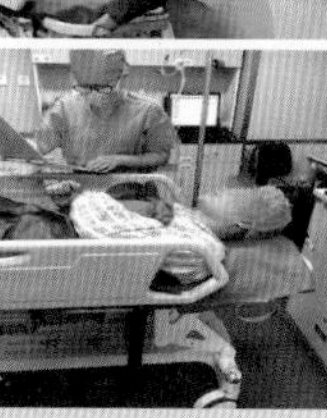

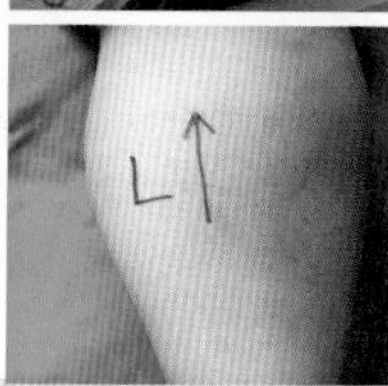

团结/奉献/求实/创新

第二个环节是麻醉实施前，在这个环节医务人员要共同确认以上信息

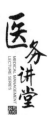

专业/温馨/尊重/成长

## 麻醉实施前

1. 麻醉医师准备药品，下达口头医嘱
2. 手术室护士大声重复，并配制药液
3. 双方给药前、中、后共同核对
   （药名、剂量、浓度、时间、用法、有效期）
4. 手术室护士准确给药

| 请医师规范下达带入手术室药品医嘱 | 用法变更为以下情况之一：<br>1. OR术前输液<br>2. OR术中输液<br>3. OR冲洗用<br>4. OR静脉推注<br>5. OR伤口喷洒<br>6. OR其他 |
|---|---|

OR前缀指带入手术室的药物的使用

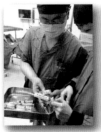

核对

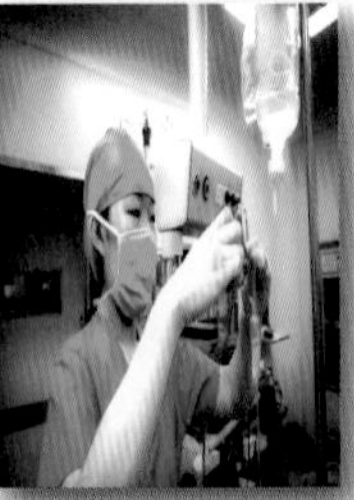

给药

团结/奉献/求实/创新

在这一环节中还要强调药品的管理，包括麻醉药品及带入手术室的药品。麻醉药品要由麻醉医师和手术室护士双方核对，带入手术室的药品要注意正确开具医嘱以明确用药途径

专业/温馨/尊重/成长

## 此环节可能出现的问题

**案例三：**

- 某日手术间内，巡回护士核对发现手术标识、《手术安全核查表》和手术同意书中均为右侧器官手术，但患者影像学资料为左侧病变，患者自述为左侧，立即联系术者，最终确认手术侧别为左侧。

标识或文书错误

**案例四：**

- 某日手术间内，巡回护士核对患者时发现手术标识位于左侧肢体，但《手术安全核查表》显示为右侧手术，患者自述为左侧，立即联系术者，最终确认手术侧别为左侧。

团结/奉献/求实/创新

第二个环节可能出现的问题以案例三、四举例说明

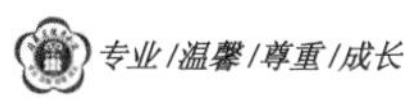

## 此环节可能出现的问题及注意事项

1. 手术部位未作标识、标识不清或不吻合
2. 带入可能导致过敏的药物
3. 术前准备不完善
   - 禁食水时间不够
   - 未停用相关药物

✓ 标识千万别忘记
✓ 过敏药物别开具
✓ 禁食水多问一句

团结/奉献/求实/创新

总结第二个环节中可能出现的问题及需要牢记的注意事项

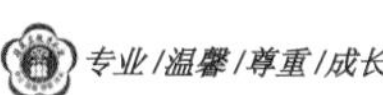


## 手术开始前　最后一道防线!

**再次核对:**

- 患者身份、手术部位、手术体位
- 手术风险预警

2. 切皮前

● 手术医师、麻醉医师及护士共同确认

患者姓名□　病历号□　手术部位□　手术体位□

● 手术麻醉风险预警:

手术医师陈述:

预计手术时间□　失血量□　手术难度□　强调关注点□　其他□

麻醉医师陈述:

心肺功能异常等□　其他□

手术护士陈述:

物品灭菌合格等□　其他□

● 术前 0.5~2h 内给予预防性抗生素: 是□　否□

● 其他　无□　有□

团结/奉献/求实/创新

第三个环节是手术开始前，这个环节的再次核对是正确进行手术的最后一道防线

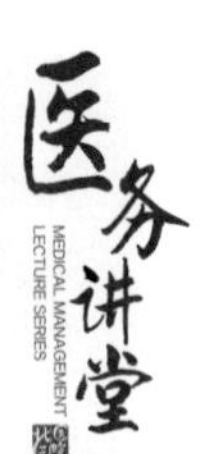

Time Out !

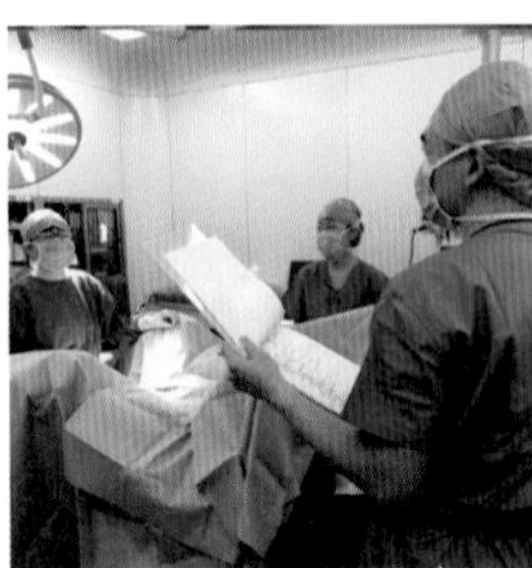

手术开始前："三个3"

- 手术开台前暂停30s
- 三方共同确认患者身份，手术部位
- 三方分别陈述风险预警

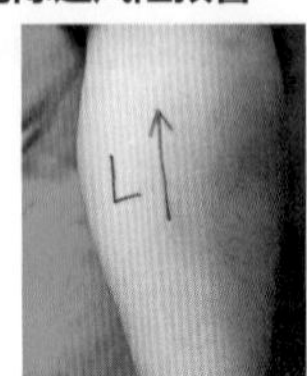

团结/奉献/求实/创新

强调"Time Out"的概念，即"三个3"

此环节可能出现的问题

消毒侧别错误

案例五：

- 某日手术间内，手术患者麻醉之后，手术医生进行消毒。巡回护士给药完成后，发现未消毒的左侧肢体上有手术标识，而正在消毒的右侧肢体无标识，立即叫停消毒！再次三方核对手术标识、《手术安全核查表》、病历及检查，最终确认为左侧肢体病变。

团结/奉献/求实/创新

第三个环节可能出现的问题以案例五举例说明

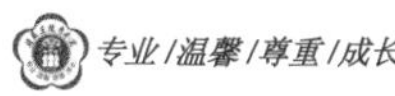


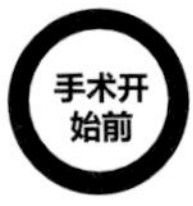


## 此环节可能出现的问题及注意事项

1. 执行“Time Out”依从性低
2. 手术部位标识错误或不吻合
3. 仪器设备、器械、植入物等未到位
4. 手术方式临时改变

✓ 手术部位和侧别

✓ “Time Out”守红线

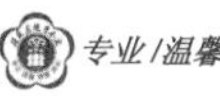


总结第三个环节中可能出现的问题及需要牢记的注意事项

专业/温馨/尊重/成长

## 患者离开手术室前

| 3. 患者离开手术室前 |
| --- |
| ●手术医师、麻醉医师及护士共同确认<br>实际手术名称确认□<br>●手术用物清点：<br>数量正确□<br>不正确□（X-ray □ 签名□）<br>●手术标本确认：患者姓名□ 病历号□<br>●皮肤完整性检查：是□ 否□<br>●人工气道 无□<br>有□（气管导管□ 气管切开□ 喉罩□ 口咽通气道□）<br>●伤口引流□ 胃管□ 尿管□ 其他□<br>●患者去向：恢复室□ 病房□ 重症监护治疗病房□ |

手术医师签名______________麻醉医师签名______________巡回护士签名______________

团结/奉献/求实/创新

第四个环节是患者离开手术室前

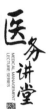

专业/温馨/尊重/成长

## 患者离开手术室前

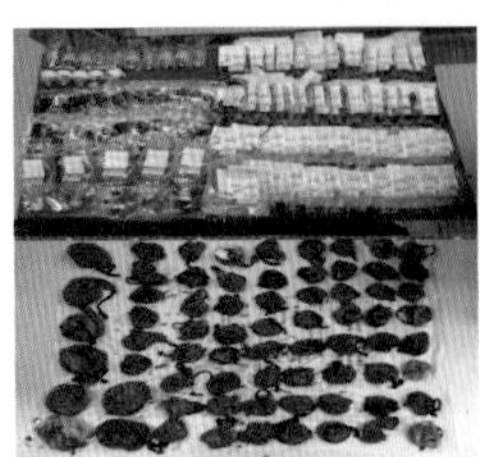

1. 核对手术名称 清点手术物品

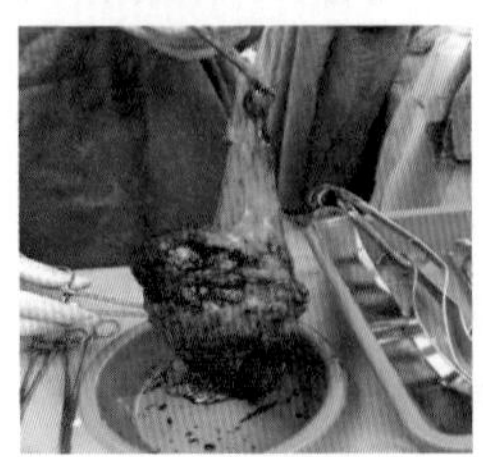

2. 与手术医师核对 手术标本名称、数量

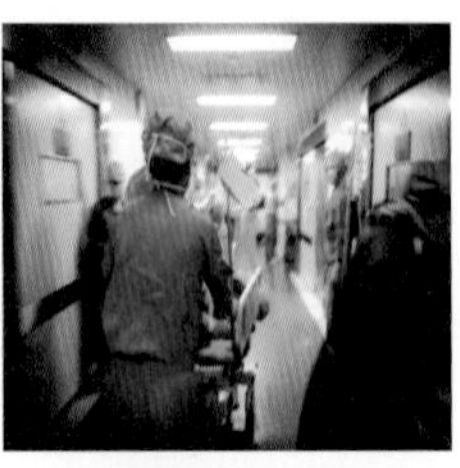

3. 检查皮肤完整性、各种管路、术中出血量、术后患者去向等

团结/奉献/求实/创新

需要进行以上三方面内容的核对

专业/温馨/尊重/成长

## 此环节可能出现的问题

**案例六：** **手术标本遗漏**

- **某日手术室内，医辅人员在手术区走廊地面发现一个装有手术标本的病理袋，根据袋上名称找到相应手术间，发现病理登记本上标本数量有涂改痕迹，巡回护士与主刀医师、刷手护士核对发现，确定为遗漏的手术标本。**

**案例七：** **手术清点不可轻视**

- **某日手术间内，某手术关伤口时发生缝针断裂，找遍术野、布单上、器械台上、地面、鞋底、垃圾桶等均未找到，1h后联系放射科进行床旁放射，发现断针在患者腹壁位置，再次仔细寻找证实在术野腹壁内。全过程耗时2.5h。**

团结/奉献/求实/创新

第四个环节可能出现的问题以案例六、七举例说明

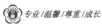

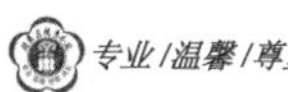

专业/温馨/尊重/成长

## 此环节可能出现的问题及注意事项

1. 手术用物清点时间不够、清点不正确
2. 标本数量、名称登记不全或不准确
3. 患者去向交代不清

✓ 所有物品善始善终
✓ 标本患者妥善去回

 团结/奉献/求实/创新

总结第四个环节中可能出现的问题及需要牢记的注意事项

专业/温馨/尊重/成长

## 患者回到病房前

✓ **医辅人员职责**：转运

✓ **手术室护士、手术医师与病房护士**：通过转运交接本进行核查

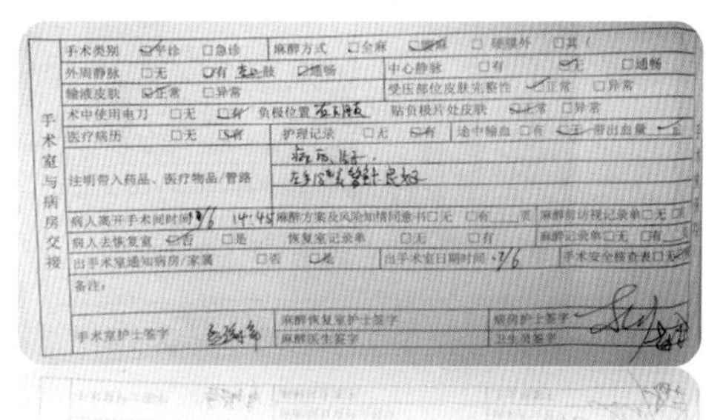


团结/奉献/求实/创新

最后一个环节是患者回到病房前。医辅人员进行患者的转运，手术室护士及手术医师与病房护士通过转运交接本进行核查

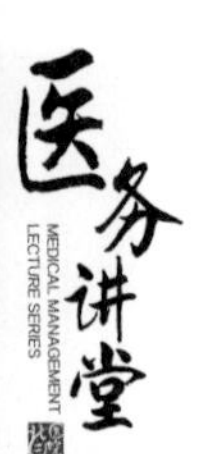




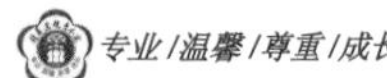

**此环节可能出现的问题**

**案例八：**

- **医辅人员推着术后患者在两个病房之间往返四次，最终仍是回到第一个病房。**

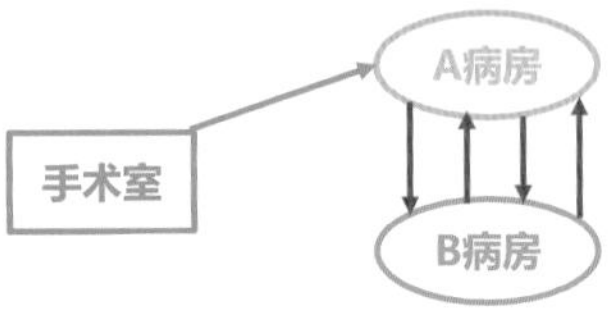


团结/奉献/求实/创新

第五个环节可能出现的问题以案例八举例说明

专业/温馨/尊重/成长

**此环节可能出现的问题及注意事项**

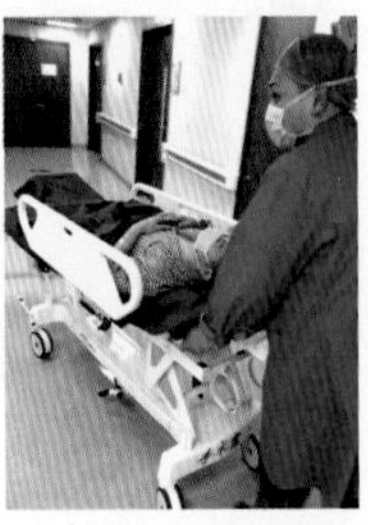

- **患者去向不清，沟通有误**

✓ **患者去向要明确**

✓ **有误时陪同运送**

团结/奉献/求实/创新

总结第五个环节中可能出现的问题及需要牢记的注意事项

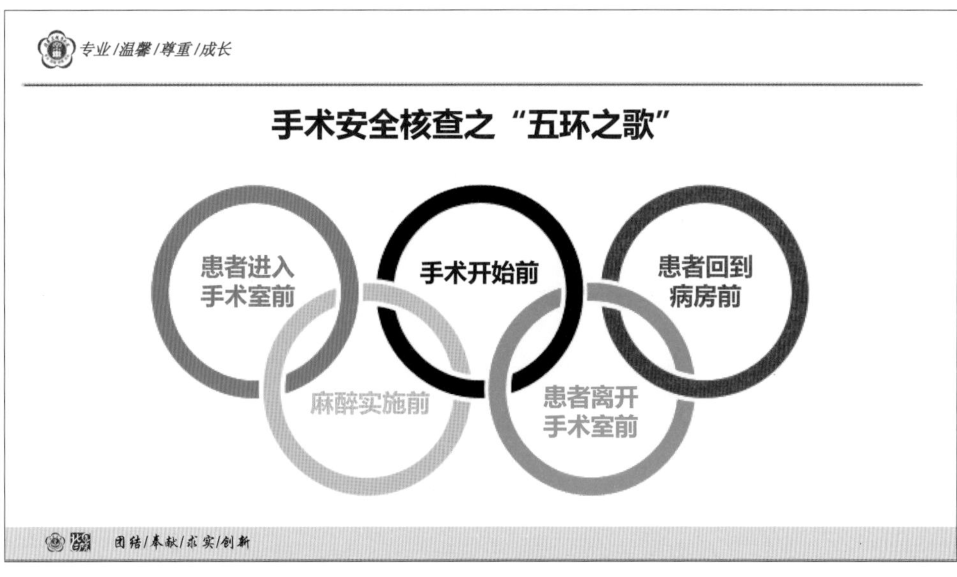
专业/温馨/尊重/成长
手术安全核查之“五环之歌”
患者进入
手术室前
手术开始前
患者回到
病房前
麻醉实施前
患者离开
手术室前
团结/奉献/求实/创新

我们再回顾以上这五个环节

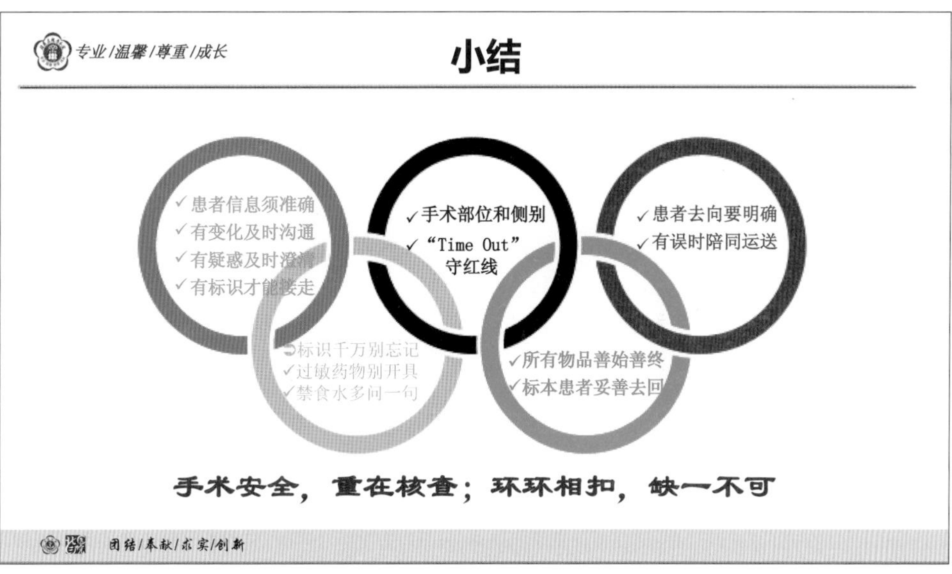


手术安全重在核查，环环相扣，反复核对才能保证安全

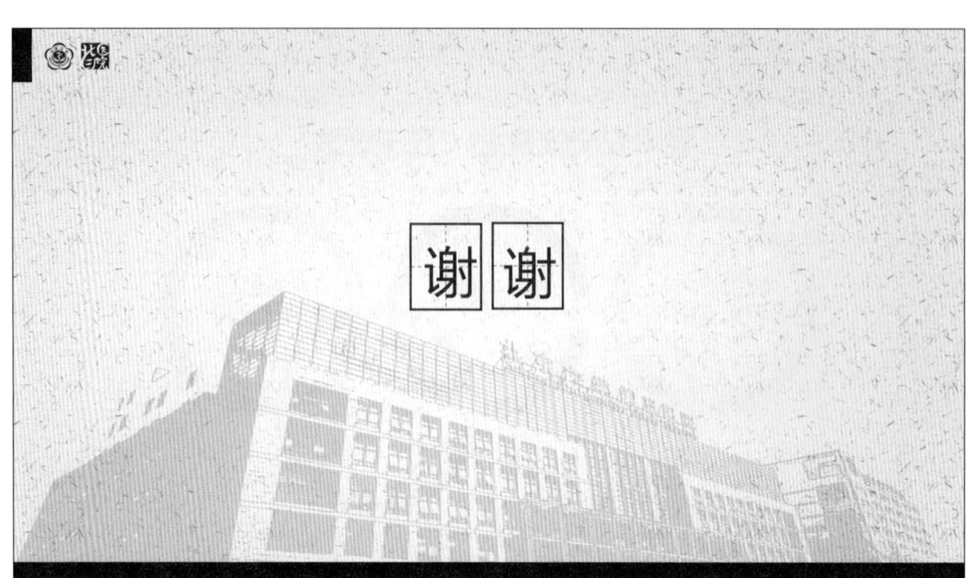
谢 谢

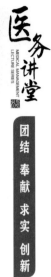

medical management lecture series 医务讲堂

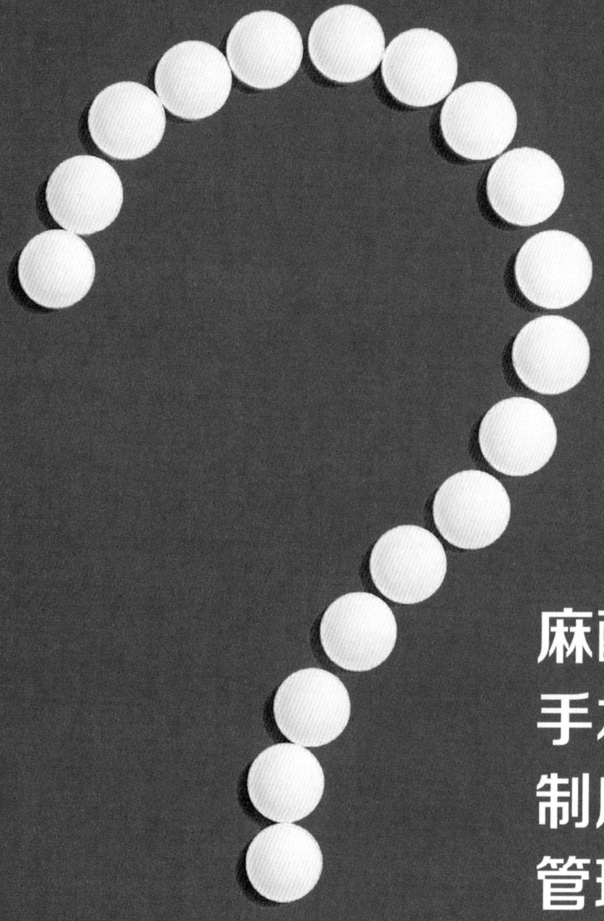

# 麻醉医师眼中的手术安全核查 & 制度要点及质量管理

麻醉科、医务处　徐　懋

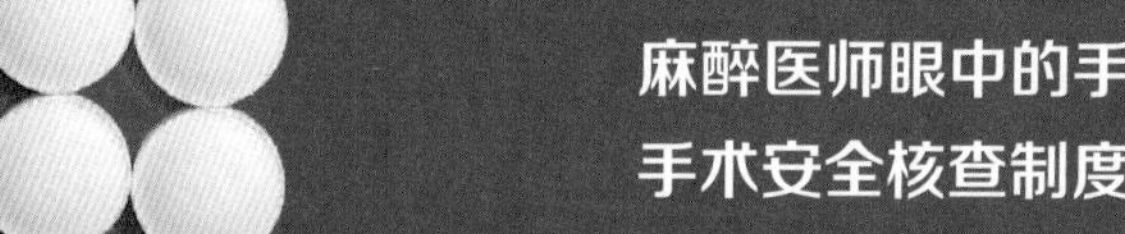

麻醉医师眼中的手术安全核查

手术安全核查制度要点及质量管理

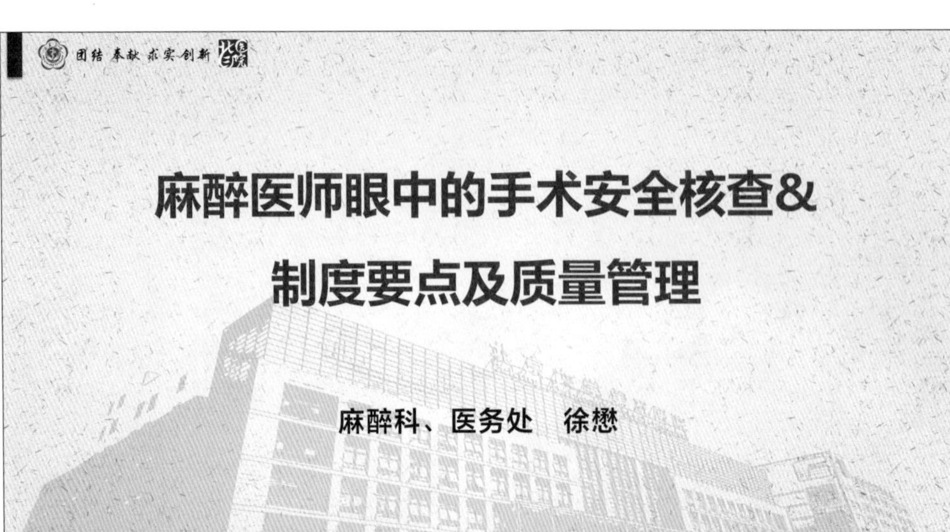
团结 奉献 求实 创新
麻醉医师眼中的手术安全核查&
制度要点及质量管理
麻醉科、医务处 徐懋

本部分从麻醉医师和医务管理两个角度与大家分享手术安全核查制度的相关内容

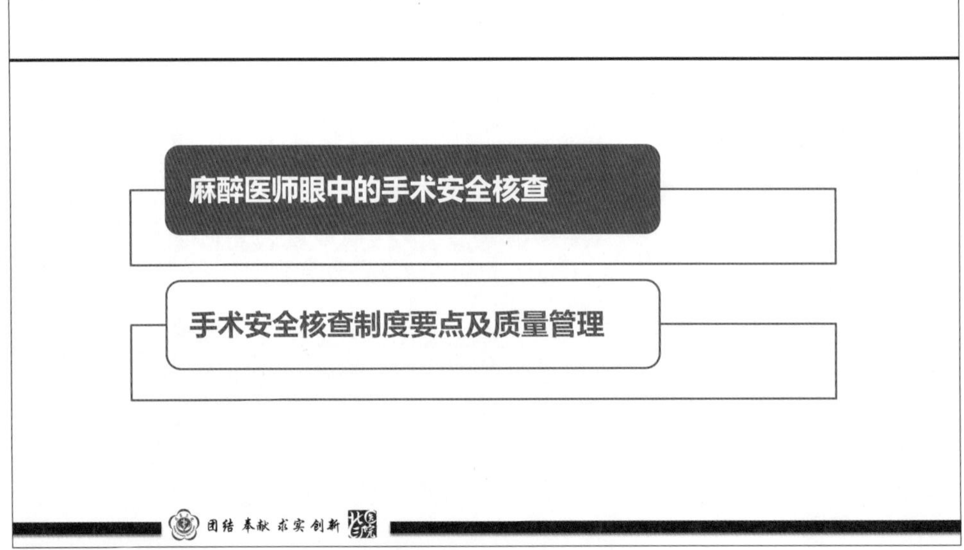
麻醉医师眼中的手术安全核查
手术安全核查制度要点及质量管理
团结 奉献 求实 创新

首先介绍麻醉医师眼中的手术安全核查

## 手术室内安全核查——三方责任

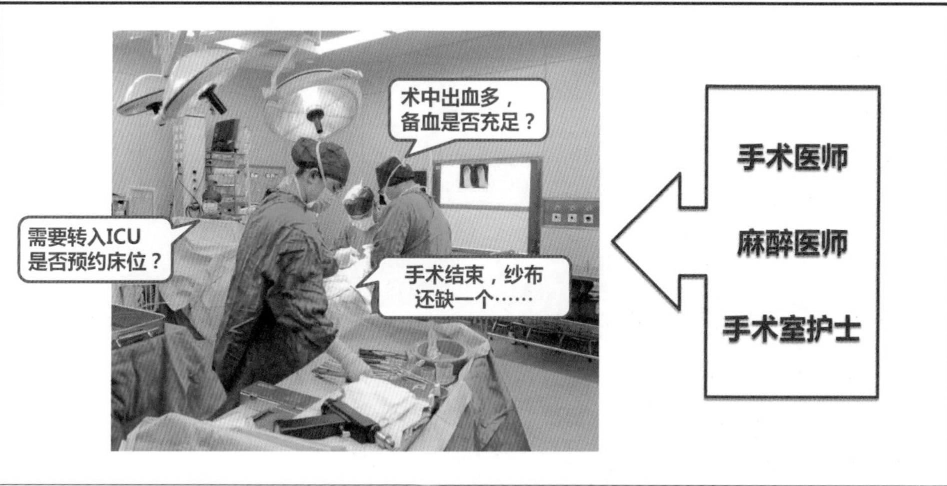


手术室中由三方负责手术安全核查，但关注点不完全相同。手术医师关注是否能顺利进行手术，麻醉医师关注患者进入手术室后能否安全出室，手术室护士则关注器械和耗材的数量及完整性

## 手术室内安全核查——三方责任

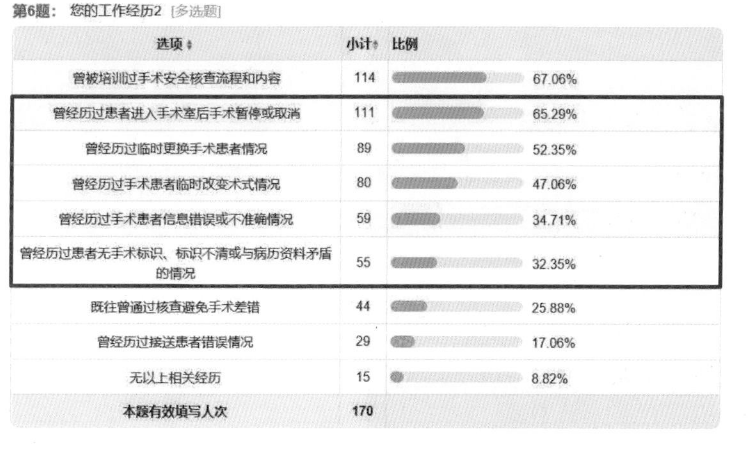

**第6题：** 您的工作经历2 [多选题]

| 选项 | 小计 | 比例 |
|---|---|---|
| 曾被培训过手术安全核查流程和内容 | 114 | 67.06% |
| 曾经历过患者进入手术室后手术暂停或取消 | 111 | 65.29% |
| 曾经历过临时更换手术患者情况 | 89 | 52.35% |
| 曾经历过手术患者临时改变术式情况 | 80 | 47.06% |
| 曾经历过手术患者信息错误或不准确情况 | 59 | 34.71% |
| 曾经历过患者无手术标识、标识不清或与病历资料矛盾的情况 | 55 | 32.35% |
| 既往曾通过核查避免手术差错 | 44 | 25.88% |
| 曾经历过接送患者错误情况 | 29 | 17.06% |
| 无以上相关经历 | 15 | 8.82% |
| **本题有效填写人次** | **170** | |

另外通过培训前的问卷调查，我们发现安全核查面临很多问题

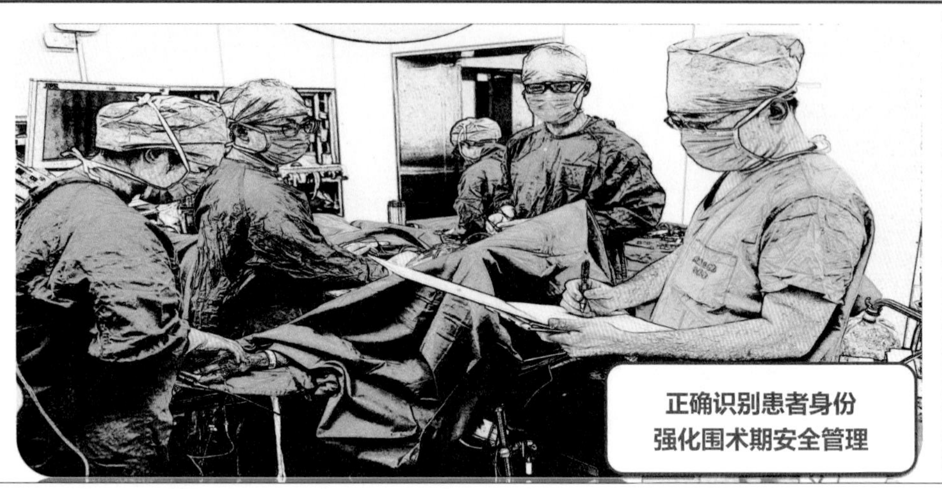


作为麻醉医师，会在三方核查中关注哪些问题？

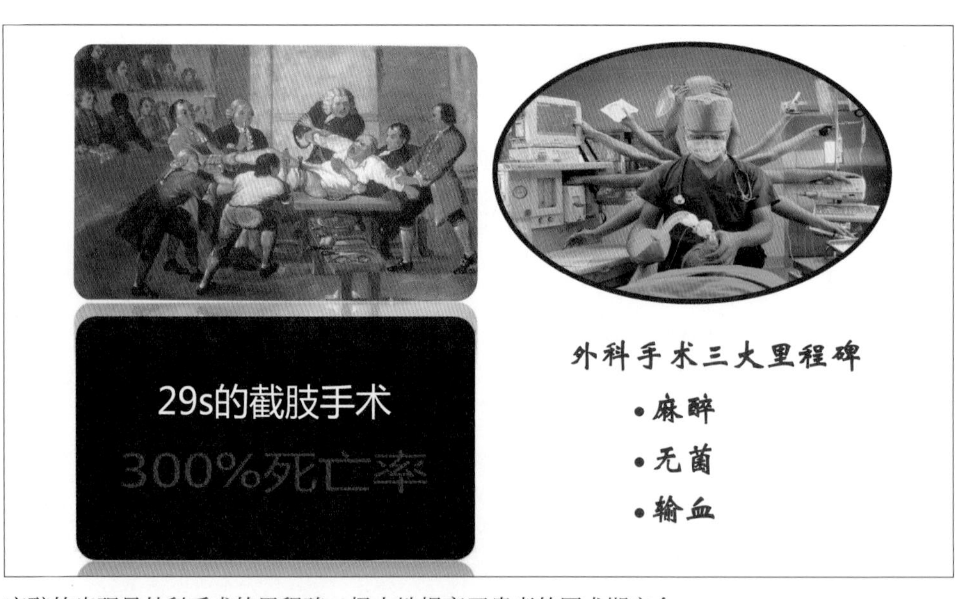


麻醉的出现是外科手术的里程碑，极大地提高了患者的围术期安全

## 手术安全核查——麻醉医师

**麻醉前：**

1.给谁做手术？

2.做什么手术？

3.能否做手术？

**切皮前及术中：**

1.可能出现什么问题？

2.出现了什么问题？

3.何处出现了问题？

**患者离室前：**

1.有无问题？

2.术后回哪里？

3.术后关注什么？

**Pre：麻醉术前访视**

麻醉医师在术前、术中及术后主要关注以上几点。除此之外，我们在手术之前还要进行术前访视，其中涉及很多安全核查方面的内容

## 1. 给谁做手术——保证正确的人：实名制

### 手术排台实名制，未住院患者ID号排台

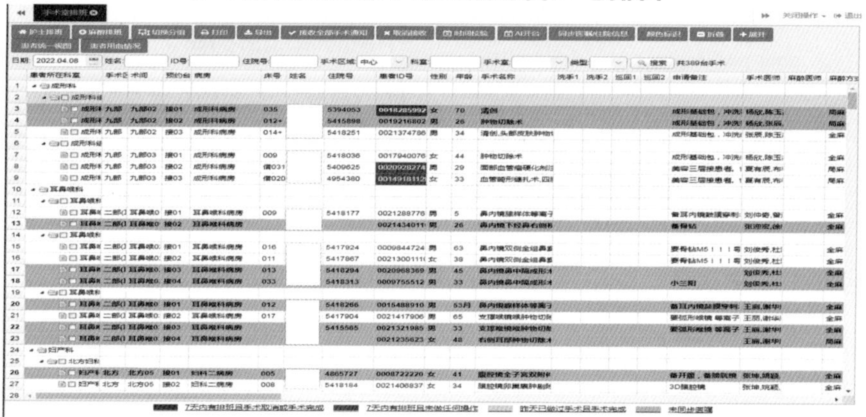

手术室排班 | 关闭操作 | 退出

护士排班 | 麻醉排班 | 切换分组 | 打印 | 导出 | 接收全部手术通知 | 取消接收 | 时间校验 | AI开台 | 同步医嘱/住院信息 | 颜色标识 | 折叠 | 展开 | 患者统一视图 | 患者用血情况

日期：2022.04.08 姓名： ID号： 住院号： 手术区域：中心 科室： 手术室： 类型： 搜索 共389台手术

| | 患者所在科室 | 手术区 | 术间 | 预约台 | 病房 | 床号 | 姓名 | 住院号 | 患者ID号 | 性别 | 年龄 | 手术名称 | 洗手1 | 洗手2 | 巡回1 | 巡回2 | 申请备注 | 手术医师 | 麻醉医师 | 麻醉方式 |
|---|---|---|---|---|---|---|---|---|---|---|---|---|---|---|---|---|---|---|---|---|
| 1 | 成形科 | | | | | | | | | | | | | | | | | | | |
| 2 | 成形科 | | | | | | | | | | | | | | | | | | | |
| 3 | 成形科 | 九部 | 九部02 | 接01 | 成形科病房 | 035 | | 5394053 | 0018285992 | 女 | 70 | 清创 | | | | | 成形基础包，冲洗 | 杨欣,陈玉 | | 局麻 |
| 4 | 成形科 | 九部 | 九部02 | 接02 | 成形科病房 | 012+ | | 5415898 | 0019216802 | 男 | 26 | 肿物切除术 | | | | | 成形基础包，冲洗 | 杨欣,张辰 | | 局麻 |
| 5 | 成形科 | 九部 | 九部02 | 接03 | 成形科病房 | 014+ | | 5418251 | 0021374786 | 男 | 34 | 清创,头部皮肤肿物 | | | | | 成形基础包，冲洗 | 张辰,陈玉 | | 全麻 |
| 6 | 成形科 | | | | | | | | | | | | | | | | | | | |
| 7 | 成形科 | 九部 | 九部03 | 接01 | 成形科病房 | 009 | | 5418036 | 0017940076 | 女 | 44 | 肿物切除术 | | | | | 成形基础包，冲洗 | 杨欣,陈玉 | | 全麻 |
| 8 | 成形科 | 九部 | 九部03 | 接02 | 成形科病房 | 借031 | | 5409625 | 0020928274 | 男 | 29 | 面部血管瘤硬化剂注 | | | | | 美容三层接患者。1 | 夏有辰,布 | | 局麻 |
| 9 | 成形科 | 九部 | 九部03 | 接03 | 成形科病房 | 借020 | | 4954380 | 0014918112 | 女 | 33 | 血管畸形缝扎术,四 | | | | | 美容三层接患者。1 | 夏有辰,布 | | 局麻 |
| 10 | 耳鼻喉科 | | | | | | | | | | | | | | | | | | | |
| 11 | 耳鼻喉科 | | | | | | | | | | | | | | | | | | | |
| 12 | 耳鼻喉 | 二部( | 耳鼻喉0 | 接01 | 耳鼻喉科病房 | 009 | | 5418177 | 0021288776 | 男 | 5 | 鼻内镜腺样体等离子 | | | | | 备耳内镜鼓膜穿刺 | 刘仲媛,曾 | | 全麻 |
| 13 | 耳鼻喉 | 二部( | 耳鼻喉0 | 接02 | 耳鼻喉科病房 | | | | 0021434011 | 男 | 26 | 鼻内镜下经鼻右侧 | | | | | 备骨钻 | 张沛宏,徐 | | 全麻 |
| 14 | 耳鼻喉科 | | | | | | | | | | | | | | | | | | | |
| 15 | 耳鼻喉 | 二部( | 耳鼻喉0 | 接01 | 耳鼻喉科病房 | 016 | | 5417924 | 0009844724 | 男 | 63 | 鼻内镜双侧全组鼻窦 | | | | | 要骨钻M5！！！号 | 刘俊秀,杜 | | 全麻 |
| 16 | 耳鼻喉 | 二部( | 耳鼻喉0 | 接02 | 耳鼻喉科病房 | 011 | | 5417867 | 0021300111 | 女 | 38 | 鼻内镜双侧全组鼻窦 | | | | | 要骨钻M5！！！号 | 刘俊秀,杜 | | 全麻 |
| 17 | 耳鼻喉 | 二部( | 耳鼻喉0 | 接03 | 耳鼻喉科病房 | 013 | | 5418294 | 0020968369 | 男 | 45 | 鼻内镜鼻中隔成形术 | | | | | | 刘俊秀,杜 | | 全麻 |
| 18 | 耳鼻喉 | 二部( | 耳鼻喉0 | 接04 | 耳鼻喉科病房 | 033 | | 5418313 | 0009755512 | 男 | 33 | 鼻内镜鼻中隔成形术 | | | | | 小三阳 | 刘俊秀,杜 | | 全麻 |
| 19 | 耳鼻喉科 | | | | | | | | | | | | | | | | | | | |
| 20 | 耳鼻喉 | 二部( | 耳鼻喉0 | 接01 | 耳鼻喉科病房 | 012 | | 5418266 | 0015488910 | 男 | 53月 | 鼻内镜腺样体等离子 | | | | | 备耳内镜鼓膜穿刺 | 王丽,谢华 | | 全麻 |
| 21 | 耳鼻喉 | 二部( | 耳鼻喉0 | 接02 | 耳鼻喉科病房 | 017 | | 5417904 | 0021417906 | 男 | 65 | 支撑喉镜喉肿物切除 | | | | | 要弧形喉镜 等离子 | 王丽,谢华 | | 全麻 |
| 22 | 耳鼻喉 | 二部( | 耳鼻喉0 | 接03 | 耳鼻喉科病房 | | | 5415565 | 0021321985 | 男 | 33 | 支撑喉镜喉肿物切除 | | | | | 要弧形喉镜 等离子 | 王丽,谢华 | | 全麻 |
| 23 | 耳鼻喉 | 二部( | 耳鼻喉0 | 接04 | 耳鼻喉科病房 | | | | 0021235623 | 女 | 48 | 右侧耳部肿物切除术 | | | | | | 王丽,谢华 | | 局麻 |
| 24 | 妇产科 | | | | | | | | | | | | | | | | | | | |
| 25 | 北方妇科 | | | | | | | | | | | | | | | | | | | |
| 26 | 妇产科 | 北方 | 北方05 | 接01 | 妇科二病房 | 005 | | 4865727 | 0008722220 | 女 | 41 | 腹腔镜全子宫双附件 | | | | | 备开腹，备膀胱镜 | 张坤,姚颖 | | 全麻 |
| 27 | 妇产科 | 北方 | 北方05 | 接02 | 妇科二病房 | 008 | | 5418184 | 0021406837 | 女 | 34 | 腹腔镜卵巢囊肿剔除 | | | | | 3D腹腔镜 | 张坤,姚颖 | | 全麻 |
| 28 | | | | | | | | | | | | | | | | | | | | |

7天内有排班且手术取消或手术完成 | 7天内有排班且未做任何操作 | 昨天已做过手术且手术完成 | 未同步医嘱

核查的一个重要前提是安排手术时执行患者实名制（图中患者姓名被遮挡）。实名制对患者的安全核查非常重要。非实名制可能出现无法找到患者甚至混淆患者的情况

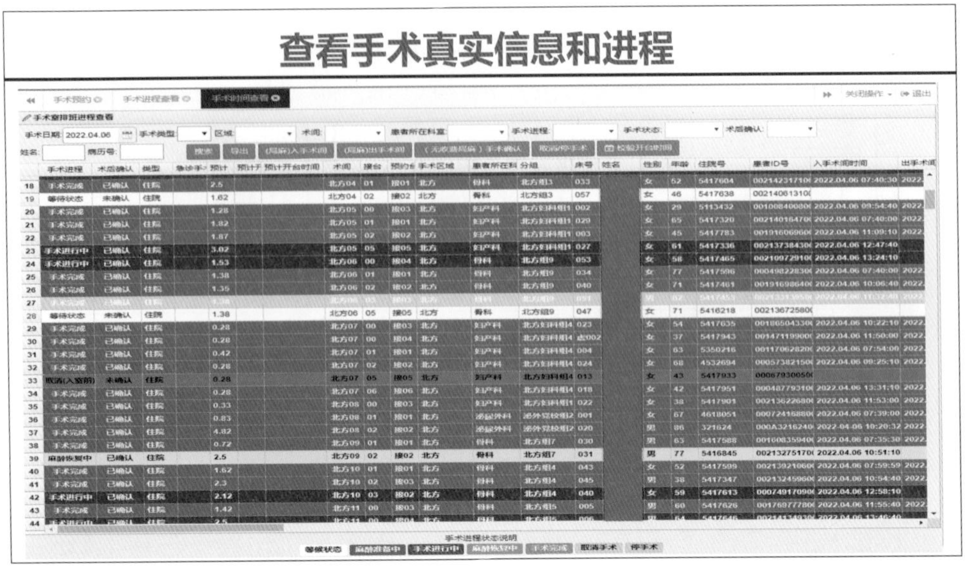

# 查看手术真实信息和进程

手术预约　手术进程查看　手术时间查看　　关闭操作　退出

手术室排班进程查看

手术日期: 2022.04.06　手术类型:　区域:　术间:　患者所在科室:　手术进程:　手术状态:　术后确认:

姓名:　病历号:　搜索　导出　(局麻)入手术间　(局麻)出手术间　(无收费局麻)手术确认　取消/停手术　校验开台时间

| | 手术进程 | 术后确认 | 类型 | 急诊手 | 预计 | 预计手 | 预计开台时间 | 术间 | 接台 | 预约台 | 手术区域 | 患者所在科 | 分组 | 床号 | 姓名 | 性别 | 年龄 | 住院号 | 患者ID号 | 入手术间时间 | 出手术间 |
|---|---|---|---|---|---|---|---|---|---|---|---|---|---|---|---|---|---|---|---|---|---|
| 18 | 手术完成 | 已确认 | 住院 | | 2.5 | | | 北方04 | 01 | 接01 | 北方 | 骨科 | 北方组3 | 033 | | 女 | 52 | 5417604 | 00214231710 | 2022.04.06 07:40:30 | 2022. |
| 19 | 等待状态 | 未确认 | 住院 | | 1.62 | | | 北方04 | 02 | 接02 | 北方 | 骨科 | 北方组3 | 057 | | 女 | 46 | 5417638 | 00214061310 | | |
| 20 | 手术完成 | 已确认 | 住院 | | 1.28 | | | 北方05 | 00 | 接03 | 北方 | 妇产科 | 北方妇科组1 | 002 | | 女 | 29 | 5113432 | 00100840080 | 2022.04.06 09:54:40 | 2022. |
| 21 | 手术完成 | 已确认 | 住院 | | 1.82 | | | 北方05 | 01 | 接01 | 北方 | 妇产科 | 北方妇科组1 | 029 | | 女 | 65 | 5417320 | 00214016470 | 2022.04.06 07:40:00 | 2022. |
| 22 | 手术完成 | 已确认 | 住院 | | 1.87 | | | 北方05 | 02 | 接02 | 北方 | 妇产科 | 北方妇科组1 | 003 | | 女 | 45 | 5417783 | 00191606960 | 2022.04.06 11:09:10 | 2022. |
| 23 | 手术进行中 | 已确认 | 住院 | | 3.02 | | | 北方05 | 05 | 接05 | 北方 | 妇产科 | 北方妇科组1 | 027 | | 女 | 61 | 5417336 | 00213738430 | 2022.04.06 12:47:40 | |
| 24 | 手术进行中 | 已确认 | 住院 | | 1.53 | | | 北方06 | 00 | 接04 | 北方 | 骨科 | 北方组9 | 053 | | 女 | 58 | 5417465 | 00210972910 | 2022.04.06 13:24:10 | |
| 25 | 手术完成 | 已确认 | 住院 | | 1.38 | | | 北方06 | 01 | 接01 | 北方 | 骨科 | 北方组9 | 034 | | 女 | 77 | 5417596 | 00049822830 | 2022.04.06 07:40:00 | 2022. |
| 26 | 手术完成 | 已确认 | 住院 | | 1.35 | | | 北方06 | 02 | 接02 | 北方 | 骨科 | 北方组9 | 040 | | 女 | 71 | 5417461 | 00191698640 | 2022.04.06 10:06:40 | 2022. |
| 27 | 手术完成 | 已确认 | 住院 | | [illegible] | | | [illegible] | 05 | [illegible] | 北方 | 骨科 | 北方组9 | 051 | | 男 | [illegible] | [illegible] | [illegible] | [illegible] | 2022. |
| 28 | 等待状态 | 未确认 | 住院 | | 1.38 | | | 北方06 | 05 | 接05 | 北方 | 骨科 | 北方组9 | 047 | | 女 | 71 | 5416218 | 00213672580 | | |
| 29 | 手术完成 | 已确认 | 住院 | | 0.28 | | | 北方07 | 00 | 接03 | 北方 | 妇产科 | 北方妇科组4 | 023 | | 女 | 54 | 5417635 | 00186504330 | 2022.04.06 10:22:10 | 2022. |
| 30 | 手术完成 | 已确认 | 住院 | | 0.28 | | | 北方07 | 00 | 接04 | 北方 | 妇产科 | 北方妇科组4 | 虚002 | | 女 | 37 | 5417943 | 00147119900 | 2022.04.06 11:50:00 | 2022. |
| 31 | 手术完成 | 已确认 | 住院 | | 0.42 | | | 北方07 | 01 | 接01 | 北方 | 妇产科 | 北方妇科组4 | 004 | | 女 | 63 | 5350216 | 00117062820 | 2022.04.06 07:54:00 | 2022. |
| 32 | 手术完成 | 已确认 | 住院 | | 0.28 | | | 北方07 | 02 | 接02 | 北方 | 妇产科 | 北方妇科组4 | 024 | | 女 | 68 | 4532694 | 00057382150 | 2022.04.06 09:25:10 | 2022. |
| 33 | 取消(入室前) | 未确认 | 住院 | | 0.28 | | | 北方07 | 05 | 接05 | 北方 | 妇产科 | 北方妇科组4 | 013 | | 女 | 43 | 5417933 | 00067930050 | | |
| 34 | 手术完成 | 已确认 | 住院 | | 0.28 | | | 北方07 | 06 | 接06 | 北方 | 妇产科 | 北方妇科组4 | 018 | | 女 | 42 | 5417951 | 00048779310 | 2022.04.06 13:31:10 | 2022. |
| 35 | 手术完成 | 已确认 | 住院 | | 0.33 | | | 北方08 | 00 | 接03 | 北方 | 妇产科 | 北方妇科组1 | 022 | | 女 | 38 | 5417901 | 00213622680 | 2022.04.06 11:53:00 | 2022. |
| 36 | 手术完成 | 已确认 | 住院 | | 0.83 | | | 北方08 | 01 | 接01 | 北方 | 泌尿外科 | 泌外冠校组2 | 001 | | 女 | 67 | 4618051 | 00072416880 | 2022.04.06 07:39:00 | 2022. |
| 37 | 手术完成 | 已确认 | 住院 | | 4.82 | | | 北方08 | 02 | 接02 | 北方 | 泌尿外科 | 泌外冠校组2 | 020 | | 男 | 86 | 321624 | 000A3216240 | 2022-04-06 10:20:32 | 2022- |
| 38 | 手术完成 | 已确认 | 住院 | | 0.72 | | | 北方09 | 01 | 接01 | 北方 | 骨科 | 北方组7 | 030 | | 男 | 63 | 5417588 | 00160835940 | 2022.04.06 07:35:30 | 2022. |
| 39 | 麻醉恢复中 | 已确认 | 住院 | | 2.5 | | | 北方09 | 02 | 接02 | 北方 | 骨科 | 北方组7 | 031 | | 男 | 77 | 5416845 | 00213275170 | 2022.04.06 10:51:10 | |
| 40 | 手术完成 | 已确认 | 住院 | | 1.62 | | | 北方10 | 01 | 接01 | 北方 | 骨科 | 北方组4 | 043 | | 女 | 52 | 5417599 | 00213921060 | 2022.04.06 07:59:59 | 2022. |
| 41 | 手术完成 | 已确认 | 住院 | | 2.3 | | | 北方10 | 02 | 接03 | 北方 | 骨科 | 北方组4 | 045 | | 男 | 38 | 5417347 | 00213245960 | 2022.04.06 10:54:40 | 2022. |
| 42 | 手术进行中 | 已确认 | 住院 | | 2.12 | | | 北方10 | 03 | 接02 | 北方 | 骨科 | 北方组4 | 040 | | 女 | 59 | 5417613 | 00074917090 | 2022.04.06 12:58:10 | |
| 43 | 手术完成 | 已确认 | 住院 | | 1.42 | | | 北方11 | 00 | 接03 | 北方 | 骨科 | 北方组5 | 005 | | 男 | 60 | 5417626 | 00176977780 | 2022.04.06 11:55:40 | 2022. |
| 44 | 手术进行中 | 已确认 | 住院 | | 2.5 | | | 北方11 | 00 | 接04 | 北方 | 骨科 | 北方组5 | 006 | | 男 | 64 | [illegible] | [illegible] | 2022.04.06 13:46:40 | |

手术进程状态说明

等候状态　麻醉准备中　手术进行中　麻醉恢复中　手术完成　取消手术　停手术

目前我院手术麻醉系统正在升级改造，升级后手术排程表将实时动态更新，临床医生可以从中了解到所管理患者的当前手术排程。而这一功能的实现需要以患者实名制的有效执行作为基础

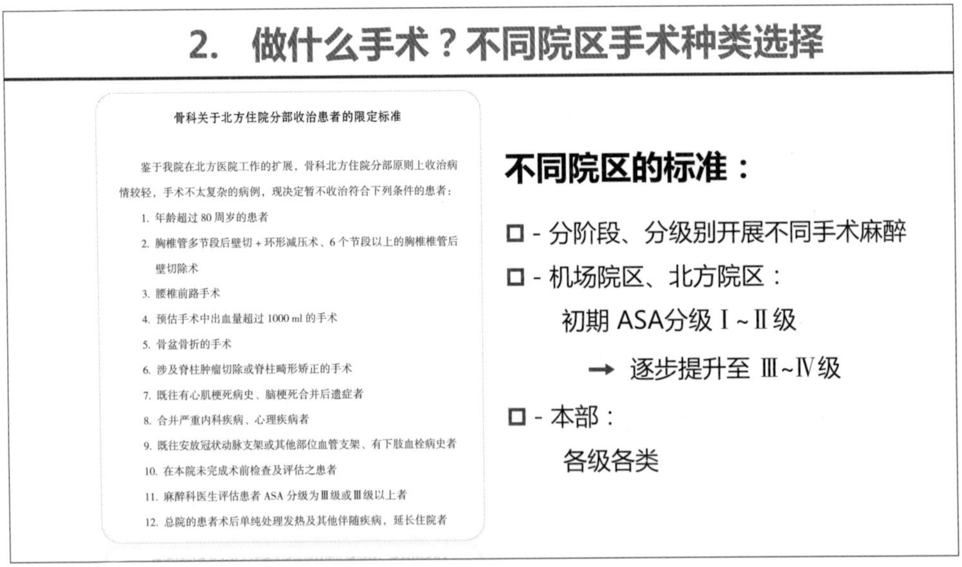

# 2. 做什么手术？不同院区手术种类选择

**骨科关于北方住院分部收治患者的限定标准**

鉴于我院在北方医院工作的扩展，骨科北方住院分部原则上收治病情较轻，手术不太复杂的病例，现决定暂不收治符合下列条件的患者：

1. 年龄超过 80 周岁的患者
2. 胸椎管多节段后壁切 + 环形减压术、6 个节段以上的胸椎椎管后壁切除术
3. 腰椎前路手术
4. 预估手术中出血量超过 1000 ml 的手术
5. 骨盆骨折的手术
6. 涉及脊柱肿瘤切除或脊柱畸形矫正的手术
7. 既往有心肌梗死病史、脑梗死合并后遗症者
8. 合并严重内科疾病、心理疾病者
9. 既往安放冠状动脉支架或其他部位血管支架、有下肢血栓病史者
10. 在本院未完成术前检查及评估之患者
11. 麻醉科医生评估患者 ASA 分级为Ⅲ级或Ⅲ级以上者
12. 总院的患者术后单纯处理发热及其他伴随疾病，延长住院者

**不同院区的标准：**

- 分阶段、分级别开展不同手术麻醉
- 机场院区、北方院区：

  初期 ASA分级Ⅰ~Ⅱ级

  → 逐步提升至 Ⅲ~Ⅳ级
- 本部：

  各级各类

其次是手术种类。为最大程度保障患者安全，我们根据不同院区的实际人员、设备和设施配备情况，制定了不同的手术患者麻醉准入标准。如北方院区，在开展工作初期仅限收治美国麻醉医师协会（ASA）分级Ⅰ～Ⅱ级的患者，但在 2020 年 7 月后已经将收治患者分级提升为 ASA Ⅲ级

## 3. 能否做手术？

### -《择期手术患者院前准备指导意见》

北京大学第三医院
择期手术患者院前准备指导意见
二零二一年六月

北京大学第三医院择期手术患者院前准备指导意见（2021年6月修订第二版）

目录

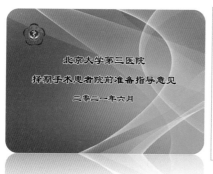

第三是评估患者能否做手术，目前有三种方法。第一种方法，2015 年我院制定了《择期手术患者院前准备指导意见》，并于 2021 年 6 月修订更新至第二版。文件中为临床医生注明了较明确的手术患者院前准备标准，以提高临床工作效率，并减少不必要的住院和手术资源浪费

## 住院管理中心术前评估

### 骨科等科室试点院前项目

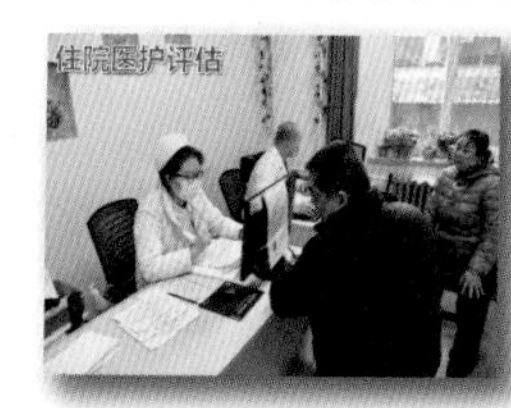


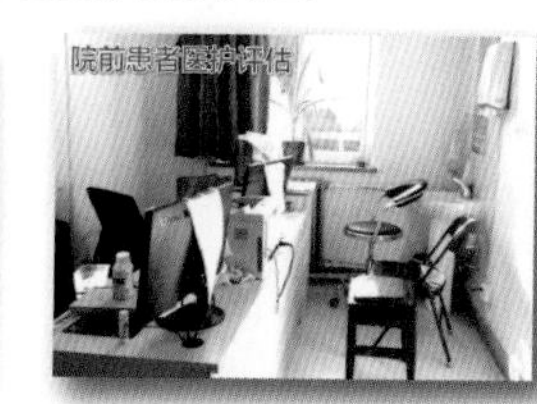


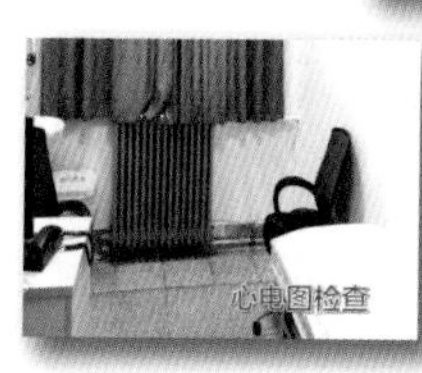


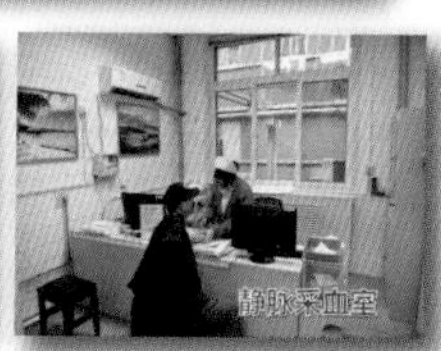


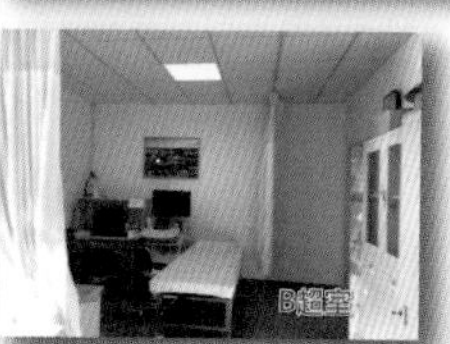


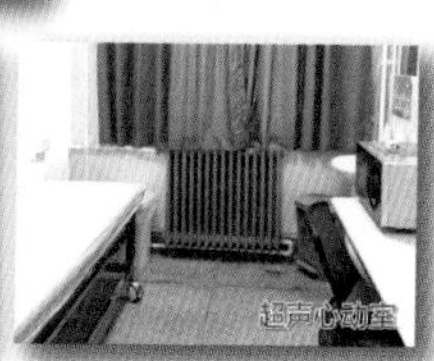


第二种方法是通过住院管理中心完成术前评估的方式。住院管理中心与麻醉科密切配合，麻醉医师在这个平台通过网络或面谈的方式对术前患者进行评估

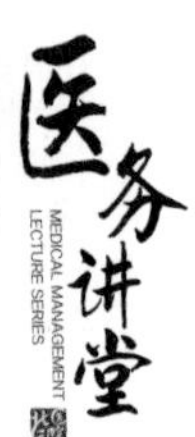




## 麻醉评估

- 完成检查及初步评估处理的患者将由麻醉医师完善麻醉评估；
- 根据患者情况，麻醉医师会提出完善检查、完善会诊、麻醉面谈等要求；
- 最终合格的患者将**通过麻醉评估**。

| ID | 登记时间 | 姓名 | 性别 | 年龄 | 诊断 | 主刀医生 | 评估结果 | 排队人数 | 预计入院时间 |
|---|---|---|---|---|---|---|---|---|---|
| 0001 | 2019-12-13 | 李XX | 男 | 75 | 脊髓型颈椎病 | 孙X | 评估通过 | 11 | 2020-1-2 |
| 0003 | 2019-12-13 | 刘XX | 女 | 48 | 腰椎管狭窄症 | 李XX | 评估通过 | 6 | 2019-12-30 |
| 0028 | 2019-12-13 | 乔XX | 男 | 62 | 左膝骨性关节炎 | 田X | 评估不通过（详细） | 19 | 2020-2-2 |
| 0017 | 2019-12-13 | 王XX | 女 | 66 | 骨髓炎 | 田X | 等待麻醉面谈 | 9 | 2019-12-30 |

麻醉医师会把评估的结果记入表格中，进行 ASA 分级。外科医师可以结合该意见综合制订下一步治疗方案

## 病房患者麻醉术前评估

**麻醉术前访视**

**时间**：术前1日下午

**方式**：麻醉医师依据手术排班系统中的患者信息至病房查看患者

**访视内容**：

1. 病历文书：现病史、既往史、个人史等
2. 术前相关检验、检查结果
3. 体格检查
4. 签署麻醉知情同意书

过敏史是否打鼾

**外科科室如何协同？**

1. **尽量安排患者在该时间段于病房内等待访视**
2. **完善住院病历文书书写，内容真实、准确**
3. **完善术前检查、检验项目**
4. **必要时邀请相关科室进行会诊，协助术前评估。执行会诊意见**

第三种则是传统的术前访视方法，在术前到病房查看患者。除上述内容外，需要特殊注意是否有药物过敏史、是否为困难气道（如存在打鼾情况，提示插管困难可能、拔管风险升高可能）。对于外科科室，要协同配合麻醉科进行术前访视工作，并注意在术前执行相关会诊意见

## 案例 —— 杨某

《民法典》第七编 侵权责任

第六章 医疗损害责任：患者知情同意权

**1. 案由**

患者术后4天出现并发症，起诉并告知术后**补签知情同意书**

**2. 医疗安全与管理委员会 责任认定（52%）**

**Ⅲ级手术术前不告知、不签字**

**手术台上临时更换术者；补签字**

这是一个反面案例，术前未进行知情告知，未签署知情同意书，违反了患者的知情权。除手术科室医生责任外，麻醉术前访视也存在欠缺

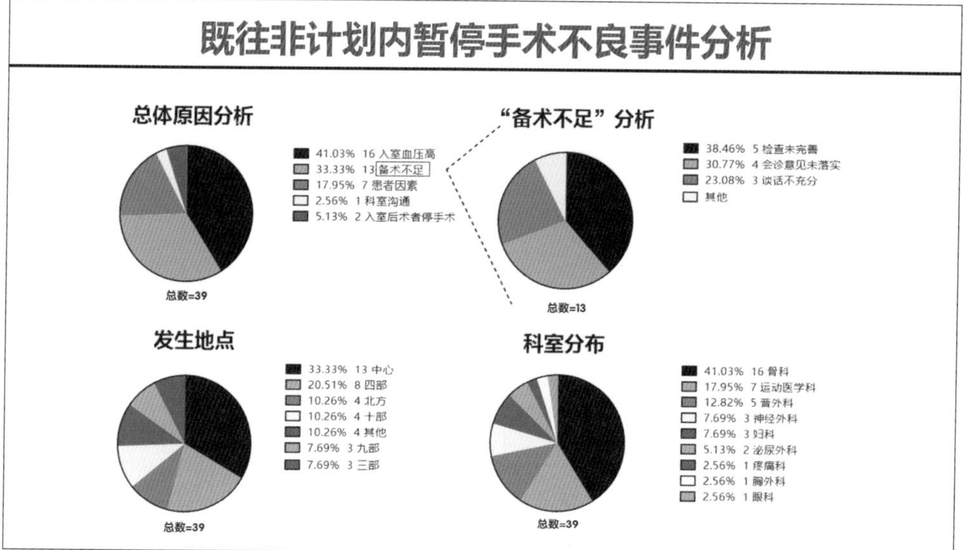


关于外科医师较为关注的暂停手术原因，综合分析既往数据，我们发现有以上几点，其中高血压是最常见的原因。各个科室特点不同，需要根据自身特点及时调整工作流程并加强人员培训，优化患者术前状态，保障手术顺利开展

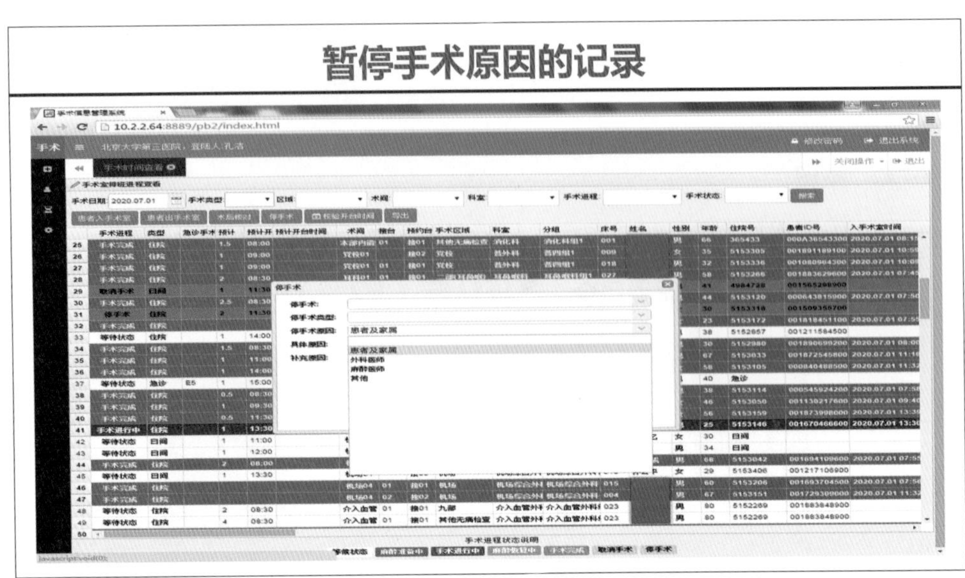


如果手术暂停我们会对不良事件进行记录并分析原因

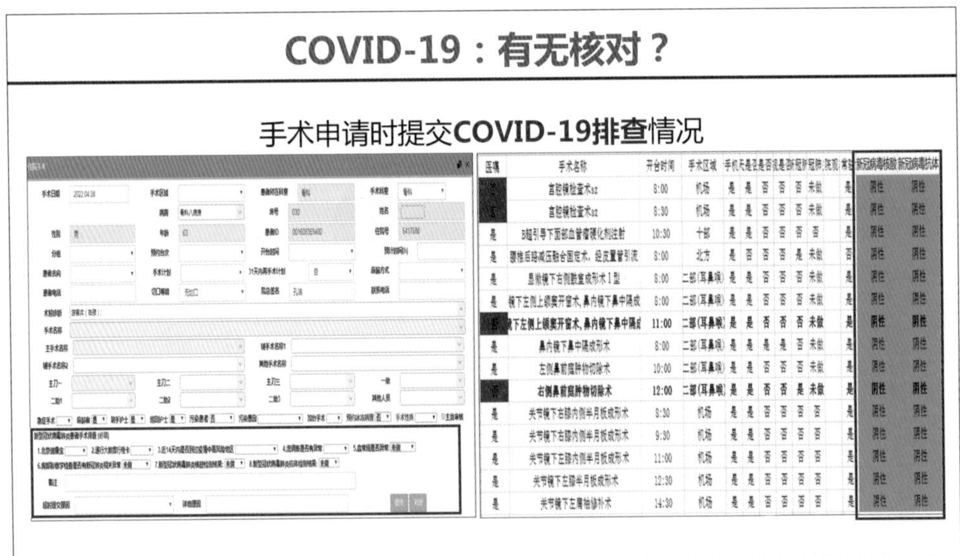


面对新冠肺炎疫情的特殊情况，我们设计了术前排查。希望在保障患者生命安全的前提下，抗体阳性或发热患者经过进一步的确认才能进入手术室

## 患者去向：是否预约ICU

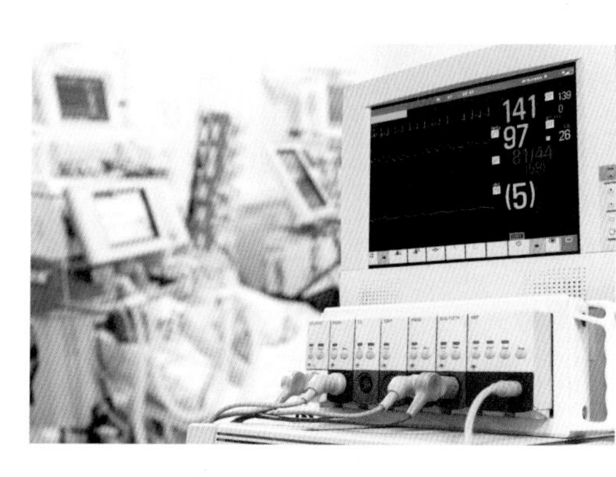


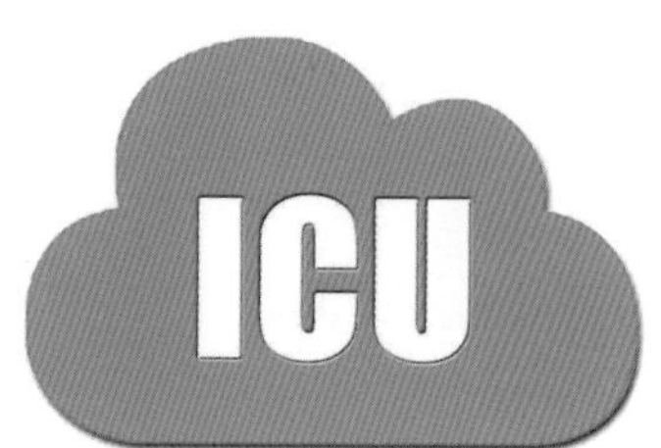


对于术后去向的问题，在世界卫生组织（WHO）及我院的核查表上均将此项内容放在最后，然而在临床工作中，需要在术前就确定患者是否需要术后转入重症监护治疗病房（ICU）

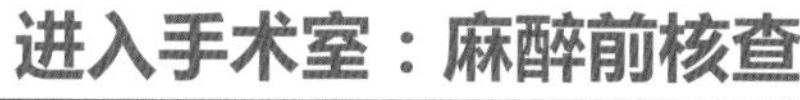

## 进入手术室：麻醉前核查

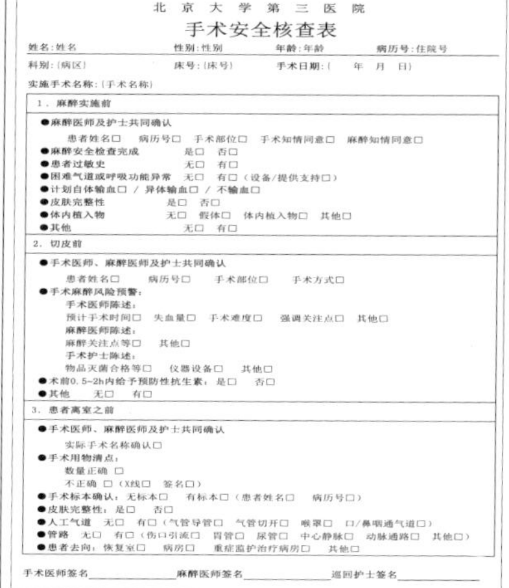

北 京 大 学 第 三 医 院

手术安全核查表

姓名：姓名　性别：性别　年龄：年龄　病历号：住院号

科别：(病区)　床号：(床号)　手术日期：(　年　月　日)

实施手术名称：(手术名称)

1．麻醉实施前

- 麻醉医师及护士共同确认
  患者姓名□　病历号□　手术部位□　手术知情同意□　麻醉知情同意□
- 麻醉安全检查完成　是□　否□
- 患者过敏史　无□　有□
- 困难气道或呼吸功能异常　无□　有□（设备/提供支持□）
- 计划自体输血□ / 异体输血□ / 不输血□
- 皮肤完整性　是□　否□
- 体内植入物　无□　假体□　体内植入物□　其他□
- 其他　无□　有□

2．切皮前

- 手术医师、麻醉医师及护士共同确认
  患者姓名□　病历号□　手术部位□　手术方式□
- 手术麻醉风险预警：
  手术医师陈述：
  预计手术时间□　失血量□　手术难度□　强调关注点□　其他□
  麻醉医师陈述：
  麻醉关注点等□　其他□
  手术护士陈述：
  物品灭菌合格等□　仪器设备□　其他□
- 术前0.5~2h内给予预防性抗生素：是□　否□
- 其他　无□　有□

3．患者离室之前

- 手术医师、麻醉医师及护士共同确认
  实际手术名称确认□
- 手术用物清点：
  数量正确 □
  不正确 □（X线□　签名□）
- 手术标本确认：无标本□　有标本□（患者姓名□　病历号□）
- 皮肤完整性：是□　否□
- 人工气道　无□　有□（气管导管□　气管切开□　喉罩□　口/鼻咽通气道□）
- 管路　无□　有□（伤口引流□　胃管□　尿管□　中心静脉□　动脉通路□　其他□）
- 患者去向：恢复室□　病房□　重症监护治疗病房□　其他□

手术医师签名______　麻醉医师签名______　巡回护士签名______

**手术麻醉系统——手术安全巡查自动提示**

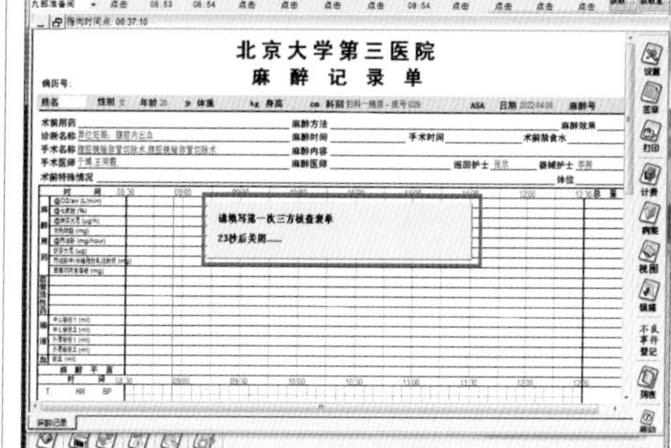


我院的信息系统比较发达，对于核查的各个步骤都会进行电子提醒

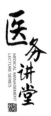

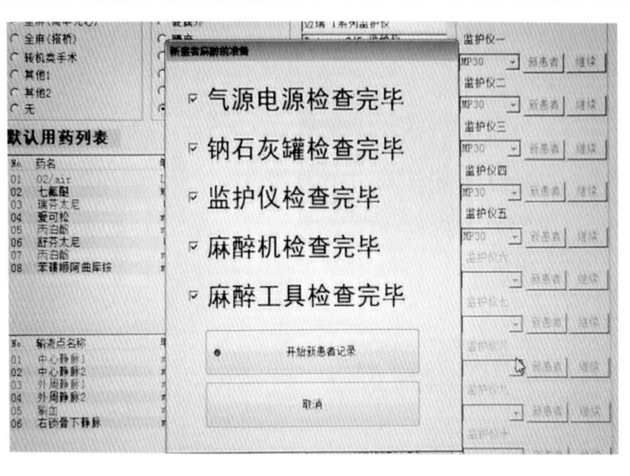


麻醉方面还有对上述仪器设备的准备工作提示

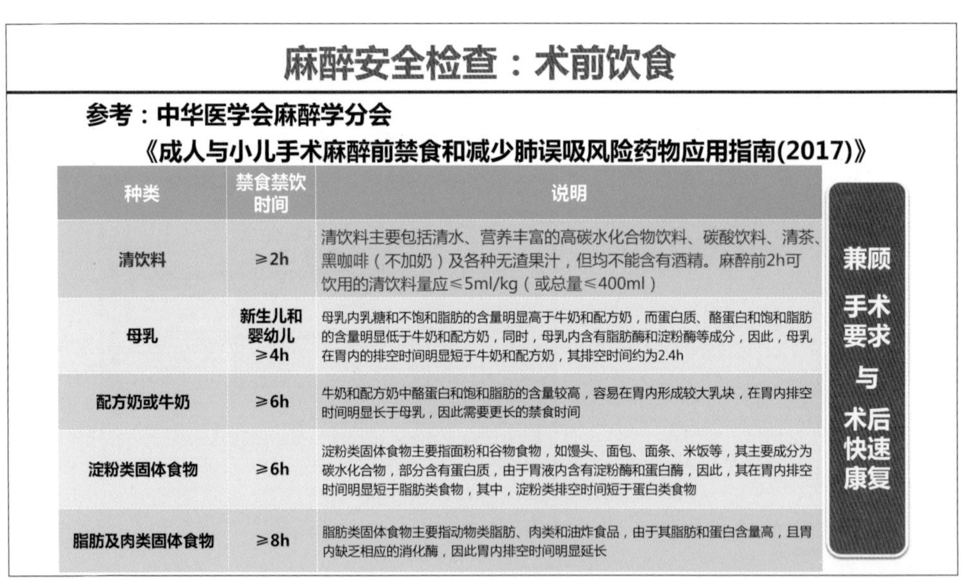

**麻醉安全检查：术前饮食**

**参考：中华医学会麻醉学分会**

**《成人与小儿手术麻醉前禁食和减少肺误吸风险药物应用指南(2017)》**

| 种类 | 禁食禁饮时间 | 说明 |
| --- | --- | --- |
| 清饮料 | ≥2h | 清饮料主要包括清水、营养丰富的高碳水化合物饮料、碳酸饮料、清茶、黑咖啡（不加奶）及各种无渣果汁，但均不能含有酒精。麻醉前2h可饮用的清饮料量应≤5ml/kg（或总量≤400ml） |
| 母乳 | 新生儿和婴幼儿≥4h | 母乳内乳糖和不饱和脂肪的含量明显高于牛奶和配方奶，而蛋白质、酪蛋白和饱和脂肪的含量明显低于牛奶和配方奶，同时，母乳内含有脂肪酶和淀粉酶等成分，因此，母乳在胃内的排空时间明显短于牛奶和配方奶，其排空时间约为2.4h |
| 配方奶或牛奶 | ≥6h | 牛奶和配方奶中酪蛋白和饱和脂肪的含量较高，容易在胃内形成较大乳块，在胃内排空时间明显长于母乳，因此需要更长的禁食时间 |
| 淀粉类固体食物 | ≥6h | 淀粉类固体食物主要指面粉和谷物食物，如馒头、面包、面条、米饭等，其主要成分为碳水化合物，部分含有蛋白质，由于胃液内含有淀粉酶和蛋白酶，因此，其在胃内排空时间明显短于脂肪类食物，其中，淀粉类排空时间短于蛋白类食物 |
| 脂肪及肉类固体食物 | ≥8h | 脂肪类固体食物主要指动物类脂肪、肉类和油炸食品，由于其脂肪和蛋白含量高，且胃内缺乏相应的消化酶，因此胃内排空时间明显延长 |



关注患者术前饮食情况。根据《成人与小儿手术麻醉前禁食和减少肺误吸风险药物应用指南(2017)》要求，在胃肠功能正常的情况下，不再要求患者术前提前一天禁食、水，并且对于不同类型的食物有不同的禁食时间要求。这样可以改善麻醉过程中因低血容量导致的低血压情况

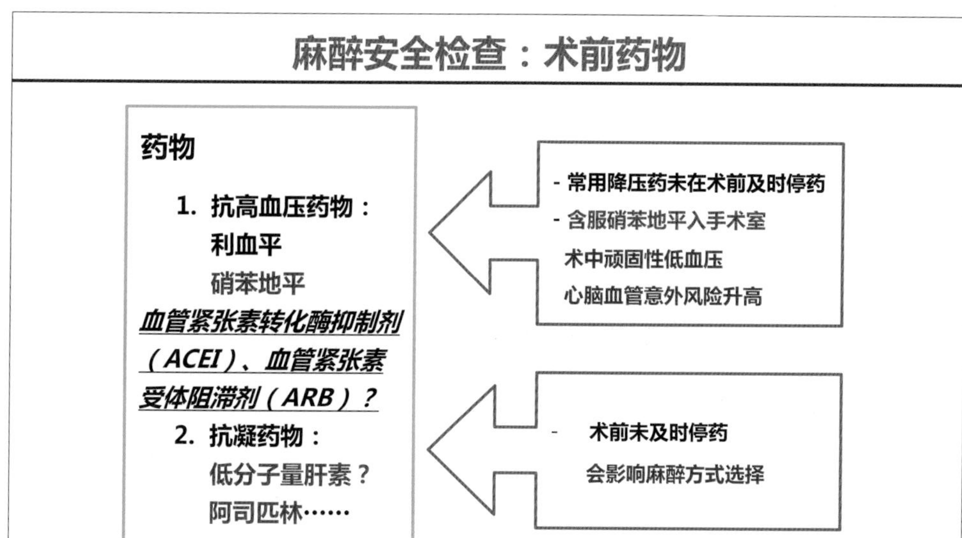


同时，在术前需要关注一些特殊药品的使用情况

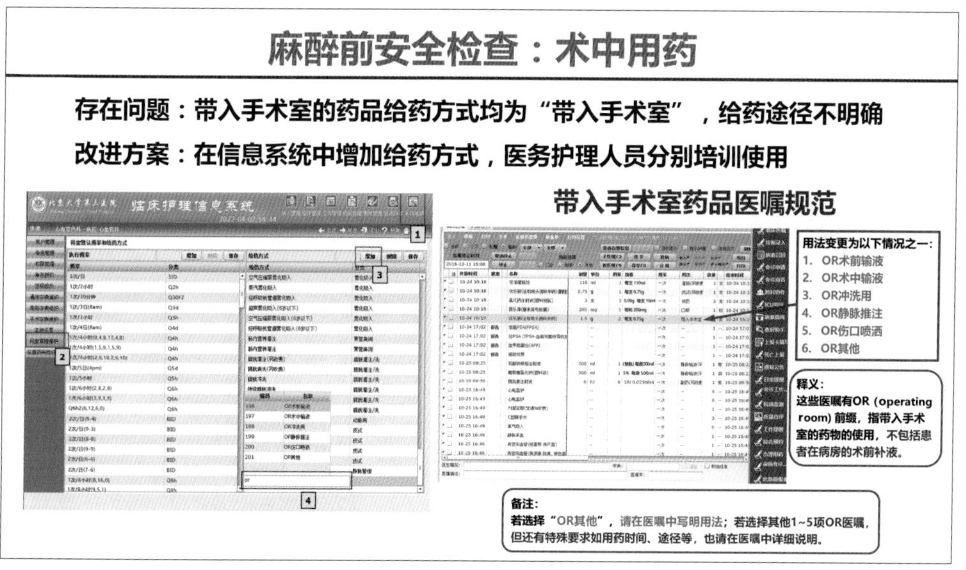


手术医师要正确地开具临床医嘱，医嘱中包含明确的用药途径和给药方式，并且关注预防性抗菌药物的应用时间

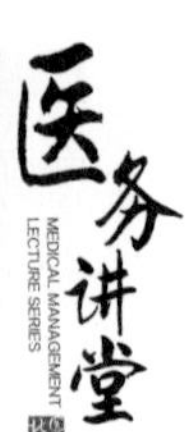



## 药品核对：药品标签、毒麻药品管理

**药品标签：**

- 麻醉药品标签粘贴标准化：完整显示药品名称，无遮挡
- 术中用药标识：如肩关节冲洗液中加入去甲肾上腺素，应明确标识
- 医护用药核对

**毒麻药品管理：处理，复用？**

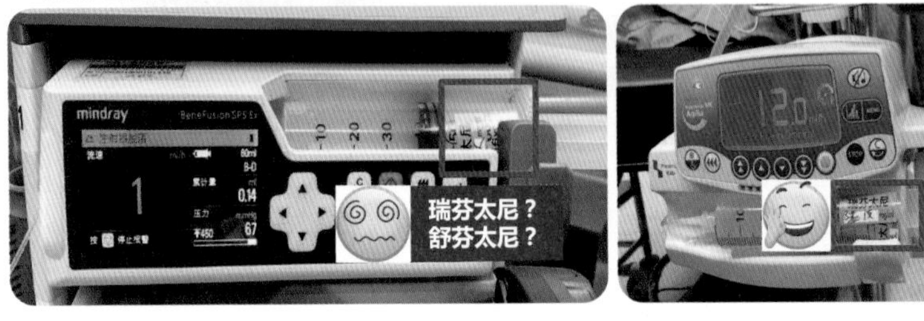


手术室护士和麻醉科医师通过良好的配合进行药品的双方核对，从而将用药错误的可能性降至最低

## 围术期用血安全：是否备血？是否充足？

**《医务讲堂第一辑2020》第四讲实战用血**

**是否充分利用自体血回输技术？**

2019年术中加配血科室分布

此外，还要关注围术期用血的问题，包括对于术前预估用血是否充分，备血量是否合适，是否需要进行自体血回输等。如果术前评估用血量不足，术中临时加配血对于医院整体血液资源的分配会有很大影响，很可能会延误其他科室的择期手术

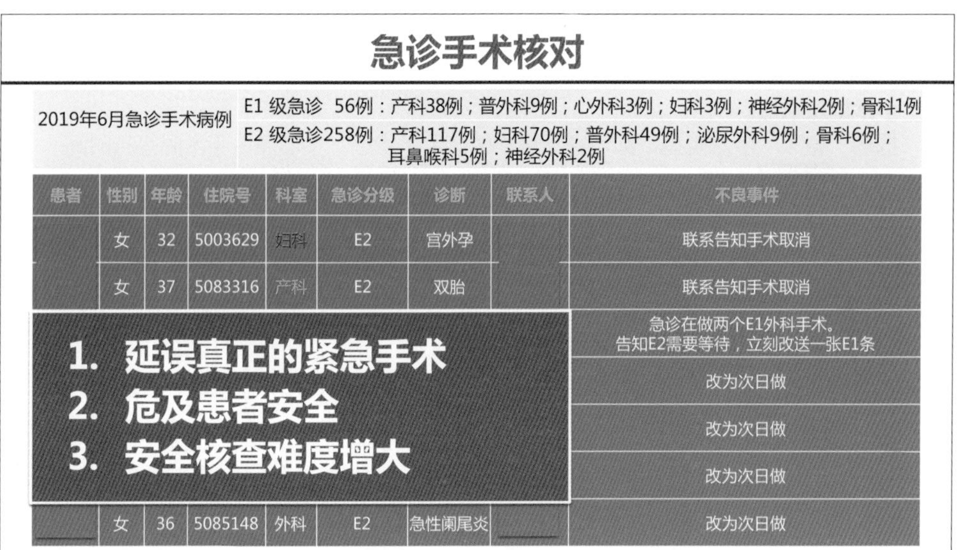


| 患者 | 性别 | 年龄 | 住院号 | 科室 | 急诊分级 | 诊断 | 联系人 | 不良事件 |
|---|---|---|---|---|---|---|---|---|
| | 女 | 32 | 5003629 | 妇科 | E2 | 宫外孕 | | 联系告知手术取消 |
| | 女 | 37 | 5083316 | 产科 | E2 | 双胎 | | 联系告知手术取消 |
| | | | | | | | | 急诊在做两个E1外科手术。告知E2需要等待，立刻改送一张E1条 |
| | | | | | | | | 改为次日做 |
| | | | | | | | | 改为次日做 |
| | | | | | | | | 改为次日做 |
| | 女 | 36 | 5085148 | 外科 | E2 | 急性阑尾炎 | | 改为次日做 |



急诊手术对安全核查带来了更大的挑战。由于时间紧急，可能使核查的各个方面出现问题，甚至延误真正的紧急手术

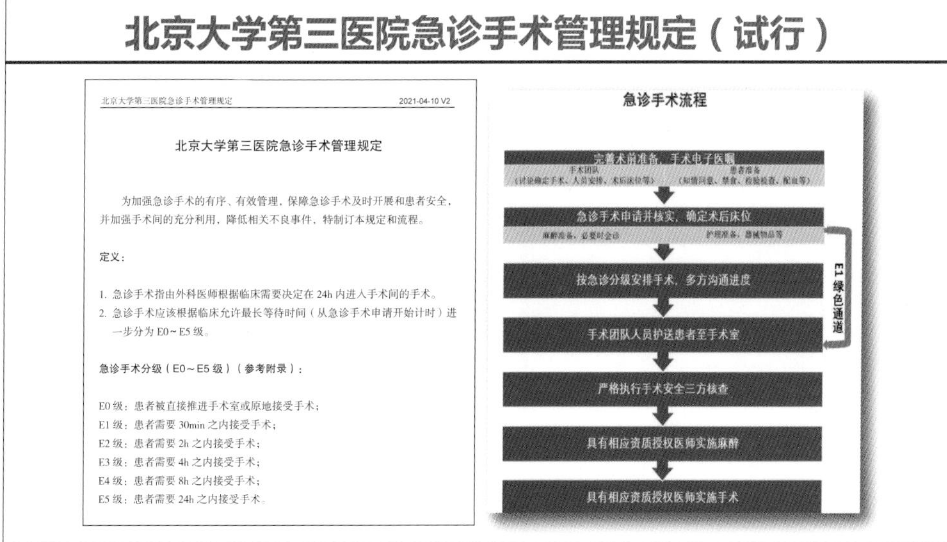


我院于2018年制定北京大学第三医院急诊手术管理规定（试行），并于2021年4月正式颁布急诊手术管理规定。手术科室应当参照其中相应标准对急诊手术进行客观分级，借助不同部门和科室医务人员的有效协作共同保障急诊手术患者的安全

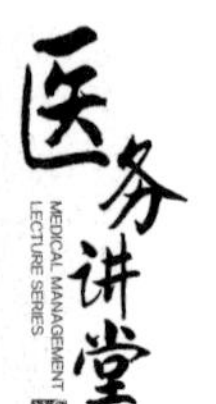




## 如何查看急诊手术状态

**手术排班系统**：

选择“急诊”手术类型，即可查看全部急诊手术状态，预估急诊手术间等待时间

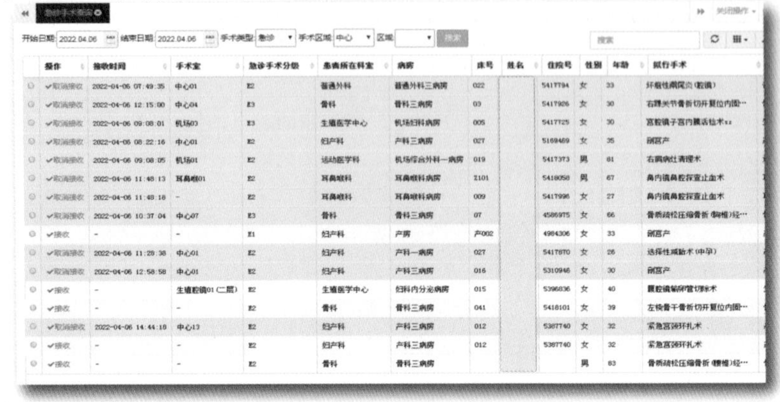


| 操作 | 接收时间 | 手术室 | 急诊手术分级 | 患者所在科室 | 病房 | 床号 | 姓名 | 住院号 | 性别 | 年龄 | 拟行手术 |
|---|---|---|---|---|---|---|---|---|---|---|---|
| ✓取消接收 | 2022-04-06 07:49:35 | 中心01 | E2 | 普通外科 | 普通外科三病房 | 022 | | 5417794 | 女 | 33 | 坏疽性阑尾炎(腔镜) |
| ✓取消接收 | 2022-04-06 12:15:00 | 中心04 | E3 | 骨科 | 骨科三病房 | 03 | | 5417926 | 女 | 30 | 右踝关节骨折切开复位内固… |
| ✓取消接收 | 2022-04-06 09:08:01 | 机场03 | E3 | 生殖医学中心 | 机场妇科病房 | 005 | | 5417725 | 女 | 30 | 宫腔镜子宫内膜活检术xx |
| ✓取消接收 | 2022-04-06 08:22:16 | 中心01 | E2 | 妇产科 | 产科三病房 | 027 | | 5169469 | 女 | 35 | 剖宫产 |
| ✓取消接收 | 2022-04-06 09:08:05 | 机场01 | E2 | 运动医学科 | 机场综合外科一病房 | 019 | | 5417373 | 男 | 61 | 右髋病灶清理术 |
| ✓取消接收 | 2022-04-06 11:48:13 | 耳鼻喉01 | E2 | 耳鼻喉科 | 耳鼻喉科病房 | Z101 | | 5418058 | 男 | 67 | 鼻内镜鼻腔探查止血术 |
| ✓取消接收 | 2022-04-06 11:48:18 | - | E2 | 耳鼻喉科 | 耳鼻喉科病房 | 009 | | 5417996 | 女 | 27 | 鼻内镜鼻腔探查止血术 |
| ✓取消接收 | 2022-04-06 10:37:04 | 中心07 | E3 | 骨科 | 骨科三病房 | 07 | | 4586975 | 女 | 66 | 骨质疏松压缩骨折(胸椎)经… |
| ✓接收 | - | - | E1 | 妇产科 | 产房 | 产002 | | 4984306 | 女 | 33 | 剖宫产 |
| ✓取消接收 | 2022-04-06 11:28:38 | 中心01 | E2 | 妇产科 | 产科一病房 | 027 | | 5417870 | 女 | 26 | 选择性减胎术(中孕) |
| ✓取消接收 | 2022-04-06 12:58:58 | 中心01 | E2 | 妇产科 | 产科三病房 | 016 | | 5310946 | 女 | 30 | 剖宫产 |
| ✓接收 | - | 生殖腔镜01(二层) | E2 | 生殖医学中心 | 妇科内分泌病房 | 015 | | 5396836 | 女 | 40 | 腹腔镜输卵管切除术 |
| ✓接收 | - | - | E2 | 骨科 | 骨科三病房 | 041 | | 5418101 | 女 | 39 | 左桡骨干骨折切开复位内固… |
| ✓取消接收 | 2022-04-06 14:44:18 | 中心13 | E2 | 妇产科 | 产科三病房 | 012 | | 5387740 | 女 | 32 | 紧急宫颈环扎术 |
| ✓接收 | - | - | E2 | 妇产科 | 产科三病房 | 012 | | 5387740 | 女 | 32 | 紧急宫颈环扎术 |
| ✓接收 | - | - | E2 | 骨科 | 骨科三病房 | | | | 男 | 63 | 骨质疏松压缩骨折(腰椎)经… |

目前我院信息系统已经实现通过排程系统实时查看急诊手术所处状态的功能，以帮助外科医生及时了解手术进展并合理规划手术安排

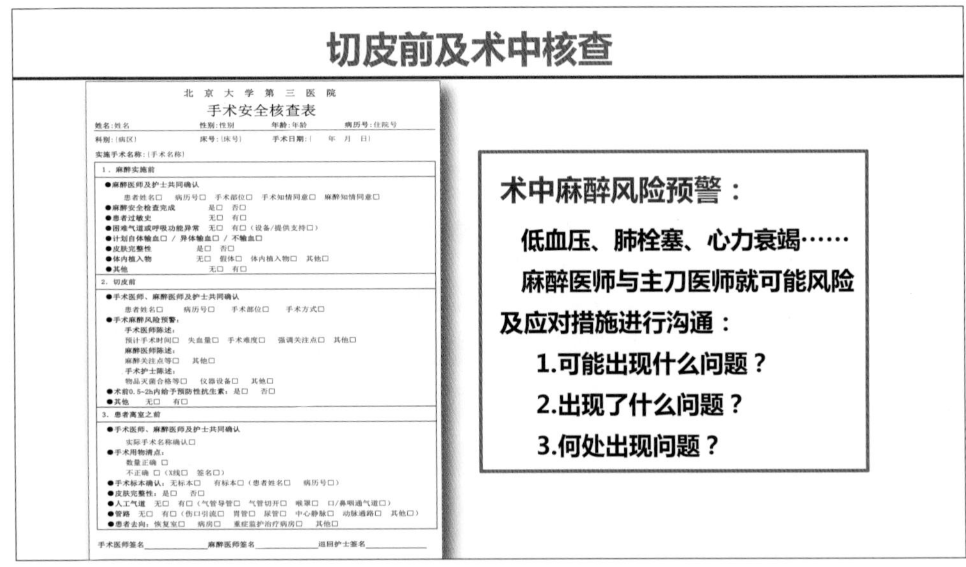

北 京 大 学 第 三 医 院

手术安全核查表

姓名:姓名　性别:性别　年龄:年龄　病历号:住院号

科别:(病区)　床号:(床号)　手术日期:(　年　月　日)

实施手术名称:(手术名称)

1．麻醉实施前

●麻醉医师及护士共同确认
患者姓名□　病历号□　手术部位□　手术知情同意□　麻醉知情同意□
●麻醉安全检查完成　是□　否□
●患者过敏史　无□　有□
●困难气道或呼吸功能异常　无□　有□（设备/提供支持□）
●计划自体输血□ / 异体输血□ / 不输血□
●皮肤完整性　是□　否□
●体内植入物　无□　假体□　体内植入物□　其他□
●其他　无□　有□

2．切皮前

●手术医师、麻醉医师及护士共同确认
患者姓名□　病历号□　手术部位□　手术方式□
●手术麻醉风险预警：
手术医师陈述：
预计手术时间□　失血量□　手术难度□　强调关注点□　其他□
麻醉医师陈述：
麻醉关注点等□　其他□
手术护士陈述：
物品灭菌合格等□　仪器设备□　其他□
●术前0.5~2h内给予预防性抗生素：是□　否□
●其他　无□　有□

3．患者离室之前

●手术医师、麻醉医师及护士共同确认
实际手术名称确认□
●手术用物清点：
数量正确 □
不正确 □（X线□　签名□）
●手术标本确认：无标本□　有标本□（患者姓名□　病历号□）
●皮肤完整性：是□　否□
●人工气道　无□　有□（气管导管□　气管切开□　喉罩□　□/鼻咽通气道□）
●管路　无□　有□（伤口引流□　胃管□　尿管□　中心静脉□　动脉通路□　其他□）
●患者去向：恢复室□　病房□　重症监护治疗病房□　其他□

手术医师签名________ 麻醉医师签名________ 巡回护士签名________



在切皮前和术中核查方面，麻醉医师最关注患者心肺功能的评估

## 离室前核查

**1.有没有问题？** 生命体征

**2.术后回哪里？** ICU? PACU?

**3.术后关注什么？** 人工气道? 镇痛？

…

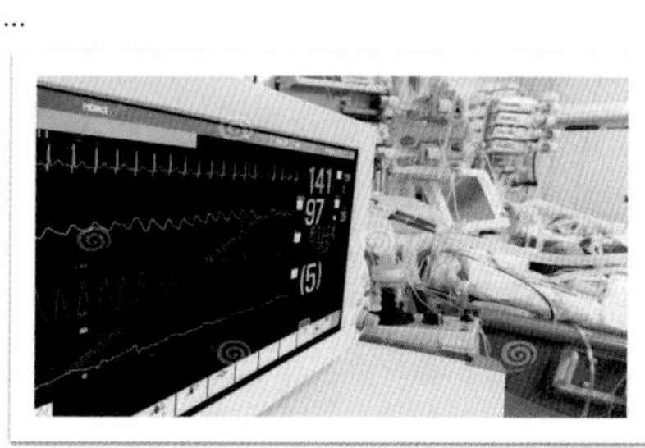

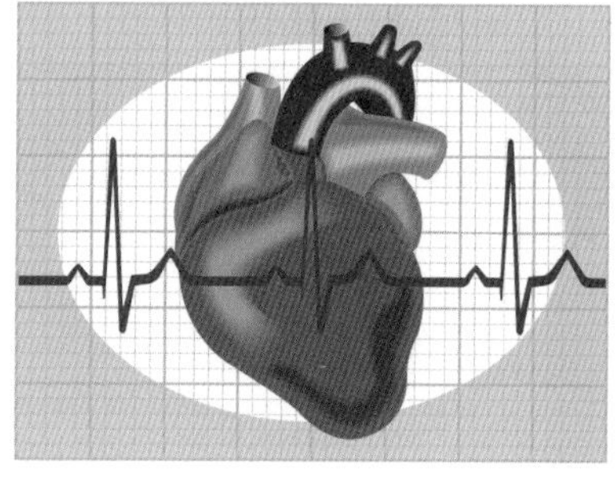

注：ICU，重症监护治疗病房；PACU，麻醉恢复室

离室前的核查，麻醉医师主要关注以上几个方面

## 术后手术名称核对——标准化

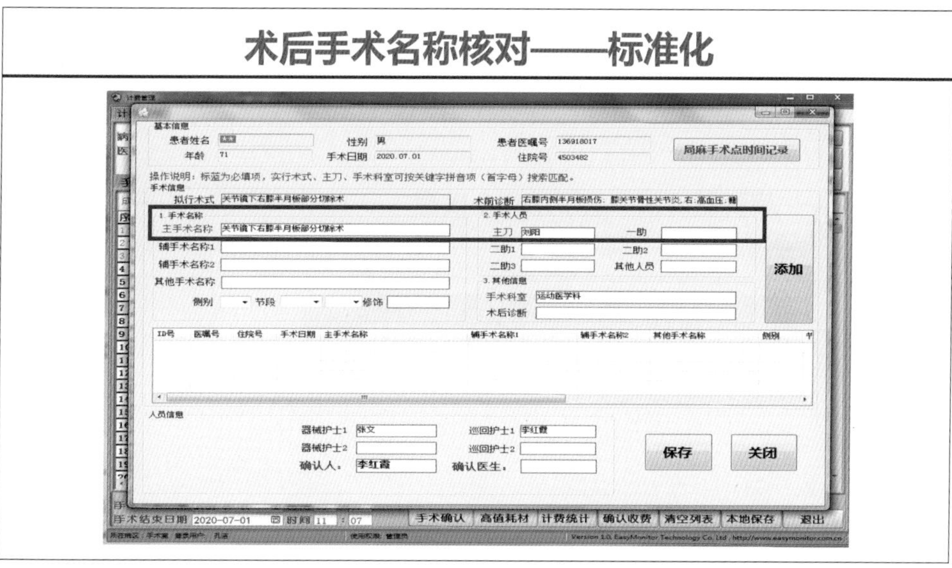


术后需要三方进行手术名称核对，并且需要注意手术名称的标准化

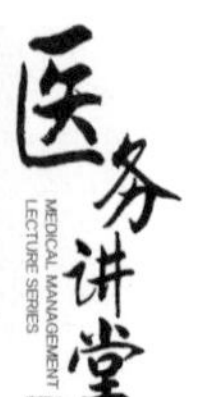




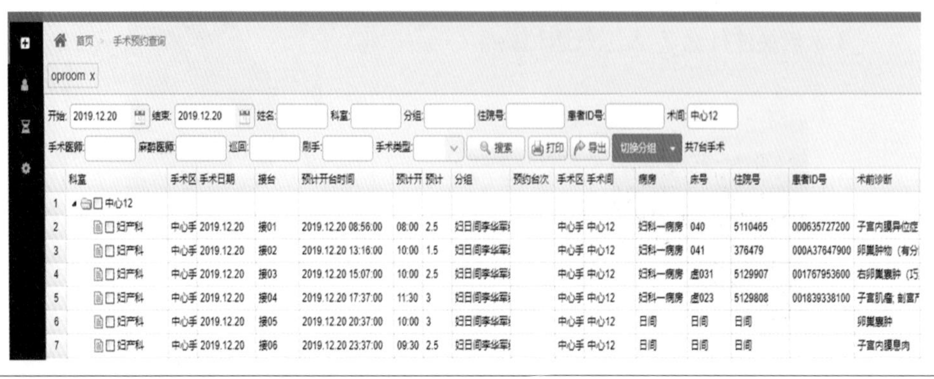


这项内容涉及工作量统计、绩效考核、科研分析等方面，准确的原始数据，才能得到可靠的目标结果

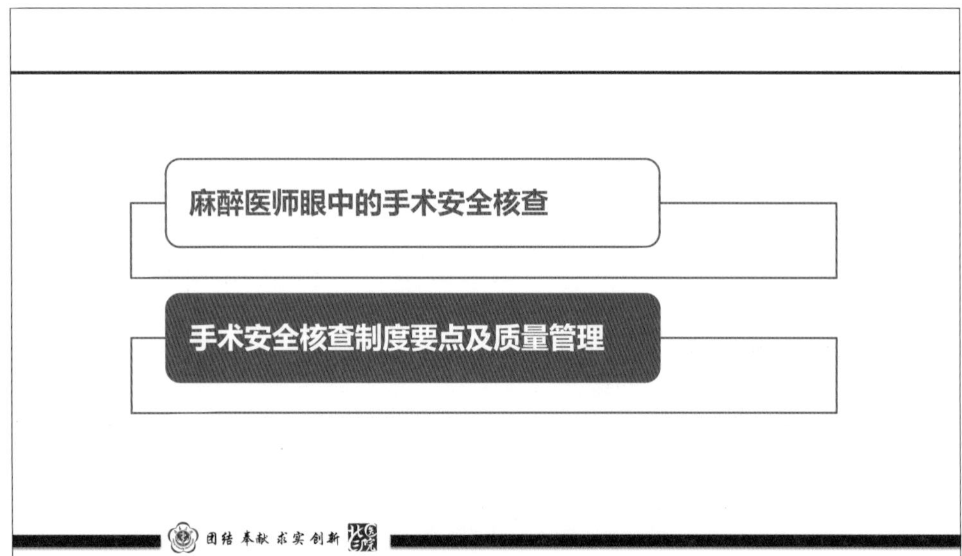


下面从医务管理的角度介绍手术安全核查制度要点及质量管理

## 手术安全核查 制度要点

**定义**

**指在麻醉实施前、手术开始前和患者离开手术室前对患者身份、手术部位、手术方式等进行多方参与的核查，以保障患者安全的制度。**

**参与人员**

**具有执业资质的**

- **手术医师**
- **麻醉医师**
- **手术室护士**

**过程和内容要点**

**1. 所有手术患者均应佩戴标示有患者身份识别信息的标识，并按照院内备案的标准方式做好手术标识。**

**2. 确认正确的患者、正确的麻醉、正确的手术部位和正确的手术方式。**

**3. 确认用药和输血。**

**4. 确认手术用物。**

相关内容出处：

2010年《卫生部办公厅关于印发<手术安全核查制度>的通知》——卫办医政发〔2010〕41号
2015年《抗菌药物临床应用指导原则（2015年版）》——国卫办医发〔2015〕43号
2015年《北京大学第三医院手术病人安全检查工作制度》
2017年《北京大学第三医院关于修订<手术部位识别标示制度>的通知》
2018年《医疗质量安全核心制度要点释义》——国家卫健委
2019年《关于印发<产房分娩安全核查制度>的通知》——北京市卫健委

团结 奉献 求实 创新

手术安全核查制度的定义、参与人员、过程及内容要点

## 手术安全核查 制度要点

**手术部位标识**

**标记时间：**

**①择期手术**
**手术实施前一日标识**

**②当日手术/日间手术**
**患者离开病室前完成标识**

**③急诊手术**
**麻醉开始前完成标识**

**手术安全核查步骤及重点**

**接患者离开病房前**

**病房护士主导，与接送员共同核查：**

**①告知清醒患者自己说出姓名，神志不清或未成年人由其合法亲属或病房医护人员共同完成身份确认。**

**②查看即将手术患者是否有手术部位标识。**

**③做好物品交接。**

**手术安全核查步骤及重点**

**接患者离开病房前**

**注意：**

**①患者须佩戴标示有身份识别信息的标识。**

**②如患者未做手术部位标识、标识不清或不吻合时，可拒绝接收并立即通知手术医师。**

**③双方医务人员在手术患者转运交接本、物品交接卡中登记。**

团结 奉献 求实 创新

手术部位标识、手术安全核查制度步骤及重点

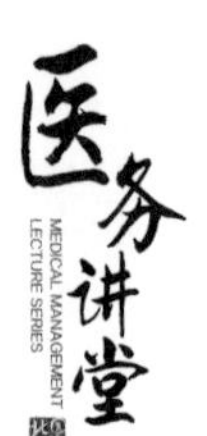




手术安全核查 制度要点

手术安全核查步骤及重点
1. 麻醉实施前：
由麻醉医师主持并主要负责，与手术医师、手术室护士三方共同核查。
关键内容：
- 手术患者身份（腕带）
- 手术部位及标识、手术方式
- 知情同意
- 相关术前及麻醉前准备是否完成
- 备血，用药

手术安全核查步骤及重点
2. 手术开始前：
由手术医师主持并主要负责，与麻醉医师及手术室护士三方共同核查。
关键内容：
- 手术患者身份
- 手术部位及标识
- 手术方式、手术体位
- 物品、预防性抗菌药、术中植入物等
- 手术风险预警及应对方案

手术安全核查步骤及重点
手术开始前：
重点
①对存在混淆可能性的手术左、右侧切口，医师应根据原始检查，X线、CT、MRI、超声以及查体情况进行再次确认。
②手术医师对手术部位标识工作负最终责任。

团结 奉献 求实 创新

手术安全核查制度步骤及重点

手术安全核查 制度要点

手术安全核查步骤及重点
3. 患者离开手术室前：
由手术医师主要负责，与麻醉医师及手术室护士三方共同核查。
关键内容：
- 实际手术名称
- 清点手术用物数量是否正确
- 确认手术标本
- 皮肤完整性、各管路情况、术中出血
- 术后患者去向

案例 – 武某
手术安全核查
病历书写规范
一. 案由
患者术后出院，1个月后发现纱布遗留在伤口内
二. 医疗纠纷人民调解委员会（医调委） 全责（100%）
三. 病历记录
手术核查：填塞纱布6条止血
手术记录：填塞纱布4条，手术结束
病程记录：无病历记载，具体取出多少当事医生已无法确认
患者滞留病房3月余，网上散布

团结 奉献 求实 创新

手术安全核查制度步骤及重点。手术安全核查制度的执行缺失或者差错，都可能产生严重的后果

## 手术安全核查 制度要点

### 手术标本送检流程（适用医辅人员）

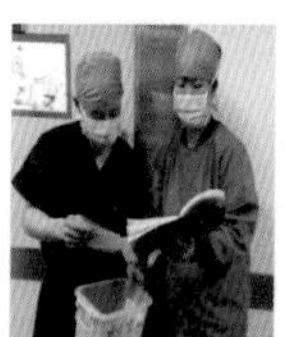

**手术间：** 与手术室护士进行标本交接

交接过程中做好核对“三完整”，查对无误后在《手术室标本登记本》上签字。

核对内容：

1. 核对**标本申请单**是否填写完整（**冰冻标本**还要核对申请单右上角用红色记号笔注明的“冰冻”二字）
2. 核对**标本袋上患者信息标签**是否完整
3. 核对**《手术室标本登记本》**填写是否完整

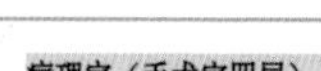

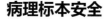

**病理标本安全**

**病理室（手术室四层）：**

白班（上午八点到下午五点）期间与病理科人员进行标本交接，病理科无人员在时，拨打院内电话 7264。如果电话无人接听，则拨打小灵通 38784。将标本申请单和《手术标本记录本》同时交给病理科人员，由病理科人员确认签字，根据病理科人员的*明确告知*再进行下一步工作。

注意：不管白班还是夜班，冰冻标本*必须*由病理科人员拿走处理。

夜班（下午五点到次日八点）普通标本无需病理科人员签字确认，直接按规定处理

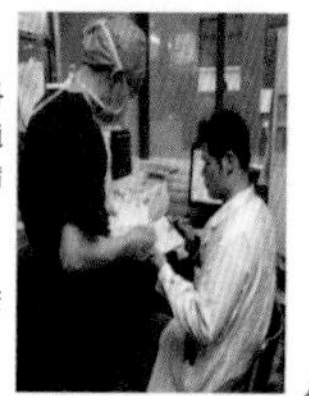

病理标本安全：严格执行手术标本送检流程

## 手术安全核查 制度要点

**注意事项**

- 手术安全核查强调口头确认全部项目，避免仅当作书面文书使用，流于形式。
- 住院患者《手术安全核查表》归入病历中保存
- 非住院患者《手术安全核查表》由手术室负责保存一年

**阴道分娩与剖宫产核查**

《助产机构产房分娩安全核查表》

- 产科专业国家质控中心制定
- 由医师和助产士执行
- 核查时间点：

1. 确定临产
   患者基本信息、高危因素、抗菌药物治疗、妊高征相关治疗、胎儿监护等
2. 准备接产
   产妇及胎儿异常征象、分娩物品准备和清点
3. 分娩后2h
   生命体征、异常阴道出血、后续监测治疗

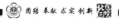

团结 奉献 求实 创新

手术安全核查制度注意事项及产房分娩安全核查

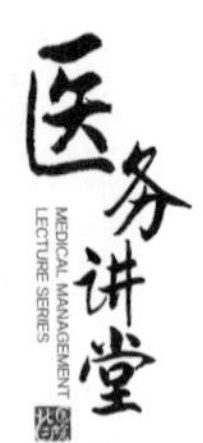




## 手术安全核查 制度要点

| 手术部位标识要求 | 手术部位标识操作方法 | 手术部位标识操作方法 |
|---|---|---|
| 1. 所有常规手术在术前均应进行手术部位标识<br>2. 对涉及有双侧、多重结构（手指、脚趾）、多平面部位（脊柱）手术，应术前认真确认核对后进行标识<br>3. 通过腔镜、内窥镜实施的手术，亦需在手术器官体表部位进行标识<br>4. 如遇大面积烧伤、手术部位开放性外伤以及患者拒绝等原因无法在体表标识时，应在病程记录中记载(图文) | 1. 使用医用皮肤记号笔标识<br>2. 符号在消毒、铺巾后仍应清晰可见<br>3. 标识手术切口线，在手术切口或附近部位以符号进行标识<br>4. 患处已有纱布、石膏等包扎物，在包扎物侧方位使用符号进行标识<br>5. 科室制定统一符号标识方式并全员培训、切实执行 | 注意：患方共同参与标识<br>1. 由医师或护士与患者和（或）家属进行资料及手术部位的核对，以询问的方式进行交谈，确认无误后进行手术部位标识<br>2. 对意识清晰的患者由其自己主动回答，对未成年、智力障碍、意识不清或虚弱的患者须由家属回答医护人员询问，并参与手术部位标识 |

团结 奉献 求实 创新

手术部位标识要求及操作方法

## 中国医院协会患者安全十大目标

一、正确识别患者身份
二、确保用药与用血安全
三、强化围术期安全管理
四、预防和减少健康保健相关感染
五、加强医务人员之间的有效沟通
六、防范与减少意外伤害
七、提升管路安全
八、鼓励患者及其家属参与患者安全
九、加强医学装备安全与警报管理
十、加强电子病历系统安全管理

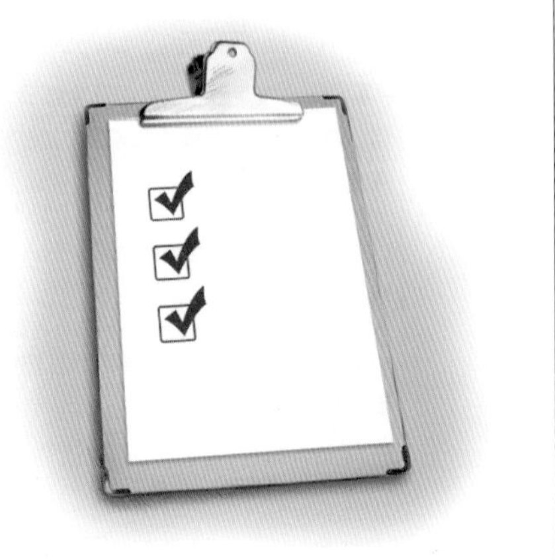

中国医院协会患者安全十大目标中，前三项内容均与手术安全核查制度相关

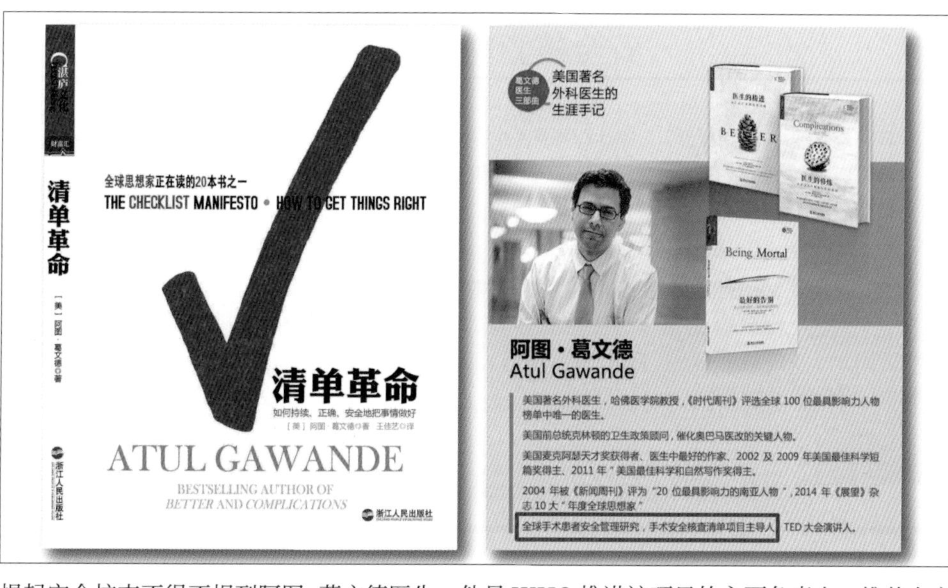


提起安全核查不得不提到阿图·葛文德医生，他是WHO推进该项目的主要负责人，推荐大家阅读这本书

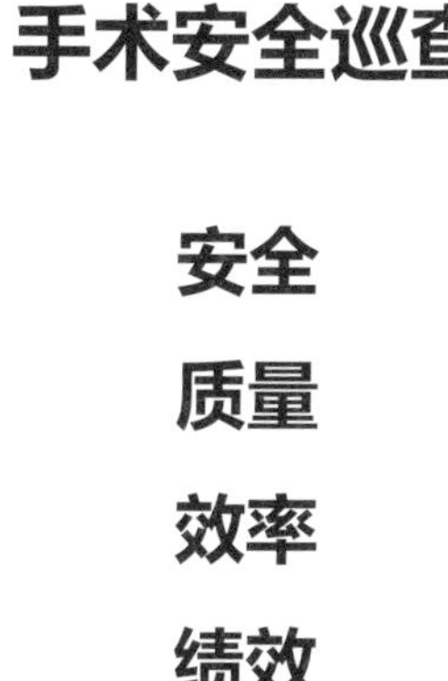

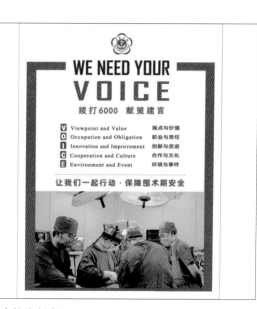


医务管理角度则会从各方面督导落实手术安全核查制度

## 安全核查同质化管理

- 巡查地点："天龙十部"，共计72间手术室
- 巡查人员组成：医务处、医院感染管理处、麻醉科、手术室
- 同质化巡查标准
- 发现问题→反馈问题→整改→持续改进

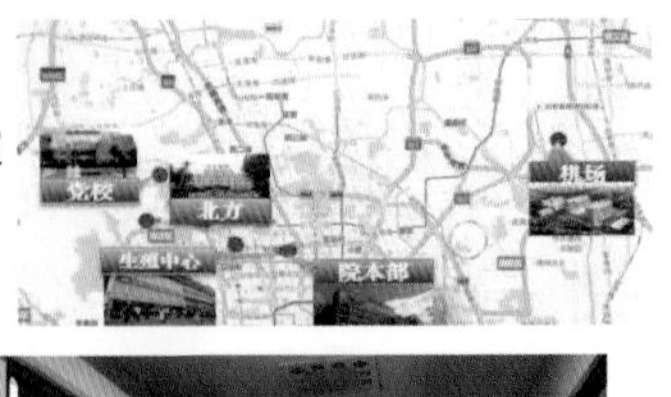


开展月度手术室专项巡查督导，集中解决围术期医疗质量安全突出问题、薄弱环节和潜在隐患。

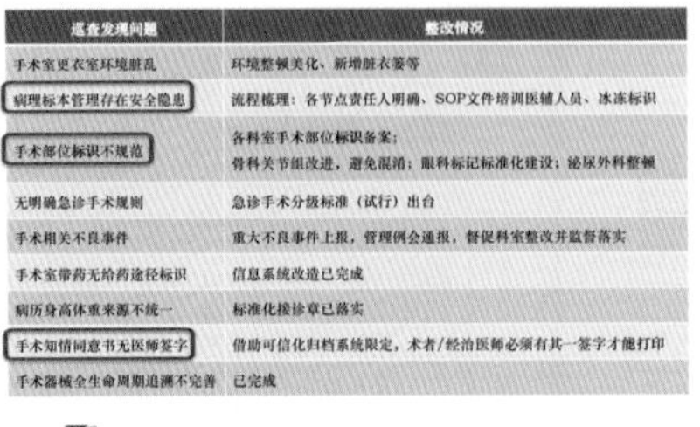

| 巡查发现问题 | 整改情况 |
|---|---|
| 手术室更衣室环境脏乱 | 环境整顿美化、新增脏衣篓等 |
| 病理标本管理存在安全隐患 | 流程梳理：各节点责任人明确、SOP文件培训医辅人员、冰冻标识 |
| 手术部位标识不规范 | 各科室手术部位标识备案；<br>骨科关节组改进，避免混淆；眼科标记标准化建设；泌尿外科整顿 |
| 无明确急诊手术规则 | 急诊手术分级标准（试行）出台 |
| 手术相关不良事件 | 重大不良事件上报，管理例会通报，督促科室整改并监督落实 |
| 手术室带药无给药途径标识 | 信息系统改造已完成 |
| 病历身高体重来源不统一 | 标准化接诊章已落实 |
| 手术知情同意书无医师签字 | 借助可信化归档系统限定，术者/经治医师必须有其一签字才能打印 |
| 手术器械全生命周期追溯不完善 | 已完成 |

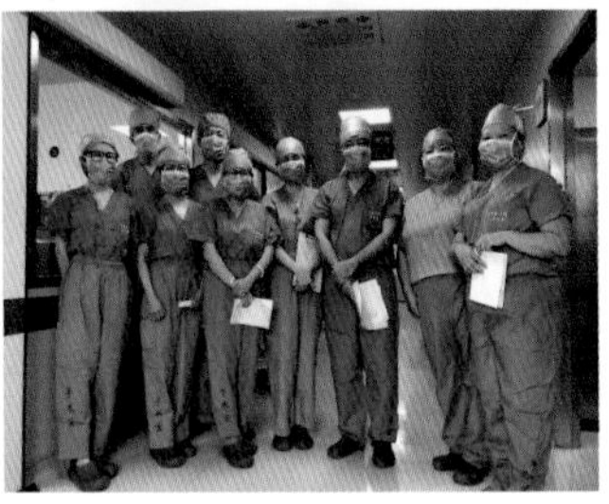

团结 奉献 求实 创新

我院由医务处、医院感染管理处、麻醉科、手术室等部门每月进行手术巡查

## 手术巡查重点关注内容

**1. 围术期安全和质量：**

- 手术安全三方核查
- 手术标识
- 知情文件签署
- 不良事件

**2. 用药安全：**

- 术中带药医嘱
- 药物标识
- 毒麻药管理

**3. 手术室效率：**开台时间、等候术者时间

| 手术部 | 术间 | 科室 | 病案号 | 患者姓名 | 开台 | 手术同意书 | 麻醉同意书 | 三方核查 | 手术标记 | 药物应用 | 备注 |
|---|---|---|---|---|---|---|---|---|---|---|---|
| 中心 | 11 | 普通外科 | 5084269 |  | × | 经治√<br>手术× | √ | √ | √ | - | 尚未开台 |
| 中心 | 13 | 胸外科 | 5087790 |  | √ | √ | √ | √ | √ | - | 晚开台原因：困难插管 |
| 中心 | 2 | 普通外科 | 5082420 |  | √ | √ | √ | 补 | √ | × | 带入手术室未改、抗生素已输完 |
| 三部 | 3 | 骨科 | 5088694 |  | - | √ | √ | × | √ | - | 到恢复室麻醉医师依然没有签字出室未见核对 |
| 九部 | 4 | 妇科 | 5088387 |  | - | 经治√<br>手术× | × | √ | - | √ | 麻醉药品规范 |
| 十部 | 6 | 皮肤科 | 门诊 |  | √ | 医师未签字 | - | - | × | - | 无手术部位标识 |
| 四部 | 3 | 骨科 | 5087342 |  | √ | 经治√<br>手术× | × | √ | √ | - |  |
| 四部 | 4 | 疼痛科 | 5087794 |  | - | √ | √ | √ | × | - | 疼痛科整体无手术部位标识，术中带药未改 |

巡查中重点关注的内容涉及围术期安全和质量、用药安全、手术室效率三个主要方面

## 清单式巡查标准

| 手术巡查情况（　　年　月　日） | | | | | | | | | | | | 巡查人： | | | |
|---|---|---|---|---|---|---|---|---|---|---|---|---|---|---|---|
| 基本信息 | | | | | 手术排程 | | | 患者安全 | | | | 药物安全 | | | 其他 |
| 手术部 | 手术间 | 科室 | 病历号 | 患者姓名 | 开台时间 | 是否实名 | 是否与手术排程一致（停换患者） | 手术同意书 | 麻醉同意书 | 三方核对 | 手术标识 | 药物标识应用 | 毒麻药管理 | 预防用抗生素 | （占台、急诊不合理、主刀医师未到、等器械、输血不合理等） |
| | | | | | | | | | | | | | | | |
| | | | | | | | | | | | | | | | |
| | | | | | | | | | | | | | | | |

**根据工作需要增加巡查内容，不断更新**

巡查内容将根据实际工作需要和上级部门要求不断更新

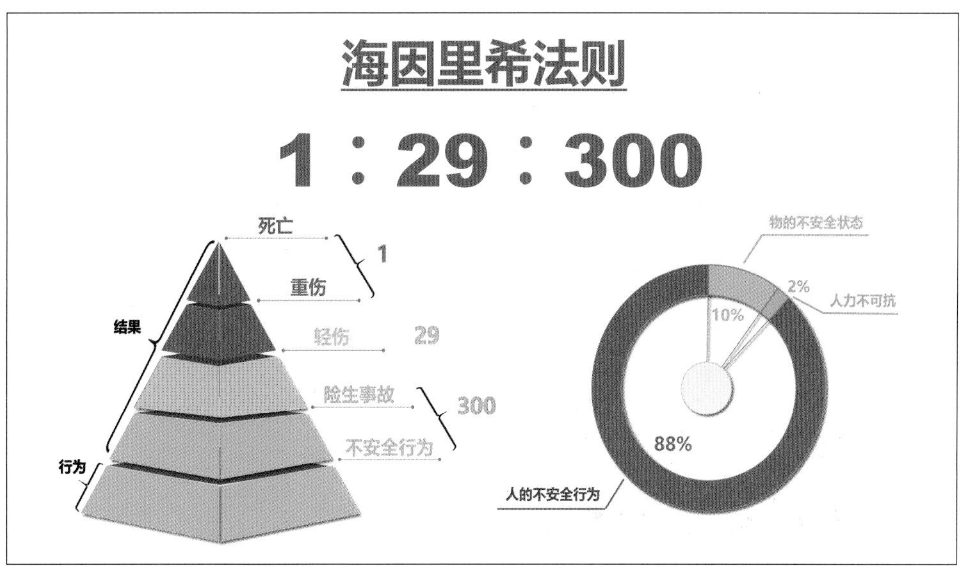


这组数字显示的是海因里希法则。海因里希是美国工业安全工程师，他通过调查发现，出现 1 个重伤或死亡的案例，就会出现 29 个轻伤案例，并在这之前存在 300 个不安全行为或险生事故案例。进一步分析发现，其中最关键的因素是人的不安全行为

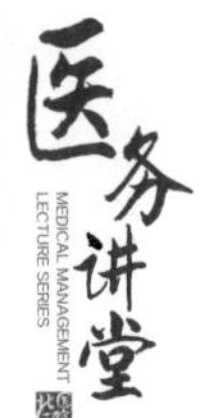


## 下一步工作计划

- 借助手术巡查，持续改进
- 将手术室不良事件纳入绩效考核
  - 无手术标识
  - 入室后手术暂停
  - 不合理急诊手术分级
  - ……

希望与各临床科室的医务人员共同努力，在协作下持续、有效地落实手术安全核查制度

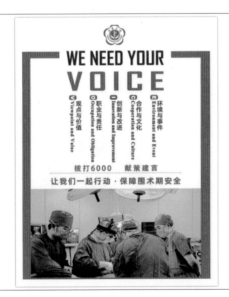


感谢聆听！

共筑安全！

强化质量！

提升效率！

各部门共同打造安全的手术平台，强化质量、提升效率

# 培训效果评估问卷

1. 关于手术部位标识要求的描述，以下错误的包括：[ 多选题 ]

☐ 择期手术应于手术实施前一日进行手术部位标识

☐ 通过腔镜、内窥镜实施的手术，可无须进行手术部位标识

☐ 手术部位标识过程需意识清醒的患者共同参与

☐ 仅对涉及有双侧、多重结构（手指、脚趾）、多平面部位（脊柱）手术必须进行手术部位标识

☐ 当未进行手术部位标识、标识不清或与病历资料不吻合时，麻醉医师和手术室护士均有权暂停手术

2. 以下哪些情况，可能影响麻醉医师术前访视评估？ [ 多选题 ]

☐ 入院记录未及时书写完成

☐ 患者外出检查不在病房

☐ 患者未签署手术知情同意书

☐ 术前检验、检查结果未归

☐ 有合并症患者无相关科室会诊评估意见

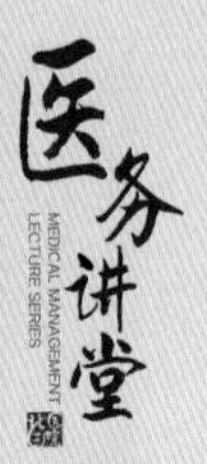




3. 以下哪些情况可能导致医辅人员接送患者错误？ [ 多选题 ]

☐ 更换手术患者病房、床号，未及时通知手术室

☐ 临时更换手术患者未及时通知手术室

☐ 姓名相近患者，在离开病房前未由护士参与确认患者基本信息

☐ 手术医师未在术后明确患者去向

4. 在清醒的择期手术患者进入手术室前，相关描述错误的包括：[ 多选题 ]

☐ 医师在手术排班系统准确提交手术患者信息

☐ 由指定的医务人员与患者共同完成手术部位标识

☐ 医辅人员在转运患者交接记录单中填写手术患者信息并带至病房，核对信息后接患者

☐ 带入手术室药品医嘱用法应注明为“带入手术室”

☐ 病房护士核对患者基本信息、带入药品和物品、禁食水等术前准备情况，以及是否进行手术部位标识

5. 以下关于手术麻醉前禁食水要求，错误的是：[ 单选题 ]

○ 清饮料应≥ 2h

○ 配方奶或牛奶应≥ 4h

○ 淀粉类固体食物应≥ 6h

○ 脂肪及肉类固体食物应≥ 8h

○ 应兼顾手术要求和术后快速康复，避免患者过长时间禁食水导致的低血糖、脱水等情况

6. 以下属于手术安全核查内容范围的包括：[ 多选题 ]

☐ 知情同意书签署情况

☐ 手术备血情况

☐ 术前预防性抗菌药物及术中用药

☐ 术中植入物

☐ 手术相关仪器设备

☐ 过敏史

7. 在“麻醉实施前”核查点，核查的关键点包括：[ 多选题 ]

☐ 正确的患者、手术部位

☐ 正确的用药和输血

☐ 正确的麻醉方式

☐ 过敏史、皮肤情况、气道情况等

☐ 手术风险预警

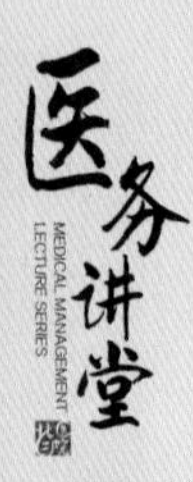



8. 在“手术开始前（切皮前）”核查点，重点核查的内容包括：[ 多选题 ]

☐ 手术患者身份

☐ 手术部位及标识

☐ 手术知情同意

☐ 麻醉方式

☐ 手术方式、手术体位

☐ 预防性抗菌药、术中植入物

☐ 手术风险预警及应对方案

9. 在“患者离开手术室前”核查点，相关描述错误的是：[ 多选题 ]

☐ 由手术室护士主要负责

☐ 由手术医师和手术室护士两方参与

☐ 需要确认实际手术名称和手术标本

☐ 需要清点手术用物数量是否正确

☐ 需要确认皮肤完整性、各管路情况、术中出血

☐ 需要确认患者术后去向

10. 外科医师应参与的手术安全核查环节包括：[ 多选题 ]

☐ 在住院通知单中准确、完整注明病变侧别及节段

☐ 认真查体并核对影像学资料，准确、完整书写住院病历诊断

☐ 在手术排班系统准确、及时提交手术患者信息

☐ 反复核对患者信息、手术部位、手术名称

☐ 明确标本数量、出血及用血情况

☐ 关闭伤口前，参与手术物品清点

☐ 确认最终手术术式名称，明确患者去向

# 第二讲
# 抗菌药物合理使用



团结　奉献　求实　创新

团结　奉献　求实　创新

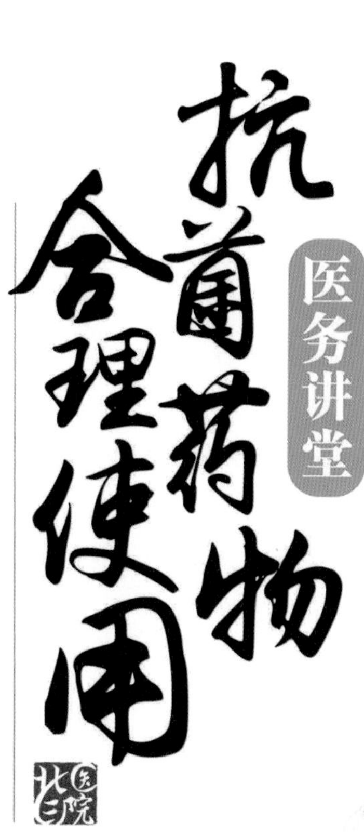


医院感染管理处
袁晓宁

呼吸内科
闫崴

检验科
郑佳佳

药剂科
应颖秋

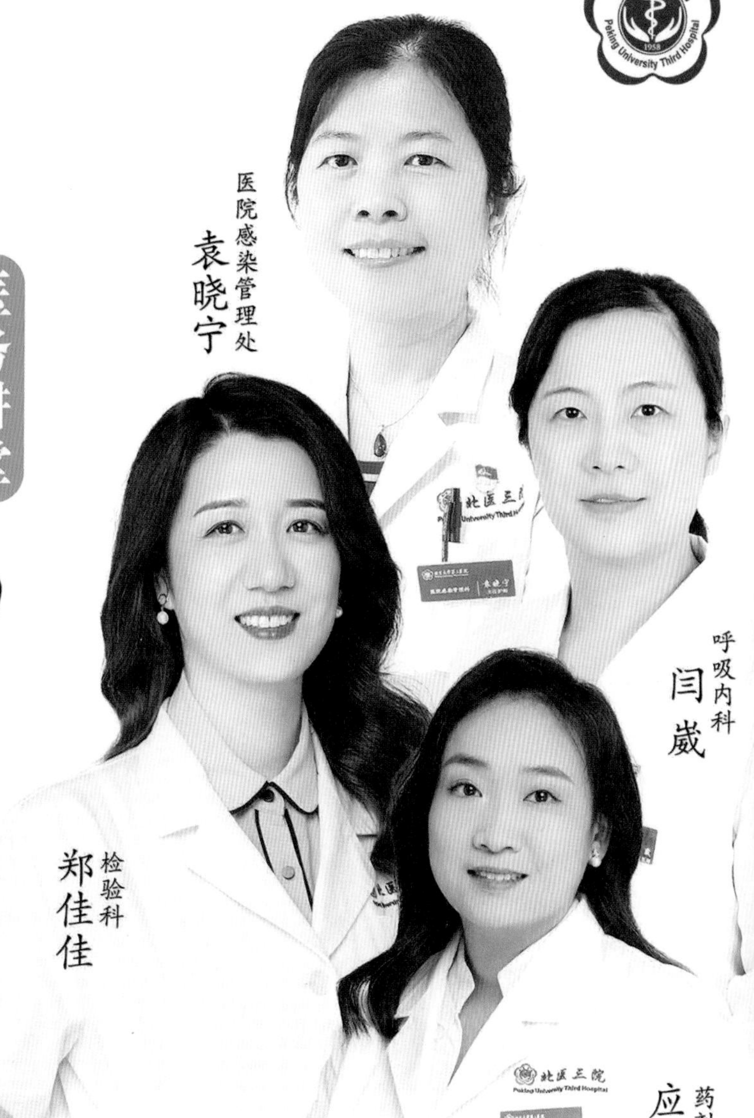

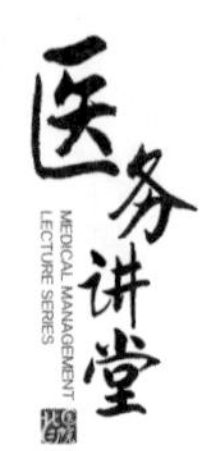


# 引　言

抗菌药物管理（antimicrobial stewardship, AMS）是指采用最佳的抗感染治疗药物、剂量和用药时间，达到临床治疗或感染预防的最佳结果，并最大可能地减少患者的药物毒性和降低耐药的产生，其主要目标是优化临床结果，同时尽量减少抗菌药物使用的不良后果。抗菌药物管理贯穿抗菌药物治疗的整个过程。2011 年，原卫生部在全国范围内开展抗菌药物临床应用专项整治活动，我国先后颁布了《抗菌药物临床应用管理办法》（卫生部令第 84 号）、《抗菌药物临床应用指导原则（2015 年版）》（国卫办医发〔2015〕43 号）、《关于持续做好抗菌药物临床应用管理有关工作的通知》（国卫办医发〔2018〕9 号）、《国家卫生健康委办公厅关于持续做好抗菌药物临床应用管理工作的通知》（国卫办医发〔2020〕8 号）、《国家卫生健康委关于进一步加强抗微生物药物管理遏制耐药工作的通知》（国卫医函〔2021〕73 号）等一系列规范性文件，持续推动抗菌药物管理工作。2016 年国家卫生计生委颁布的《医疗质量管理办法》（国家卫生计生委第 10 号令）明确指出医疗机构应当加强抗菌药物合理使用，2018 年国家卫生健康委颁布的《医疗质量安全核心制度要点》（国卫医发〔2018〕8 号）将“抗菌药物分级管理制度”列为“医疗质量安全核心制度”之一。

北京大学第三医院作为三级甲等公立综合医院，学科覆盖广泛，2021 年门诊人次 425 万余，出院人次逾 15 万，涉及抗菌药物使用的科室众多、临床情况复杂、用药情况多变。为此，医院高度重视抗菌药物管理工作，将抗菌药物临床应用管理作为一项院长工程，院长亲自担任医院抗菌药物临床应用管理小组组长，并作为合理用药管理工作的第一责任人，推行了一系列强有力的行政化干预措施。日常工作中，由医疗副院长牵头，医务处、药剂科、医院感染管理部门、护理部、检验科微生物实验室等共同协作，与临床科室形成院科两级管理体系，完善医院抗菌药物管理工作。在院级管理层面，抗菌药物管理小组定期召开会议，讨论制定各项院级抗菌药物管理规章制度，明确抗菌药物管理的重点方向和科学方法；同时，定期采取医疗科主任例会培训、重点科室专项培训、个人网络课程学习等多种形式对医务人员进行全员、多维度培训。此外，根据内外科不同的诊疗特点，设置科室级绩效考核指标，包括抗菌药物使用率、使用强度、微生物标本送检及 I 类切口相关指标，并建立处方点评、反馈及复核的持续改进机制，夯实和巩固抗菌药物管理效果。在科室管理层面，于科室质控小组下设立抗菌药物管理专员，充分发挥与院级沟通衔接及对科室内实施抗菌药物管理的作用。多年系统化的抗菌药物管理工作，使医院抗菌药物使用趋于合理化，2021 年度抗菌药物使用强度为 34.22。

近年来，细菌耐药危机日益严峻，也为抗菌药物管理带来新的挑战。针对碳青霉烯类耐药肠杆菌科细菌（CRE）耐药率日趋升高的情况，我院将碳青霉烯类抗菌药物管理作为重点，采取全院专项培训、重点科室病例自评、碳青霉烯类抗菌药物专项医嘱点评和数据对比分析等形式加强管理。本次医务讲堂内容，则以碳青霉烯类抗菌药物的合理使用及耐药防控为重点，邀请呼吸内科闫崴副主任医师、药剂科应颖秋副主任药师（抗感染临床药师）、检验科微生物室郑佳佳副研究员及医院感染管理处袁晓宁副处长担任讲者，分别就碳青霉烯类抗菌药物的合理应用、管理政策解读、病原学规范送检、药敏报告解读及多重耐药菌的医院感染防控等多个角度进行讲解。培训中剖析了多个实际案例，包括不合理用药、不规范微生物送检、药品报告解读等多个方面，以帮助临床医务人员更加直观清晰地理解讲解内容，从而进一步提高耐药危机意识，提升抗菌药物的合理应用水平。

抗菌药物管理是一项持续性、长期性系统工程，也是一项做在当下、功在未来的重要工作。抗菌药物管理具有“管理”和“学术”的双重属性，需要管理部门与临床科室紧密联络，共同协作，与时俱进，不断深化和细化管理，方能进一步优化抗菌药物的使用、遏制细菌耐药，从而为患者提供更有效、更安全的治疗。

medical management lecture series 医务讲堂

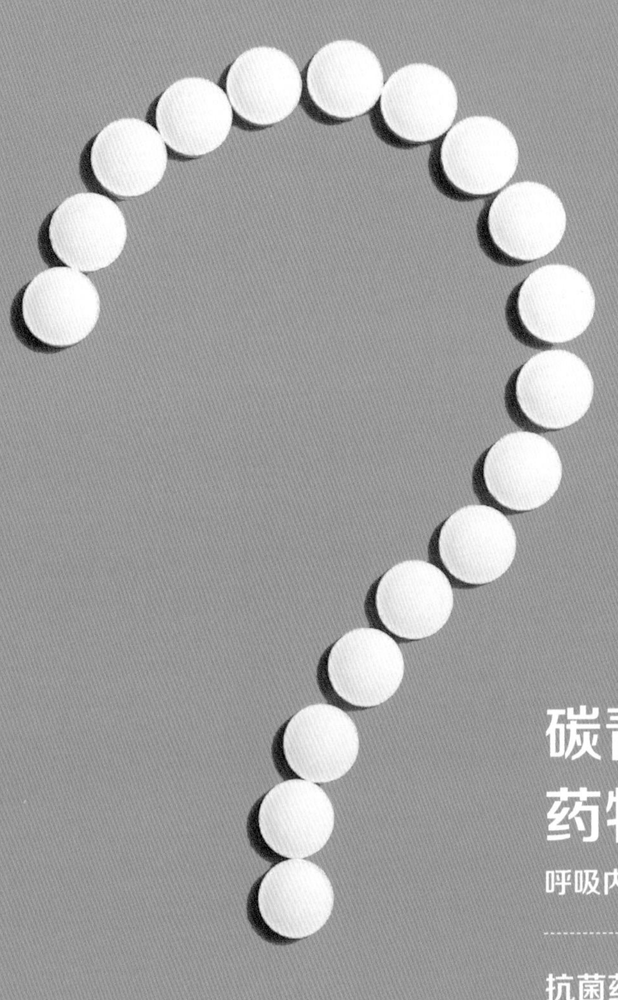

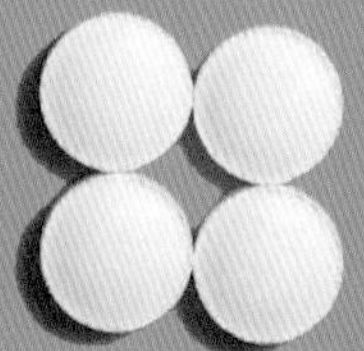

# 碳青霉烯类抗菌药物的合理应用

呼吸内科　闫　崴

抗菌药物与感染的历史和相互关系
碳青霉烯类抗菌药物简介
碳青霉烯类抗菌药物临床使用问题
常见感染的抗菌药物临床应用

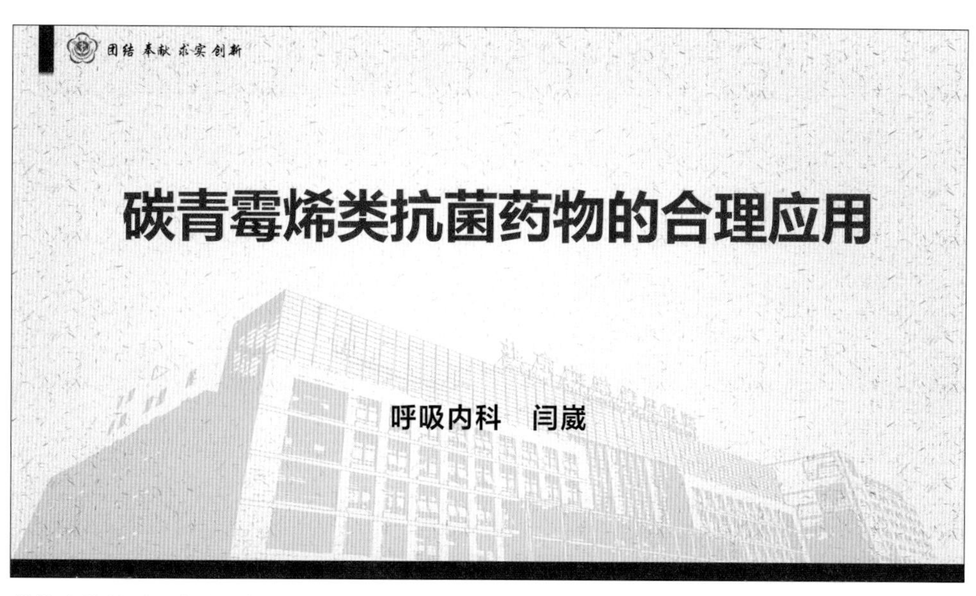


很荣幸能从呼吸内科医师的视角与大家分享碳青霉烯类抗菌药物合理应用相关的内容

- 抗菌药物与感染的历史和相互关系
- 碳青霉烯类抗菌药物简介
- 碳青霉烯类抗菌药物临床使用问题
- 常见感染的抗菌药物临床应用

团结 奉献 求实 创新

主要包括四个方面，首先简要介绍抗菌药物与感染的历史和相互关系

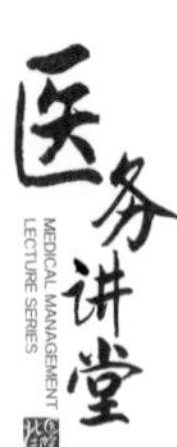




## 抗菌药物发展简史

1929　Alexander Fleming 发现青霉素

1939　Howard Florey 和 Ernst Chain分离获得青霉素，用于动物实验

1942　青霉素**首次**用于救治战伤患者，拯救了许多人的生命

1950's　大量抗生素用于临床

团结 奉献 求实 创新

青霉素的发现开创了人类抗感染时代，挽救了无数的生命

## 抗菌时代——感染仍是人类健康的重要威胁

引起死亡的原因
1998年全球5390万人死亡的全部原因

26%　31%　13%　11%　5%　9%　6%

■ 感染性疾病
■ 心血管疾病
■ 肿瘤
■ 创伤
■ 生育相关
■ 呼吸与消化
■ 其他

引起儿童死亡的主要原因
1998年世界范围内0~4岁

63%　20%　6%　3%　8%

■ 感染性疾病
■ 围产期
■ 创伤
■ 营养不良
■ 非传染性疾病

低收入国家主要死亡原因
1998年东南亚和非洲

45%　35%　11%　6%

■ 感染性疾病
■ 非传染性疾病
■ 创伤
■ 围产期

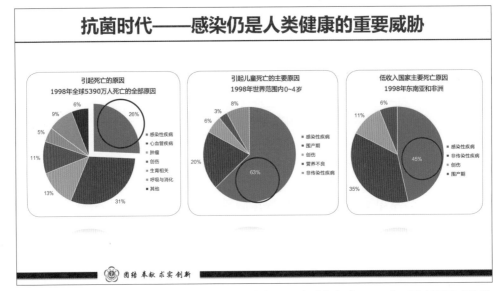

团结 奉献 求实 创新

然而感染仍是人类健康的重要威胁。1998 年的数据显示全球每年有 1300 余万患者死于感染性疾病，占 26%。引起儿童死亡的原因中感染性疾病占比高达 63%。在中低收入国家中，感染性疾病致死人数占总人数的 45%

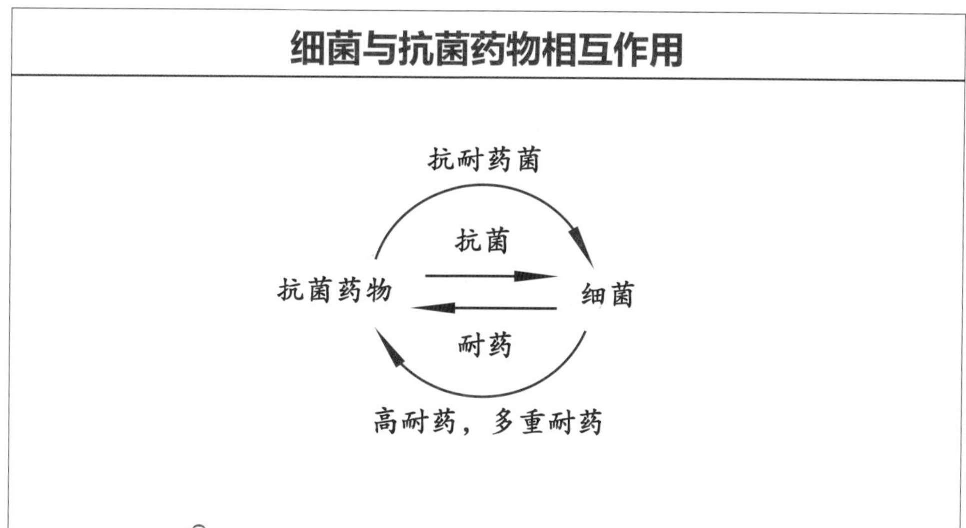


抗菌药物通过抑制细胞壁合成、细胞膜合成、蛋白合成、质粒功能等方法达到杀死细菌的目的。细菌通过产生抗药的酶、质粒等方式实现耐药。当高耐药、多重耐药菌产生后，我们再生产抗耐药菌的抗菌药物去杀灭细菌。两者互相作用，循环往复

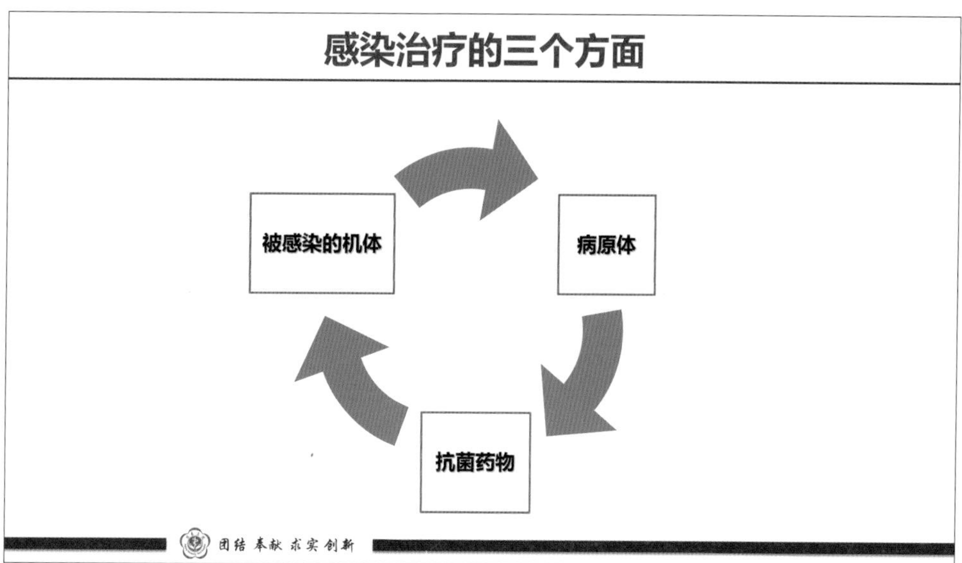


人体的免疫状态是抗感染的关键环节，真正吞噬和消灭细菌的是机体的巨噬细胞、中性粒细胞等免疫细胞。抗感染治疗的结局是由机体、病原体、抗菌药物共同作用的结果

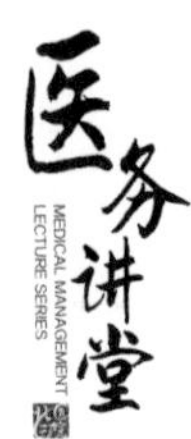




## 抗菌药物合理使用目标

- 有效
- 安全
- 避免耐药菌产生
- 经济学

团结 奉献 求实 创新

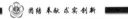

抗菌药物合理使用需要实现有效、安全、避免耐药菌产生，同时又符合经济学意义的目标

## 抗菌药物管理全球行动计划

- **主题：慎重对待抗菌药物**
- **战略目标：**
  - ✓ 提高对抗微生物药物耐药性的认识与理解
  - ✓ 加强监测和研究，强化知识和证据基础
  - ✓ 通过有效的感染防控措施，降低感染发生率
  - ✓ 优化抗菌药物的使用
  - ✓ 确保在应对耐药性方面进行可持续投资
- **保证能继续使用安全和有效的药物**
- **行动起来，而且必须共同行动**

团结 奉献 求实 创新

慎重对待抗菌药物，从而保证能继续使用安全和有效的药物，这需要所有人共同行动

## 我国抗菌药物应用现状

- 抗菌药物应用指征太松
- 过度应用为主要倾向：重复使用、过大剂量使用、过长时间使用、过多联合使用
- 对抗菌药物了解不足：抗菌活性、抗菌谱、药代药效特征、毒副作用
- 抗菌药物自由购买

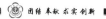


重复使用、过大剂量使用、过长时间使用、过多联合使用抗菌药物是我国目前的现状

- 抗菌药物与感染的历史和相互关系
- **碳青霉烯类抗菌药物简介**
- 碳青霉烯类抗菌药物临床使用问题
- 常见感染的抗菌药物临床应用

团结 奉献 求实 创新

## 碳青霉烯类抗菌药物特点

- 与青霉素和头孢类抗菌药同属β-内酰胺类。
- 通常不会被大多数质粒和染色体介导的β-内酰胺酶所分解，抗菌谱非常广、抗菌活性强。
- 对需氧菌、厌氧菌均有效，特别是对多重耐药革兰氏阴性杆菌，如产ESBL肠杆菌具有强效抗菌活性。

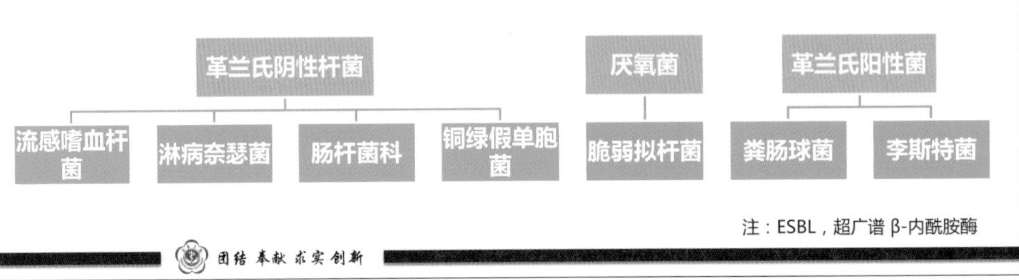


碳青霉烯类抗菌药物抗菌谱非常广，并且抗菌活性强。对临床常见细菌，如阴性杆菌、阳性球菌、厌氧菌均有效。尤其对耐药菌，例如对产 ESBL 肠杆菌具有强效抗菌活性

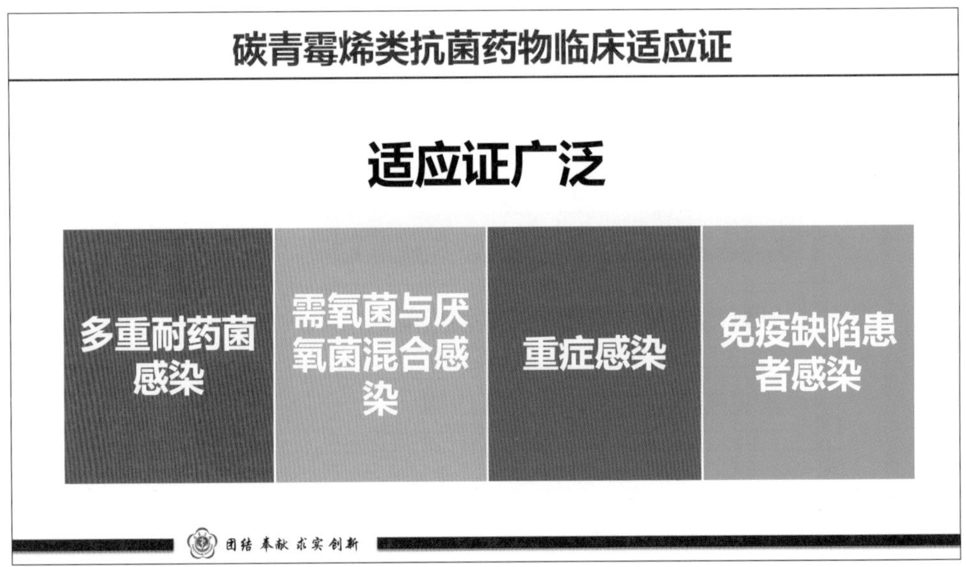


碳青霉烯类抗菌药物临床适应证广泛，临床上适用于以上 4 种情况

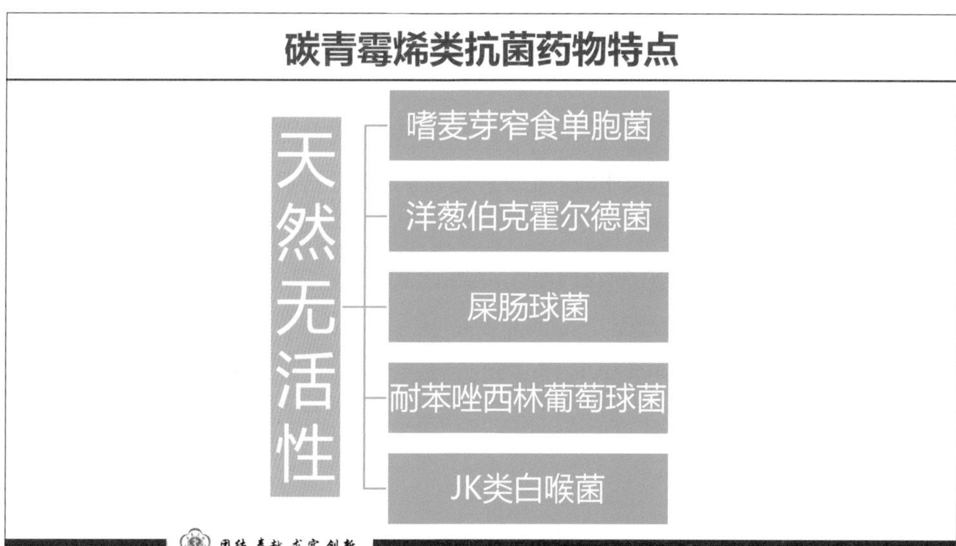
碳青霉烯类抗菌药物特点
天然无活性
嗜麦芽窄食单胞菌
洋葱伯克霍尔德菌
屎肠球菌
耐苯唑西林葡萄球菌
JK类白喉菌
团结 奉献 求实 创新

碳青霉烯类抗菌药物虽然抗菌谱很广，但是对以下微生物无活性：嗜麦芽窄食单胞菌（具有可水解碳青霉烯类的染色体介导β-内酰胺酶）、洋葱伯克霍尔德菌（Burkholderia cepacia）、屎肠球菌（Enterococcus faecium）、耐苯唑西林葡萄球菌或JK类白喉菌。其中嗜麦芽窄食单胞菌在临床上并不少见

**常用的碳青霉烯类抗菌药物**

- 亚胺培南西司他丁（泰能）
- 美罗培南（美平）
- 厄他培南(怡万之)
- 帕尼培南/倍他米隆 (克倍宁)
- 比阿培南(安信)
- 多尼培南

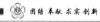

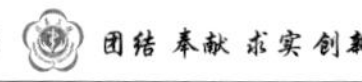


常见碳青霉烯类抗菌药物。其中前5种在中国上市，前3种为北京大学第三医院现有品种

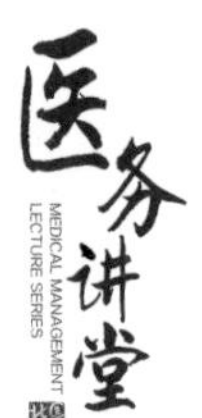




## 亚胺培南西司他丁

- 亚胺培南西司他丁(肾功能正常，一次500mg，静脉给药，可每6h1次)。
- GFR<5ml/min，通常不应使用亚胺培南，除非正在接受血液透析或将在48h内开始血液透析。
- 可能引起中枢神经系统(central nervous system, CNS)毒性，包括精神状态改变、肌阵挛和癫痫发作。
- 分析结果显示每治疗1000例患者有4例癫痫发作。
- 在有基础CNS疾病或肾功能受损的患者中尤其明显。
- 不应用于治疗脑膜炎。

注：GFR，肾小球滤过率

团结 奉献 求实 创新

亚胺培南是第一个上市的碳青霉烯类抗菌药物，曾经被认为是“万能的”。应用亚胺培南西司他丁前需评估患者肾功能情况，使用过程中需要监测患者神经系统毒性

## 美罗培南

- 美罗培南的抗菌谱与亚胺培南相似。
- 美罗培南引起癫痫发作的风险可能略低于亚胺培南。
- 可用于治疗细菌性脑膜炎(>3月龄的儿科患者)和腹腔内感染。

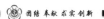


美罗培南与亚胺培南抗菌谱相似，癫痫发作风险略低，对孕妇为 B 类推荐。优势在于可用于治疗细菌性脑膜炎（>3 月龄的儿科患者）和腹腔内感染

## 厄他培南

- 是新一代碳青霉烯类药物。
- 抗菌谱比亚胺培南或美罗培南窄。
- 对大多数肠杆菌科细菌和厌氧菌有活性，但对铜绿假单胞菌、不动杆菌及革兰氏阳性菌(尤其是肠球菌和耐青霉素肺炎球菌)的活性差。
- 主要优势在于半衰期较长，可每日1次给药。
- 尚无足够数据支持厄他培南用于脑膜炎的治疗。

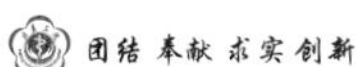


厄他培南抗菌谱更窄，优点是半衰期长，每日 1 次给药即可。对常见的社区感染和院内感染，肠杆菌和厌氧菌均有效，但是需要注意其对铜绿假单胞菌、不动杆菌及革兰氏阳性球菌的活性差

## 碳青霉烯类抗菌药物使用技巧

- 可通过增加给药剂量与频次提高疗效。
- 美罗培南的常规剂量为每次1.0g，2~3次/日，静脉滴注。
  广泛耐药的革兰氏阴性菌感染或中枢神经系统感染，剂量可增至每次2.0g，每8h1次。
- 亚胺培南常规用量0.25~0.5g，每6~8h1次，静脉滴注。
  重症感染或耐药菌感染可增量至每次1.0g，每6~8h1次。

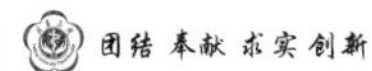


因为碳青霉烯类抗菌药物是时间依赖性抗菌药物，所以可以通过增加给药剂量与频次提升药物的效果

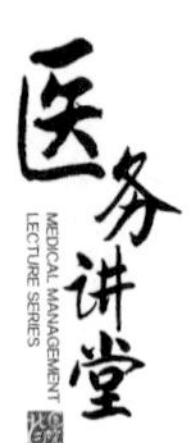




## 碳青霉烯类抗菌药物使用技巧

- 有关重症感染的研究结果均显示，血药浓度大于MIC的时间越长，且血药浓度大于4~5倍MIC，疗效越好。
- 延长输注时间能更有效地达到药效学有效性目标。
- 延长药物输注时间的给药策略可能提高微生物清除和临床治愈效果。
- 静脉用β-内酰胺类抗菌药物的延长输注给药策略包括：
  - 持续输注（覆盖整个给药间隔）
  - 延时输注（持续2~4h）

注：MIC（minimum inhibitory concentration），最小抑菌浓度

团结 奉献 求实 创新

血药浓度大于 MIC 的时间越长，疗效越好。因此也可以通过持续输注或者延时输注方式提高疗效

- 抗菌药物与感染的历史和相互关系
- 碳青霉烯类抗菌药物简介
- **碳青霉烯类抗菌药物临床使用问题**
- 常见感染的抗菌药物临床应用

团结 奉献 求实 创新

下面讨论碳青霉烯类抗菌药物日常使用中的常见问题

## 碳青霉烯类抗菌药物临床使用问题

**临床使用量逐年上升**

- **多重耐药感染患者增多**
- **免疫缺陷/免疫抑制患者增多**
- **临床不合理应用**

**革兰氏阴性杆菌耐药呈上升趋势**

**自2017年起CHINET结果显示，呼吸道标本分离出耐药菌种最多的为肺炎克雷伯杆菌。**

**2014年全国范围内，肺炎克雷伯菌对碳青霉烯类抗菌药物的平均耐药率为6.4%。**

**2019年肺炎克雷伯菌对碳青霉烯类抗菌药物平均耐药率上升至10.9% ，同时对三代头孢类抗菌药物平均耐药率为31.9%。**

CHINET：中国细菌耐药监测官网

团结 奉献 求实 创新

碳青霉烯类抗菌药物临床使用量逐年上升，同时耐药问题逐年加重

## 碳青霉烯类抗菌药物临床使用问题

- 从革兰氏阴性微生物中分离出水解碳青霉烯类β-内酰胺酶的情况越来越多见。
- **碳青霉烯类耐药肠杆菌科细菌（carbapenem-resistant enterobacteriaceae，CRE）所致感染往往伴随高死亡率。** 研究显示，CRE所致侵袭性感染(如血流感染)的死亡率可达40%~50%，甚或更高。

团结 奉献 求实 创新

碳青霉烯类耐药肠杆菌科细菌（carbapenem-resistant enterobacteriaceae, CRE）是近年来面临的重要问题。CRE 所致感染往往伴随高死亡率

抗菌药物与感染的历史和相互关系

碳青霉烯类抗菌药物简介

碳青霉烯类抗菌药物临床使用问题

常见感染的抗菌药物临床应用

团结 奉献 求实 创新

因此需要我们更加规范、合理地使用碳青霉烯类抗菌药物，以减少耐药菌的产生和由其导致的致死性感染的发生。下面介绍常见感染的抗菌药物临床应用

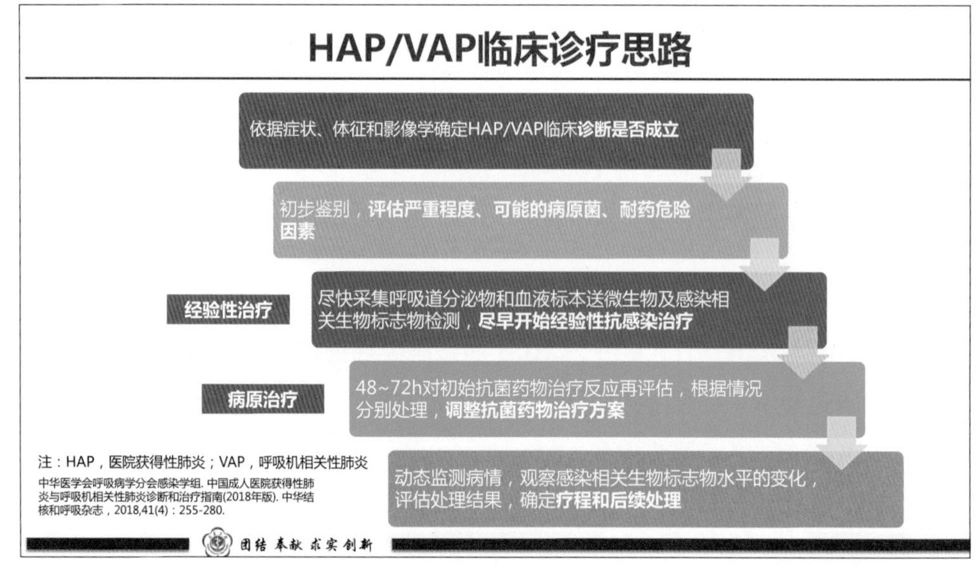

HAP/VAP临床诊疗思路
依据症状、体征和影像学确定HAP/VAP临床诊断是否成立
初步鉴别，评估严重程度、可能的病原菌、耐药危险因素
经验性治疗
尽快采集呼吸道分泌物和血液标本送微生物及感染相关生物标志物检测，尽早开始经验性抗感染治疗
病原治疗
48~72h对初始抗菌药物治疗反应再评估，根据情况分别处理，调整抗菌药物治疗方案
动态监测病情，观察感染相关生物标志物水平的变化，评估处理结果，确定疗程和后续处理
注：HAP，医院获得性肺炎；VAP，呼吸机相关性肺炎
中华医学会呼吸病学分会感染学组. 中国成人医院获得性肺炎与呼吸机相关性肺炎诊断和治疗指南(2018年版). 中华结核和呼吸杂志，2018,41(4)：255-280.
团结 奉献 求实 创新


医院获得性肺炎（HAP）及呼吸机相关性肺炎（VAP）诊疗思路如上。经验性治疗前应采集微生物标本进行感染相关生物标志物检测，48~72h 对初始抗菌药物治疗反应再评估，并根据情况及时调整抗感染治疗方案

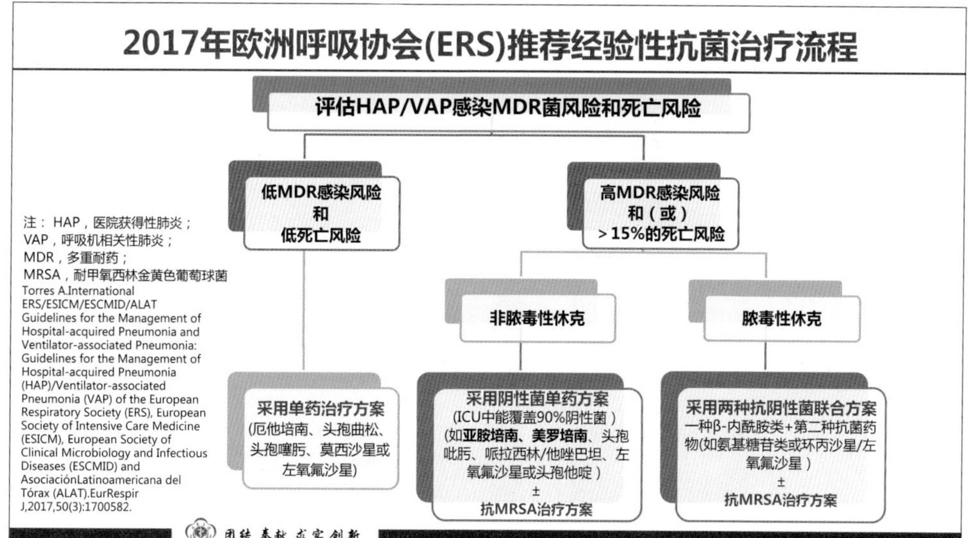


欧洲经验治疗流程：根据多重耐药感染风险和死亡风险选择抗感染治疗方案

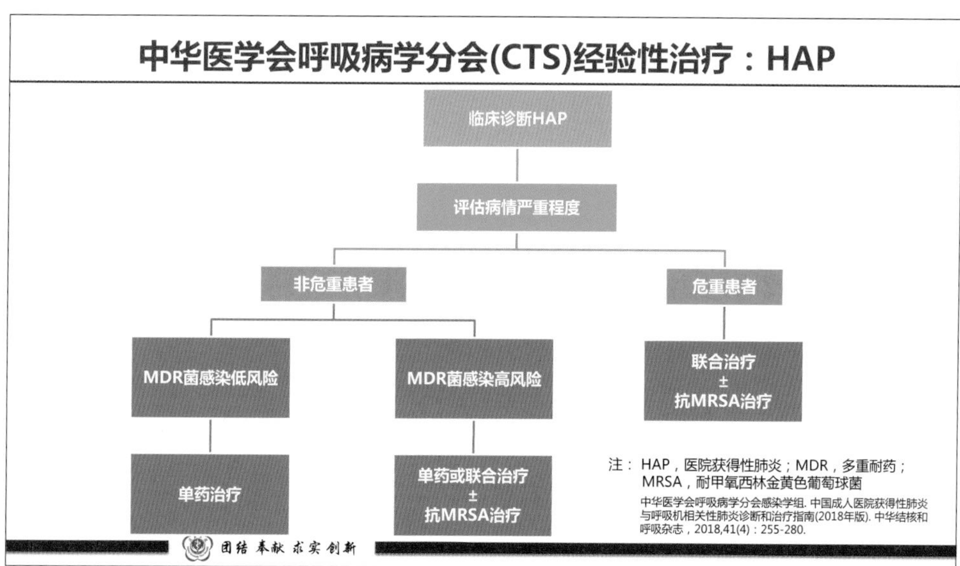


中华医学会呼吸病学分会针对医院获得性肺炎的经验治疗流程：综合患者的多重耐药菌感染风险和危重程度选择抗感染治疗方案

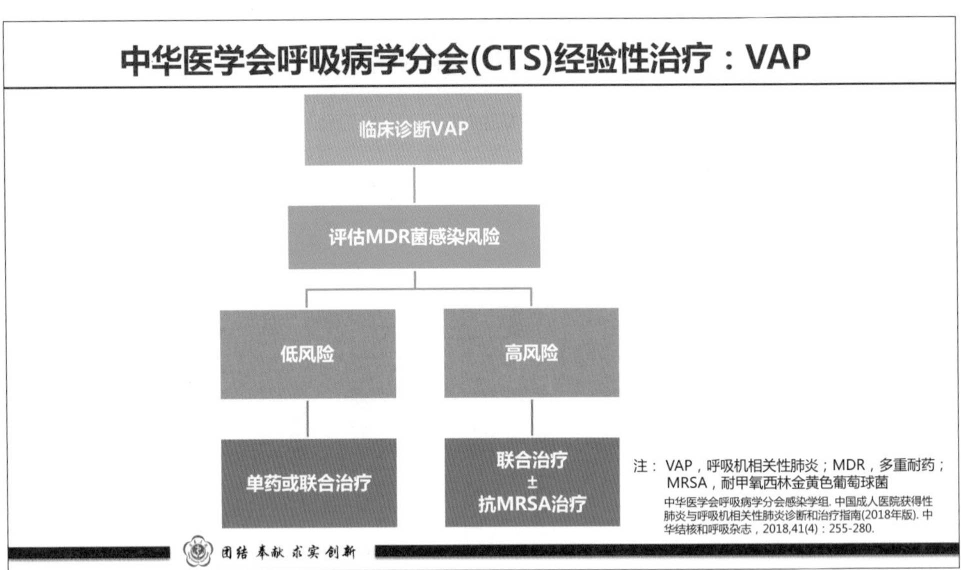


中华医学会呼吸病学分会针对呼吸机相关性肺炎的经验治疗流程：评估多重耐药菌感染风险选择抗感染治疗方案

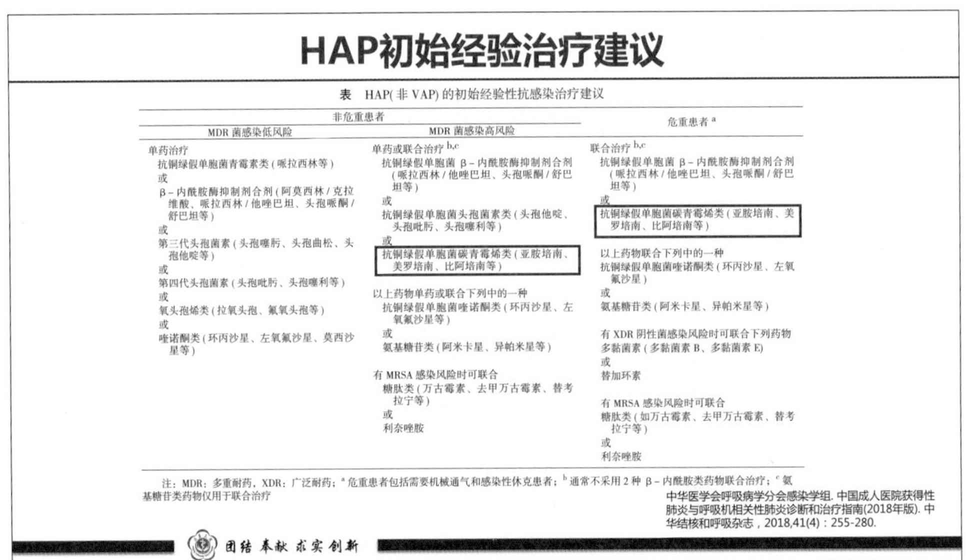

HAP初始经验治疗建议

表　HAP(非 VAP) 的初始经验性抗感染治疗建议

| 非危重患者 | | 危重患者[a] |
| --- | --- | --- |
| MDR 菌感染低风险 | MDR 菌感染高风险 | |
| 单药治疗<br>抗铜绿假单胞菌青霉素类(哌拉西林等)<br>或<br>β－内酰胺酶抑制剂合剂(阿莫西林/克拉维酸、哌拉西林/他唑巴坦、头孢哌酮/舒巴坦等)<br>或<br>第三代头孢菌素(头孢噻肟、头孢曲松、头孢他啶等)<br>或<br>第四代头孢菌素(头孢吡肟、头孢噻利等)<br>或<br>氧头孢烯类(拉氧头孢、氟氧头孢等)<br>或<br>喹诺酮类(环丙沙星、左氧氟沙星、莫西沙星等) | 单药或联合治疗[b,c]<br>抗铜绿假单胞菌 β－内酰胺酶抑制剂合剂(哌拉西林/他唑巴坦、头孢哌酮/舒巴坦等)<br>或<br>抗铜绿假单胞菌头孢菌素类(头孢他啶、头孢吡肟、头孢噻利等)<br>或<br>抗铜绿假单胞菌碳青霉烯类(亚胺培南、美罗培南、比阿培南等)<br><br>以上药物单药或联合下列中的一种<br>抗铜绿假单胞菌喹诺酮类(环丙沙星、左氧氟沙星等)<br>或<br>氨基糖苷类(阿米卡星、异帕米星等)<br><br>有 MRSA 感染风险时可联合<br>糖肽类(万古霉素、去甲万古霉素、替考拉宁等)<br>或<br>利奈唑胺 | 联合治疗[b,c]<br>抗铜绿假单胞菌 β－内酰胺酶抑制剂合剂(哌拉西林/他唑巴坦、头孢哌酮/舒巴坦等)<br>或<br>抗铜绿假单胞菌碳青霉烯类(亚胺培南、美罗培南、比阿培南等)<br><br>以上药物联合下列中的一种<br>抗铜绿假单胞菌喹诺酮类(环丙沙星、左氧氟沙星)<br>或<br>氨基糖苷类(阿米卡星、异帕米星等)<br><br>有 XDR 阴性菌感染风险时可联合下列药物<br>多黏菌素(多黏菌素 B、多黏菌素 E)<br>或<br>替加环素<br><br>有 MRSA 感染风险时可联合<br>糖肽类(如万古霉素、去甲万古霉素、替考拉宁等)<br>或<br>利奈唑胺 |

注：MDR：多重耐药，XDR：广泛耐药；[a] 危重患者包括需要机械通气和感染性休克患者；[b] 通常不采用 2 种 β－内酰胺类药物联合治疗；[c] 氨基糖苷类药物仅用于联合治疗

中华医学会呼吸病学分会感染学组. 中国成人医院获得性肺炎与呼吸机相关性肺炎诊断和治疗指南(2018年版). 中华结核和呼吸杂志，2018,41(4)：255-280.

团结 奉献 求实 创新

根据医院获得性肺炎患者多重耐药菌感染风险给予针对性用药。对危重或多重耐药高感染风险患者可以经验性选用碳青霉烯类抗菌药物

## VAP初始抗感染治疗建议

表 VAP 患者的初始经验性抗感染治疗建议

| MDR 菌感染低风险 | MDR 菌感染高风险 |
| --- | --- |
| 单药或联合治疗[a,b]<br>抗铜绿假单胞菌青霉素类（哌拉西林等）<br>或<br>抗铜绿假单胞菌的第三四代头孢菌素（头孢他啶、头孢吡肟、头孢噻利等）<br>或<br>β－内酰胺酶抑制剂合剂（哌拉西林/他唑巴坦、头孢哌酮/舒巴坦等）<br>或<br>抗铜绿假单胞菌碳青霉烯类（亚胺培南、美罗培南、比阿培南等）<br>或<br>喹诺酮类（环丙沙星、左氧氟沙星等）<br>或<br>氨基糖苷类（阿米卡星、异帕米星等）[b] | 联合治疗[a,b]<br>抗铜绿假单胞菌 β－内酰胺酶抑制剂合剂（哌拉西林/他唑巴坦、头孢哌酮/舒巴坦等）<br>或<br>抗铜绿假单胞菌第三四代头孢菌素（头孢他啶、头孢吡肟、头孢噻利等）<br>或<br>氨曲南<br>或<br>抗铜绿假单胞菌碳青霉烯类（亚胺培南、美罗培南、比阿培南等）<br>或<br>抗假单胞菌喹诺酮类（环丙沙星、左氧氟沙星等）<br>或<br>氨基糖苷类（阿米卡星、异帕米星等）<br><br>有 XDR 阴性菌感染风险时可联合下列药物<br>多黏菌素类（多黏菌素 B、多黏菌素 E)<br>或<br>替加环素<br><br>有 MRSA 感染风险时可联合<br>糖肽类（万古霉素、去甲万古霉素、替考拉宁）<br>或<br>利奈唑胺 |

注：[a] 特殊情况下才使用 2 种 β－内酰胺类药物联合治疗；[b] 氨基糖苷类药物仅用于联合治疗

中华医学会呼吸病学分会感染学组. 中国成人医院获得性肺炎与呼吸机相关性肺炎诊断和治疗指南(2018年版). 中华结核和呼吸杂志，2018,41(4)：255-280.

团结 奉献 求实 创新

根据呼吸机相关性肺炎患者多重耐药菌感染风险给予针对性用药。呼吸机相关性肺炎患者可以经验性初始选择碳青霉烯类抗菌药物，但需要使用具有抗铜绿假单胞菌作用的碳青霉烯类

## 碳青霉烯类抗菌药物用于HAP/VAP的病原治疗推荐

| 针对病原菌 | 碳青霉烯类用药推荐 | 注意事项 |
| --- | --- | --- |
| **产ESBL肠杆菌科细菌** | **中重度感染**：碳青霉烯类（美罗培南、亚胺培南、比阿培南），或联合治疗方案<br>**联合治疗方案**：碳青霉烯类+喹诺酮类/氨基糖苷类 | 大部分仅需单药治疗，少数严重感染联合用药 |
| **碳青霉烯类耐药肠杆菌科细菌（CRE）** | **含碳青霉烯类（美罗培南、亚胺培南、比阿培南）联合治疗方案**：<br>碳青霉烯类+多黏菌素或替加环素<br>碳青霉烯类+多黏菌素+替加环素 | 美罗培南可用至2g，1次/8小时，比阿培南可用至0.3~0.6g，1次/6~8小时，均持续静脉滴注3h以上；<br>2种碳青霉烯类联用：厄他培南+美罗培南/多利培南/亚胺培南 |
| **铜绿假单胞菌** | **单药治疗**：非多重耐药（MDR）轻症患者且无明显基础疾病时，可单独使用碳青霉烯类（美罗培南、亚胺培南、比阿培南）<br>**碳青霉烯类耐药**：多黏菌素+碳青霉烯类 | 给予充足剂量<br>严重感染时，可增加剂量、延长滴注时间或持续滴注 |
| **鲍曼不动杆菌** | **广泛耐药(XDR)或全耐药(PDR)**：<br>舒巴坦及其合剂/多黏菌素/替加环素+碳青霉烯类（美罗培南、亚胺培南/西司他丁、比阿培南）<br>舒巴坦及其合剂+替加环素+碳青霉烯类<br>亚胺培南/西司他丁+利福平+多黏菌素/妥布霉素<br>**碳青霉烯类耐药**：<br>多黏菌素+碳青霉烯类 | MDR菌感染，碳青霉烯类可增加剂量，延长滴注时间 |

团结 奉献 求实 创新

根据病原学证据的目标治疗的具体用药方案如上。其中，不产 ESBL 的细菌首选第三代头孢菌素；产 ESBL 的细菌中度以上感染应选碳青霉烯类单药或联合方案；CRE 则选用以多黏菌素或替加环素为基础的联合用药，当对碳青霉烯类低度耐药时（MIC 为 4~8mg/L）也可以碳青霉烯类为基础联合其他药物

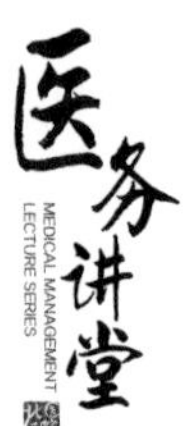




## 细菌性腹腔感染

- 腹腔感染通常为肠杆菌科细菌、肠球菌属、拟杆菌属等厌氧菌混合感染。
- 我国以大肠埃希菌为代表的革兰氏阴性杆菌最常见，耐药性高。
- **死亡高风险**：
  - 符合脓毒症和脓毒症休克标准的腹腔感染患者
  - 急性生理与慢性健康评分(acute physiology and chronic health evaluation, APACHE Ⅱ 评分)>10
  - 存在至少2项风险因素的弥漫性腹膜炎
  - 感染源控制延迟或不足者等

团结 奉献 求实 创新

细菌性腹腔感染是医院感染的重要组成部分。我国的细菌分布中最常见为大肠埃希菌，且其耐药性高。需要关注以上属于死亡高风险范畴的患者

## 细菌性腹腔感染：经验性治疗

腹腔感染经验性抗感染治疗的推荐药物

| 给药方式 | 社区获得性腹腔感染 | |
|---|---|---|
| | *死亡低风险患者* | *死亡高风险患者* |
| 单药 | 厄他培南、莫西沙星、头孢哌酮/舒巴坦 | 哌拉西林/他唑巴坦、多利培南、亚胺培南、美罗培南 |
| 联合 | 头孢噻肟或头孢曲松＋甲硝唑、环丙沙星＋甲硝唑 | 头孢吡肟 ＋甲硝唑、氨曲南 ＋甲硝唑 ＋万古霉素 |
| | 医院获得性腹腔感染 | |
| 经验性治疗 | 哌拉西林/他唑巴坦、多利培南、亚胺培南、美罗培南 或头孢吡肟＋甲硝唑；头孢他啶＋甲硝唑;氨曲南＋甲硝唑 ＋万古霉素 | |

Mazuski JE, Tessier JM,May AK,et al. The surgical infection society revised guidelines on the management of intra-abdominal infection[J]. Surg Infect(Larchmt),2017,18(1):1-76.

团结 奉献 求实 创新

对细菌性腹腔感染要区分社区获得性还是医院获得性，并区分属于死亡低风险还是死亡高风险患者，不同情况对经验性用药的选择明显不同。同时应注意，对于医院获得性腹腔感染，碳青霉烯类抗菌药物“该出手时就出手”

## 细菌性腹腔感染：目标治疗

医院获得性腹腔感染目标性抗感染治疗的推荐药物

| 可能的致病原 | 推荐药物 | 备注 |
| --- | --- | --- |
| 产ESBL肠杆菌科细菌 | 碳青霉烯类 | |
| 产KPC肺炎克雷伯菌 | 碳青霉烯类＋氨基糖苷类、多黏菌素、替加环素、头孢他啶/阿维巴坦 | |
| MDR铜绿假单胞菌 | 氨基糖苷类＋多黏菌素或哌拉西林/他唑巴坦、头孢他啶/阿维巴坦 | |
| MRSA或MRSE | 万古霉素、利奈唑胺、达托霉素 | |
| 肠球菌属 | 氨苄西林、万古霉素 | 耐万古霉素的肠球菌属可选利奈唑胺或达托霉素 |

注：ESBL，超广谱β-内酰胺酶；KPC，碳青霉烯酶；MDR，多重耐药；
MRSA，耐甲氧西林金黄色葡萄球菌；MRSE：耐甲氧西林表皮葡萄球菌

Mazuski JE, Tessier JM,May AK,et al. The surgical infection society revised guidelines on the management of intra-abdominal infection[J]. Surg Infect(Larchmt),2017,18(1):1-76.

团结 奉献 求实 创新

目标治疗类似于医院获得性肺炎或呼吸机相关性肺炎的病原治疗，产 ESBL 肠杆菌科细菌推荐碳青霉烯类抗菌药物；产 KPC 肺炎克雷伯菌推荐多药联合治疗

## 感谢聆听

团结 奉献 求实 创新

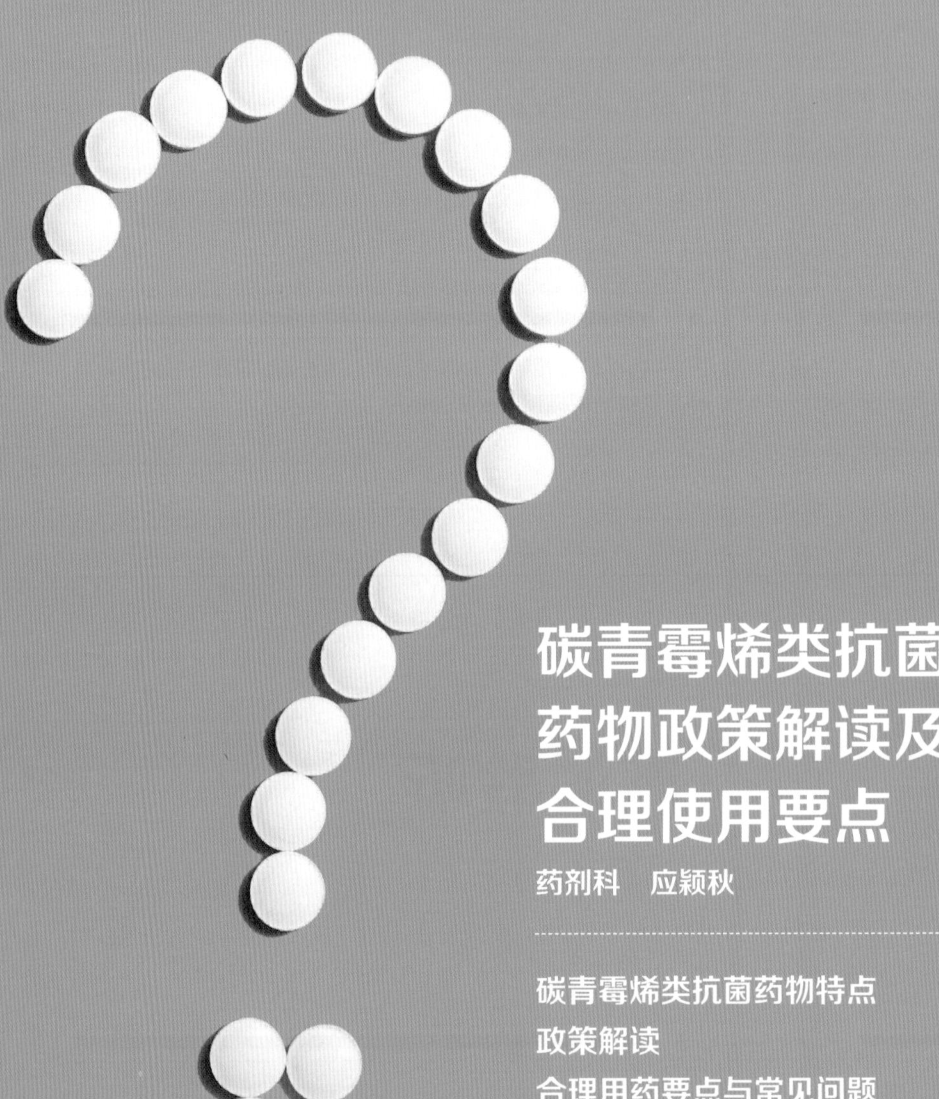

# 碳青霉烯类抗菌药物政策解读及合理使用要点

药剂科　应颖秋

碳青霉烯类抗菌药物特点

政策解读

合理用药要点与常见问题

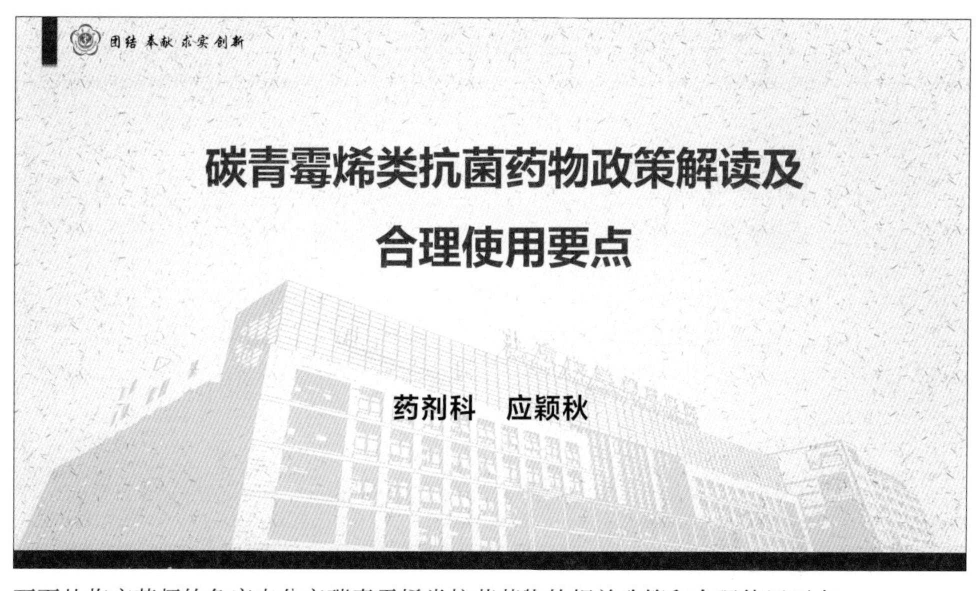


下面从临床药师的角度来分享碳青霉烯类抗菌药物的相关政策和合理使用要点

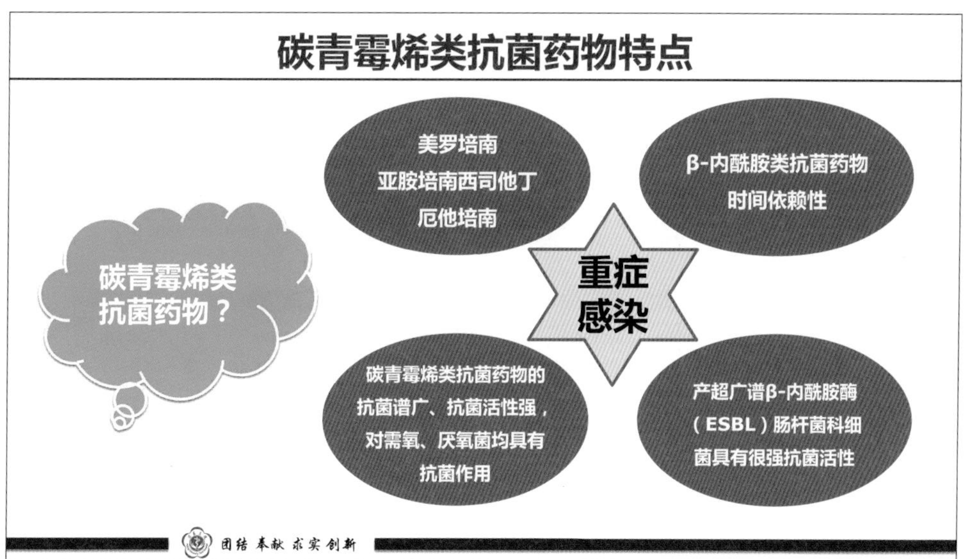


首先看一下碳青霉烯类抗菌药物的特点：时间依赖性、抗菌谱广、抗菌活性强，对产超广谱β-内酰胺酶（ESBL）肠杆菌科细菌等多重耐药菌具有很强抗菌活性。俗话说“好钢用在刀刃上”，碳青霉烯类抗菌药物是治疗重症感染的药物选择

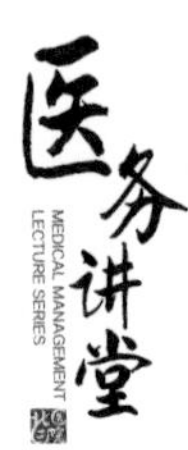
医务讲堂
MEDICAL MANAGEMENT LECTURE SERIES

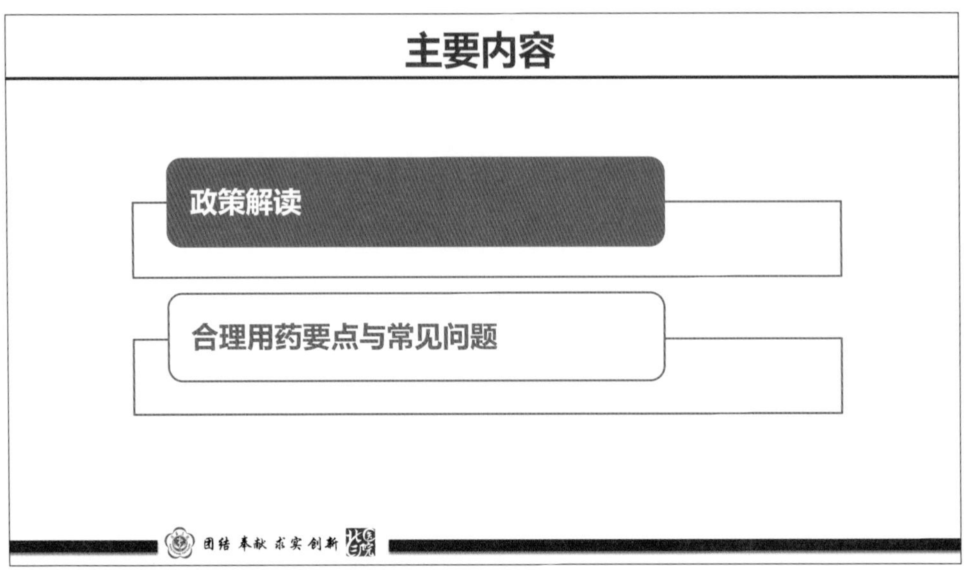
主要内容
政策解读
合理用药要点与常见问题
团结 奉献 求实 创新

下面简要介绍相关政策

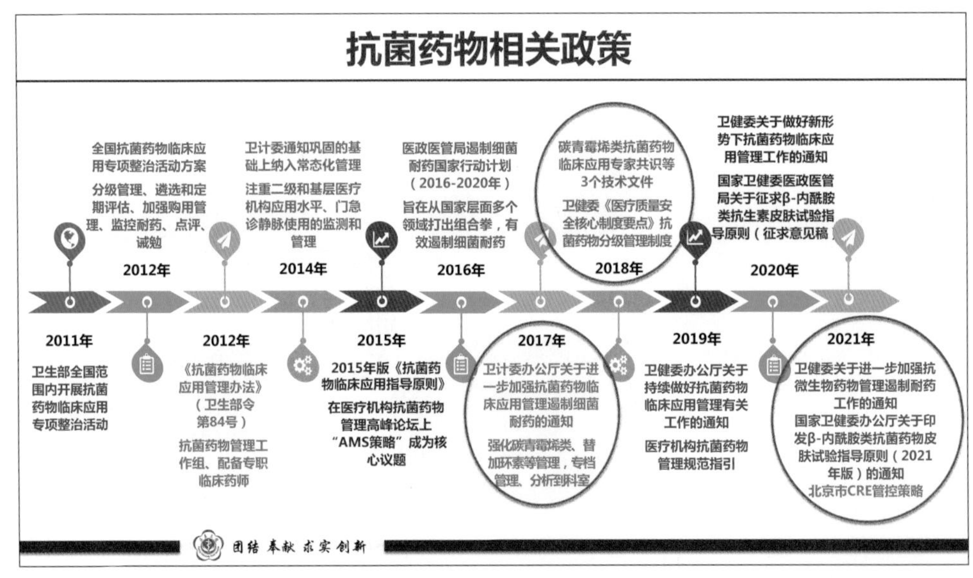
抗菌药物相关政策
2011年
卫生部全国范围内开展抗菌药物临床应用专项整治活动
2012年
全国抗菌药物临床应用专项整治活动方案
分级管理、遴选和定期评估、加强购用管理、监控耐药、点评、诫勉
2012年
《抗菌药物临床应用管理办法》（卫生部令第84号）
抗菌药物管理工作组、配备专职临床药师
2014年
卫计委通知巩固的基础上纳入常态化管理
注重二级和基层医疗机构应用水平、门急诊静脉使用的监测和管理
2015年
2015年版《抗菌药物临床应用指导原则》
在医疗机构抗菌药物管理高峰论坛上"AMS策略"成为核心议题
2016年
医政医管局遏制细菌耐药国家行动计划（2016-2020年）
旨在从国家层面多个领域打出组合拳，有效遏制细菌耐药
2017年
卫计委办公厅关于进一步加强抗菌药物临床应用管理遏制细菌耐药的通知
强化碳青霉烯类、替加环素等管理，专档管理、分析到科室
2018年
碳青霉烯类抗菌药物临床应用专家共识等3个技术文件
卫健委《医疗质量安全核心制度要点》抗菌药物分级管理制度
2019年
卫健委办公厅关于持续做好抗菌药物临床应用管理有关工作的通知
医疗机构抗菌药物管理规范指引
2020年
卫健委关于做好新形势下抗菌药物临床应用管理工作的通知
国家卫健委医政医管局关于征求β-内酰胺类抗生素皮肤试验指导原则（征求意见稿）
2021年
卫健委关于进一步加强抗微生物药物管理遏制耐药工作的通知
国家卫健委办公厅关于印发β-内酰胺类抗菌药物皮肤试验指导原则（2021年版）的通知
北京市CRE管控策略
团结 奉献 求实 创新

自2011年抗菌药物专项整治开始，到2021年，每年国家都会颁布1~2项抗菌药物管理（AMS）政策。从2012年《抗菌药物临床应用管理办法》，到2015年版《抗菌药物临床应用指导原则》，再到2017年卫计委针对碳青霉烯类、替加环素颁布专档管理要求，2018年碳青霉烯类抗菌药物专家共识等3个技术文件的发布，2021年北京市碳青霉烯类耐药肠杆菌科细菌（CRE）管控策略的启动，足见我国对抗菌药物管理的决心之大

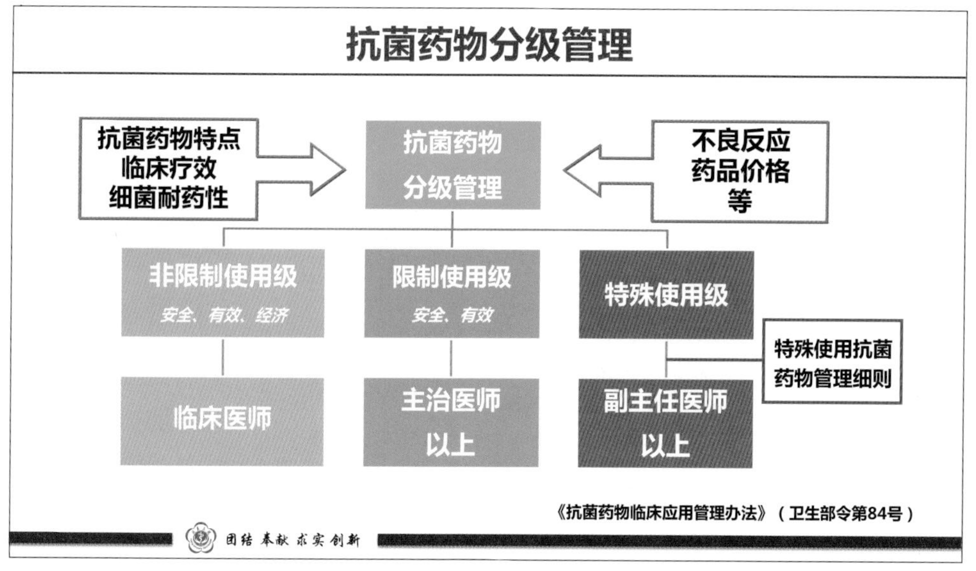


按照文件要求，抗菌药物需要根据抗菌药物特点、临床疗效、细菌耐药性、不良反应以及价格等进行分级管理。在此基础之上，对不同技术职称的医师进行处方预授权。其中针对特殊使用级药物，我们应严格遵循相应的管理细则合理使用

**抗菌药物分级管理**

| 分类 | 药名名称 | 分级 | 是否临采 |
|---|---|---|---|
| 碳青霉烯类 | 厄他培南 | 限制使用级 | 否 |
| 青霉素+酶抑制剂类 | 哌拉西林舒巴坦、哌拉西林他唑巴坦 | 限制使用级 | 否 |
| 头霉素类 | 头孢美唑、头孢米诺 | 限制使用级 | 否 |
| 头孢菌素类 | 头孢地尼、头孢他啶、头孢哌酮舒巴坦、头孢吡肟 | 限制使用级 | 否 |
| 氧头孢烯类 | 拉氧头孢 | 限制使用级 | 否 |
| 林可胺类 | 克林霉素 | 限制使用级 | 否 |
| 氨基糖苷类 | 异帕米星 | 限制使用级 | 否 |
| 氟喹诺酮类 | 环丙沙星（针）、左氧氟沙星（针）、莫西沙星（针） | 限制使用级 | 否 |
| 噻唑烷酮类 | 利奈唑胺（口服） | 限制使用级 | 否 |
| 抗深部真菌药 | 两性霉素B（针）、氟康唑（针）、伏立康唑（口服）、泊沙康唑（口服液） | 限制使用级 | 否 |
| 酶抑制剂 | 舒巴坦 | 限制使用级 | 是 |

团结 奉献 求实 创新

以上是常见的限制使用级抗菌药物，碳青霉烯类的厄他培南位列其中

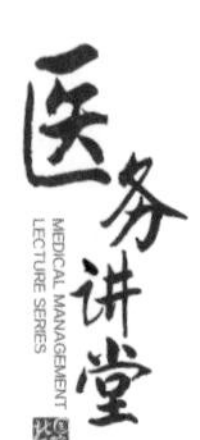




## 抗菌药物分级管理

| 分类 | 药名名称 | 分级 | 是否临采 |
| --- | --- | --- | --- |
| 碳青霉烯类 | 美罗培南、亚胺培南西司他丁 | 特殊使用级 | 否 |
| 甘氨酰环素类 | 替加环素 | 特殊使用级 | 否 |
| 噻唑烷酮类 | 利奈唑胺（针） | 特殊使用级 | 否 |
| 糖肽类 | 万古霉素、替考拉宁 | 特殊使用级 | 否 |
| 抗深部真菌药 | 卡泊芬净、米卡芬净、两性霉素B（脂质体）伏立康唑（针） | 特殊使用级 | 否 |
| 环脂肽类 | 达托霉素 | 特殊使用级 | 是 |
| 其他 | 头孢他啶阿维巴坦、硫酸多黏菌素B | 特殊使用级 | 是 |

**特殊使用级管理要求**

- 不得在门诊使用
- 严格把控适应证有权限医师使用前会诊
- 用药前微生物送检率≥80%

《抗菌药物临床应用管理办法》《抗菌药物专项整治方案》《北医三院特殊使用抗菌药物管理细则》

团结 奉献 求实 创新

以上是常见的特殊使用级抗菌药物，碳青霉烯类的美罗培南和亚胺培南西司他丁位列其中。特殊使用级药物应用也需要严格按照相应管理要求执行

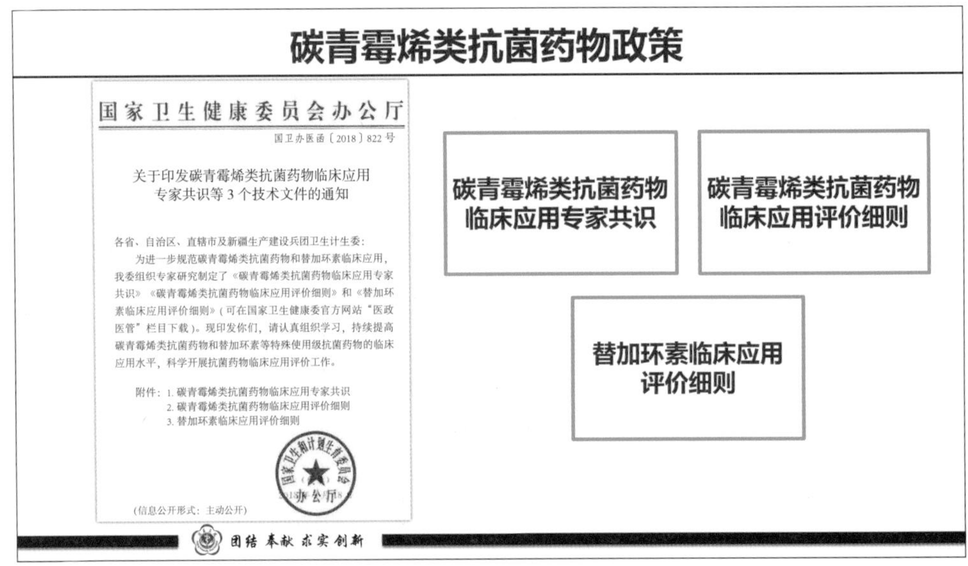


国家卫生健康委员会办公厅

国卫办医函〔2018〕822号

关于印发碳青霉烯类抗菌药物临床应用专家共识等3个技术文件的通知

各省、自治区、直辖市及新疆生产建设兵团卫生计生委：

为进一步规范碳青霉烯类抗菌药物和替加环素临床应用，我委组织专家研究制定了《碳青霉烯类抗菌药物临床应用专家共识》《碳青霉烯类抗菌药物临床应用评价细则》和《替加环素临床应用评价细则》（可在国家卫生健康委官方网站“医政医管”栏目下载）。现印发你们，请认真组织学习，持续提高碳青霉烯类抗菌药物和替加环素等特殊使用级抗菌药物的临床应用水平，科学开展抗菌药物临床应用评价工作。

附件：1. 碳青霉烯类抗菌药物临床应用专家共识
2. 碳青霉烯类抗菌药物临床应用评价细则
3. 替加环素临床应用评价细则

（信息公开形式：主动公开）

碳青霉烯类抗菌药物合理使用依据为国家卫健委颁布的《碳青霉烯类抗菌药物临床应用专家共识》等3个专业技术文件

# 北京大学第三医院管理要求——使用前需查房或会诊

北 京 大 学 第 三 医 院 文 件

北医三院 字第 252 号 签发

北京大学第三医院关于修订《抗菌药物临床应用管理规定》的通知

各临床医技科室、各职能部处：

为深入贯彻落实卫生部《抗菌药物临床应用管理办法》（卫生部令[2012]84 号）、《抗菌药物临床应用指导原则(2015 年版)》，进一步加强我院抗菌药物临床应用的管理，特修订我院《抗菌药物临床应用管理规定》，现予以发布，请遵照执行。原《抗菌药物临床应用管理办法》（北医三院（2012）医字第 196 号）与《特殊使用抗菌药物管理细则》（北医三院[2012]医字第 180 号）同期废止。

北京大学第三医院
2015 年 12 月 31 日

1. 应严格掌握用药指征，使用前应进行相应部位病原学送检，同时根据病原学结果及时调整用药。
2. 用药前经具有抗菌药物临床应用经验的至少一名急诊科、呼吸内科、血液内科、重症医学科、普通外科、感染疾病科、儿科、检验科、药剂科等具有高级专业技术职务任职资格的医师、检验师、药师查房或者会诊并给出指导性意见，方可由本科室副主任医师及以上具有特殊使用处方权的医师开具处方，且查房或会诊意见应及时在病历中进行记录。

团结 奉献 求实 创新

| 序号 | 姓名 | 科室 | 会诊权限范围 |
|---|---|---|---|
| 1 | 胥* | 感染疾病科 | 全院 |
| 2 | 李** | 感染疾病科 | 全院 |
| 3 | 刘* | 药剂科 | 全院 |
| 4 | 赵** | 呼吸内科 | 全院 |
| 5 | 姚** | 呼吸内科 | 全院 |
| 6 | 贺* | 呼吸内科 | 全院 |
| 7 | 孙** | 呼吸内科 | 全院 |
| 8 | 朱* | 呼吸内科 | 全院 |
| 9 | 韩* | 呼吸内科 | 全院 |
| 10 | 沈* | 呼吸内科 | 全院 |
| 11 | 张** | 呼吸内科 | 全院 |
| 12 | 陈** | 呼吸内科 | 全院 |
| 13 | 王** | 呼吸内科 | 全院 |
| 14 | 王** | 呼吸内科 | 全院 |
| 15 | 杨* | 呼吸内科 | 全院 |
| 16 | 周** | 呼吸内科 | 全院 |
| 17 | 朱* | 重症医学科 | 全院 |
| 18 | 么** | 重症医学科 | 全院 |
| 19 | 张** | 皮肤科 | 全院 |
| 20 | 徐** | 皮肤科 | 全院 |
| 21 | 李** | 皮肤科 | 全院 |

| 序号 | 姓名 | 科室 | 会诊权限范围 |
|---|---|---|---|
| 1 | 马** | 眼科 | 本科室 |
| 2 | 郝** | 眼科 | 本科室 |
| 3 | 王* | 眼科 | 本科室 |
| 4 | 洪* | 眼科 | 本科室 |
| 5 | 童** | 儿科 | 本科室 |
| 6 | 朴** | 儿科 | 本科室 |
| 7 | 周 * | 儿科 | 本科室 |
| 8 | 郑** | 急诊科 | 本科室 |
| 9 | 刘** | 急诊科 | 本科室 |
| 10 | 马** | 急诊科 | 本科室 |
| 11 | 克** | 血液内科 | 本科室 |
| 12 | 王** | 血液内科 | 本科室 |
| 13 | 景** | 血液内科 | 本科室 |
| 14 | 马** | 普通外科 | 本科室 |
| 15 | 周** | 消化科 | 本科室 |
| 16 | 丁** | 消化科 | 本科室 |
| 17 | 黄** | 消化科 | 本科室 |
| 18 | 朱* | 老年内科 | 本科室 |
| 19 | 郭** | 老年内科 | 本科室 |
| 20 | 伍* | 呼吸内科 | 本科室 |
| 21 | 路* | 呼吸内科 | 本科室 |
| 22 | 郭** | 心血管内科 | 本科室 |
| 23 | 张* | 心血管内科 | 本科室 |
| 24 | 徐* | 心脏外科 | 本科室 |
| 25 | 梁* | 肿瘤化疗科 | 本科室（含肿瘤放疗科） |
| 26 | 李** | 骨科 | 本科室（含骨科北方病房） |

在北京大学第三医院的抗菌药物管理规定中，也明确指出了碳青霉烯类抗菌药物应严格掌握用药指征，使用前进行病原学送检，用药前需经指定科室具有抗菌药物临床应用经验的高级专业技术职务任职资格的医师、检验师、药师查房或者会诊并给出指导性意见，并由本科室副主任医师及以上具有相应处方权的医师才能开具处方。具体查房或会诊意见应及时在病历中进行记录

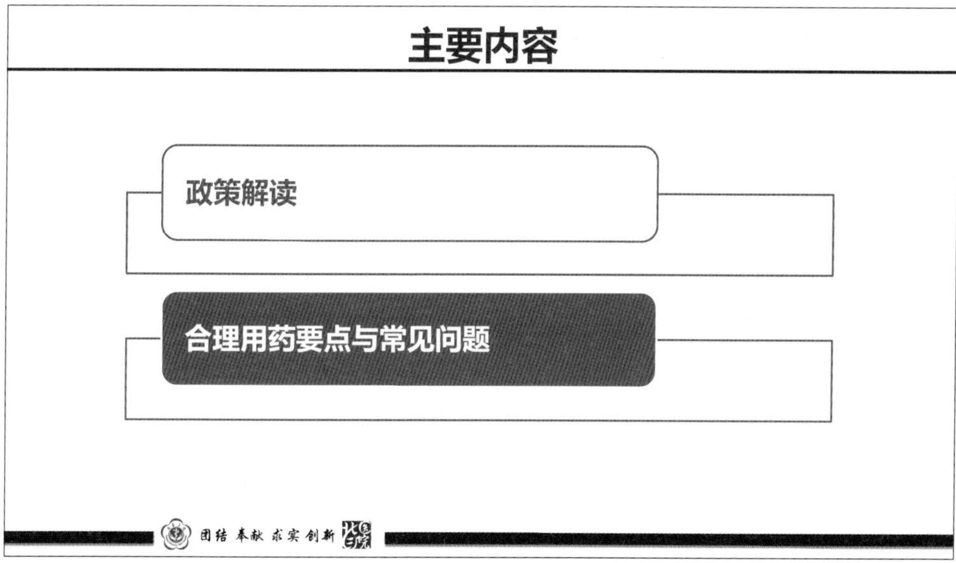


接下来讨论碳青霉烯类合理用药要点与常见问题

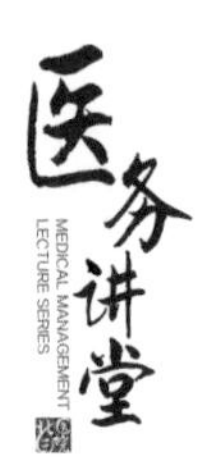




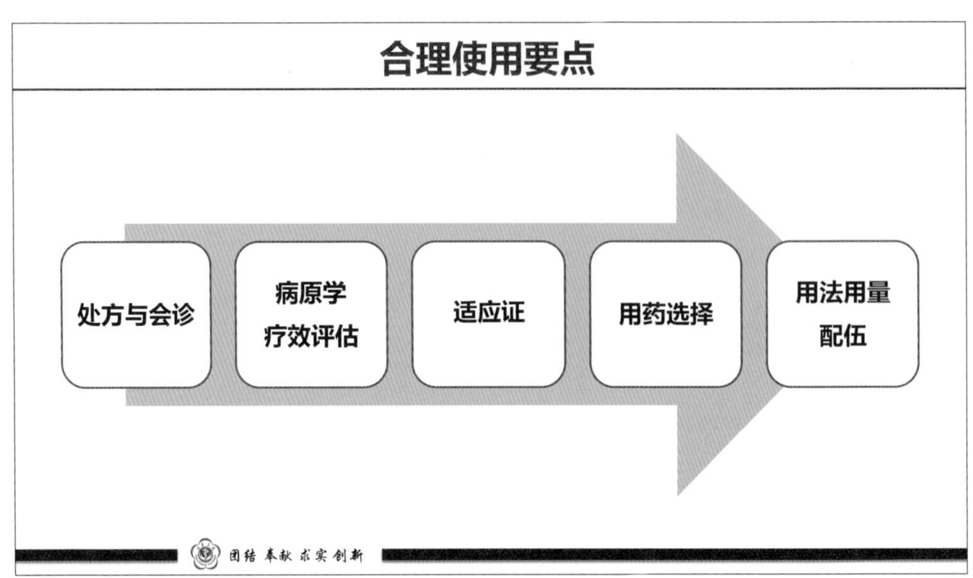


碳青霉烯类抗菌药物使用要点包括：使用碳青霉烯类抗菌药物前应邀请有资质的专家进行会诊或查房，严格把握有无适应证，及时在给药前送检以明确病原学证据；适应证明确后应根据患者特点进行药物选择，并把控用药剂量及用药配伍

## 常见问题

**北京市 70 家医院重症监护病房碳青霉烯类抗菌药物及替加环素应用的横断面研究**

应颖秋[1,2]，张哲浩[3]，程吟楚[1]，杨毅恒[1,2]，翟所迪[1,2] （1. 北京大学第三医院药剂科，北京 100191；2. 北京市药学质量控制和改进中心，北京 100191；3. 北京市监狱管理局清河分局医院药剂科，北京 100032）

表 病历所得分数总结

| 检查内容(分值) | 所得分数/分 | 扣分总病历数/份(%) |
|---|---|---|
| 疗程是否合理(2 分) | 1.9 | 27(8.2) |
| 适应证是否合理(3 分) | 2.9 | 34(10.3) |
| 用法用量是否合理(2 分) | 1.9 | 38(11.6) |
| 联合用药是否合理(2 分) | 1.8 | 51(15.5) |
| 是否微生物送检(2 分) | 1.7 | 53(16.1) |
| 处方医师资质(1 分) | 0.8 | 68(20.7) |
| 是否资质医师会诊/查房(1 分) | 0.8 | 70(21.3) |
| 药敏与用药是否一致(2 分) | 1.6 | 84(25.5) |

表 病历得分的分层描述及组间比较

| 影响因素 | 病历数/份(%) | $\bar{x}\pm s$ | 中位数(Q1,Q3) | P 值[a] |
|---|---|---|---|---|
| 机构级别 | | | | <0.001 |
| 二级 | 83(25.2) | 12.6±2.2 | 13.0(11.0,14.0) | |
| 三级 | 246(74.8) | 13.5±1.8 | 14.0(13.0,15.0) | |
| 经营性质 | | | | 0.142 |
| 公立 | 307(93.3) | 13.4±1.9 | 14.0(13.0,15.0) | |
| 非公立 | 22(6.7) | 12.8±2.0 | 13.3(11.0,15.0) | |
| 业务类型 | | | | 0.047 |
| 综合医院 | 237(72.0) | 13.4±1.9 | 14.0(13.0,15.0) | |
| 中医医院 | 57(17.3) | 12.8±2.2 | 13.0(12.0,15.0) | |
| 专科医院 | 35(10.6) | 13.8±1.5 | 14.0(13.0,15.0) | |
| 所在区县 | | | | 0.511 |
| 城区 | 212(64.4) | 13.4±1.8 | 14.0(12.5,15.0) | |
| 近郊 | 89(27.1) | 13.2±2.2 | 14.0(12.0,15.0) | |
| 远郊 | 28(8.5) | 13.2±1.8 | 14.0(12.5,14.0) | |
| 抗菌药物品种 | | | | |
| 美罗培南 | 160(48.6) | 13±2.1 | 14.0(12.0,15.0) | 0.007 |
| 亚胺培南 | 127(38.6) | 13.7±1.6 | 14.0(13.0,15.0) | |
| 替加环素 | 14(4.3) | 14±1.7 | 14.5(14.0,15.0) | |
| 其他 | 28(8.5) | 13.3±2.3 | 14.0(11.8,15.0) | |

注：[a]Kruskal-Wallis 单因素秩和检验 P 值

- 应颖秋，张哲浩，程吟楚，等. 北京市70家医院重症监护病房碳青霉烯类抗菌药物及替加环素应用的横断面研究[J].中国医院药学杂志,2019,39(20):2035-2039.

团结 奉献 求实 创新

北京市 70 家医院的横断面调查研究显示：碳青霉烯类抗菌药物应用过程中常见问题包括以上几个方面。三级医院应用管理更完善

## 合理使用要点——处方与会诊

### ➢特殊使用级抗菌药物处方与会诊

①处方由具有**高级职称**的医生开具，目前**已有信息化支持**；

②及时请院内或院外特殊使用级抗菌药物**会诊专家**进行会诊，并有**会诊记录**；

③越级使用仅限**24h内**，并有相应病程记录；

④按照“国卫办医发〔2017〕10号”文件规定进行专档登记管理；

⑤对授予特殊使用级抗菌药物处方权的医师有定期培训及考核并有记录。

《碳青霉烯类抗菌药物临床应用评价细则》

团结 奉献 求实 创新

《碳青霉烯类抗菌药物临床应用评价细则》中的处方与会诊要求

## 常见问题——未根据病原学结果“降阶梯”

| 病历号： | 性别：□男 ■女 | 年龄：17 | 体重：（卧床）默认55 kg | 诊断：感染中毒性休克 肺部感染 异基因造血干细胞移植 粒细胞缺乏伴发热 肾功能异常 肝功能恶化 | | 送检：■是 □否 |
|---|---|---|---|---|---|---|
| 不合理用药信息（不包括出院带药） | 药品名称 | 给药途径 | 单次剂量 | 给药频次 | 溶 媒 | 起止时间 |
| | 美罗培南 | 静脉输液 | 1g | 1次 | 0.9%氯化钠100ml | 2020.9.3 20：04 |
| | 美罗培南 | 静脉输液 | 1g | q12h | 0.9%氯化钠100ml | 2020.9.4 6:04-9.20 |
| | 伏立康唑片 | 口服 | 200mg | 1次 | | 2020.9.3 15:58 |
| | 伏立康唑片 | 口服 | 200mg | qd | | 2020.9.4 6:04-？ |
| | 替加环素（泰阁） | 静脉输液 | 50mg | 1次 | 0.9%氯化钠100ml | 2020.9.4 12:03 |
| | 替加环素（泰阁） | 静脉输液 | 50mg | q12h | 0.9%氯化钠100ml | 2020.9.4 12:05-9.7 9:31 |
| | 莫西沙星氯化钠 | 静脉输液 | 400mg | qd | | 2020.9.20 15:37-9.22 11:00 |
| | 莫西沙星片 | 口服 | 400mg | qd | | 出院带药 |
| 用药点评(不适宜划“■”) | ■适应证（如无适应证，不再评价余下各项） □药物选择 □单次剂量 □每日给药次数 □用药疗程 □溶媒 □用药途径 ■更换药品 □联合用药［若不合理，请选择：□无指征 □增加毒性 □无协同作用 □多品种（3种以上）］ | | | | | |
| **建议** | **1 替加环素适应证有待商榷（患者9月3日入院，晚上开始启用美罗培南治疗，9.4血培养回报：阴性杆菌）**<br>**2 血培养结果明确病原菌（全敏感铜绿假单胞菌）后，应及时将美罗培南降阶梯为针对性的抗生素**<br>**3 莫西沙星用药选择不适宜，莫西沙星不能覆盖铜绿假单胞菌，且禁用于18岁以下儿童，推荐使用头孢他啶或β–内酰胺酶抑制剂复方制剂** | | | | | |

常见问题分析：

优点：应用碳青霉烯类抗菌药物前进行相关病原学送检

不足：未及时根据病原学回报结果调整抗菌治疗方案

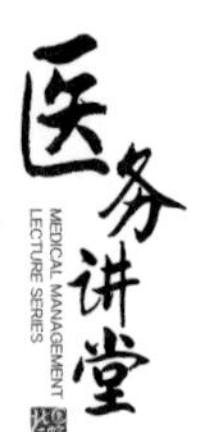




## 合理使用要点——病原学与疗效评估

**➢病原学及疗效评估**

①**使用抗菌药物前**有相应**病原学送检**，指细菌培养（含院外有效病原学证据）；

②治疗中应有对疗效进行评估的**动态实验室检查**，如血常规、降钙素原及细菌培养等。

《碳青霉烯类抗菌药物临床应用评价细则》

团结 奉献 求实 创新

病原学送检可以为抗菌治疗提供更有针对性的方案

**Annals of Internal Medicine**

LATEST ISSUES CHANNELS CME/MOC IN THE CLINIC JOURNAL CLUB WEB EXCLUSIVES AUTHOR INFO

‹ PREV ARTICLE | THIS ISSUE | NEXT ARTICLE ›

ORIGINAL RESEARCH | 15 OCTOBER 2019

**Blood Culture Results Before and After Antimicrobial Administration in Patients With Severe Manifestations of Sepsis: A Diagnostic Study**

*Matthew P. Cheng, MD; Robert Stenstrom, MD, PhD; Katryn Paquette, M... Davidson, MD; Marko Gavric, BSc; Alexander Lawandi, MD; Rehman Jin... Amirali Mahpour, MD; Chris Shamatutu, BSc; Chelsea Caya, MSc; Jean-... Sweet, MD; for the FABLED Investigators*

**脓毒症患者的血培养时机**

**给药前送检能显著提高阳性率**

**Results:**

Of 3164 participants screened, 325 were included in the study (mean age, 65.6 years; 62.8% men) and had repeated blood cultures drawn after initiation of antimicrobial therapy (median time, 70 minutes [interquartile range, 50 to 110 minutes]).

**Preantimicrobial blood cultures were positive for 1 or more microbial pathogens in 102 of 325 (31.4%) patients. Postantimicrobial blood cultures were positive for 1 or more microbial pathogens in 63 of 325 (19.4%) patients. The absolute difference in the proportion of positive blood cultures between pre- and postantimicrobial testing was 12.0% (95% CI, 5.4% to 18.6%; *P* < 0.001).**

Matthew P. Cheng. Blood Culture Results Before and After Antimicrobial Administration in Patients With Severe Manifestations of Sepsis: A Diagnostic Study. Ann Intern Med, 2019, 171(8):547-554.

团结 奉献 求实 创新

同时应关注血培养的时机：给药前送检可以显著提高患者送检阳性率

## 常见问题——无适应证

<table>
<tr><td>病历号：</td><td>性别：男</td><td>年龄：73</td><td colspan="2">体重：70 kg</td><td colspan="2">胆囊结石伴急性胆囊炎<br>手术/操作名称：腹腔镜胆囊切除术（6.19）</td></tr>
<tr><td rowspan="2">手术/操作信息</td><td colspan="4">■ 手术/□操作预防用药　　□治疗用药</td><td colspan="2" rowspan="2">□ 手术时间>3h<br>■ 手术时间<3h<br>术中是否追加<br>□是 ■否</td></tr>
<tr><td>切口类别<br>□I类切口 □IV类切口<br>□II类切口 □无切口<br>■III类切口</td><td colspan="2">切口疗程<br>□≤24h □48~72h<br>□24~48h ■ >72h</td><td>术前用药时间<br>□ >2h □ ＜0.5h<br>■ 切皮前 0.5～2h<br>□ 术前未用术后用</td></tr>
<tr><td rowspan="5">不合理用药信息<br>（不包括出院带药）</td><td>药品名称</td><td>给药途径</td><td>单次剂量</td><td>给药频次</td><td>溶　媒</td><td>起止时间</td></tr>
<tr><td>亚胺培南西司他丁</td><td>ivgtt</td><td>0.5g</td><td>1 次</td><td>100ml NS</td><td>2019.6.19</td></tr>
<tr><td>亚胺培南西司他丁</td><td>ivgtt</td><td>0.5g</td><td>q8h</td><td>100ml NS</td><td>2019.06.17-2019.06.21</td></tr>
<tr><td>头孢哌酮舒巴坦</td><td>ivgtt</td><td>3g</td><td>bid</td><td>100ml NS</td><td>2019.6.22-2019.6.24</td></tr>
<tr><td colspan="6">过敏史：无</td></tr>
<tr><td>用药点评( 不适宜划“■”)</td><td colspan="6">□适应证（如无适应证，不再评价余下各项） ■药物选择 □单次剂量 □每日给药次数 □用药疗程 □溶媒 □用药途径 □更换药品 □联合用药［若不合理，请选择：□无指征 □增加毒性 □无协同作用 □多品种（3 种以上）］ □其他［□术前 □手术时间>3h 未追加 ］<br>备注：无过敏史，术前未送检<br>入院当天体温 38℃，手术当天体温 39℃<br>6.16 血常规：白细胞 20.99 × 10<sup>9</sup>/L，中性粒细胞（%）：90.2%</td></tr>
<tr><td>建议</td><td colspan="6">1. 建议将手术归为Ⅳ类切口<br>2. 治疗用药选择亚胺培南西司他丁证据不足</td></tr>
</table>

团结 奉献 求实 创新

常见问题分析：

不足：首页填写错误，该手术切口类型应为Ⅳ类切口。术前未进行病原学送检。该患者不应选择亚胺培南西司他丁作为初始治疗药物

## 常见问题——无适应证

- 患者女性，26岁；主因腹痛3h于我院急诊就诊；考虑右输尿管结石合并全身感染（白细胞：29.59×10⁹/L），结合既往大动脉炎等病史，该患者无发热症状，生命体征平稳，给药前未送检。
- 主治医生认为患者为严重混合感染，患者会进展为感染中毒性休克，给予亚胺培南西司他丁钠进行治疗。
- 该患者未出现感染性中毒性休克，且并无耐药菌定植感染风险，选择亚胺培南西司他丁钠，其药物选择不合理。
- 推荐使用：头孢曲松、哌拉西林他唑巴坦、环丙沙星、左氧氟沙星等治疗；并在给药前留取病原学培养。

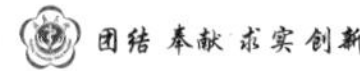


常见问题分析：

不足：碳青霉烯类抗菌药物治疗重症感染患者指征为“因感染导致患者出现低血压、低氧血症、脏器功能损害等临床表现的患者。”该患者来源为社区，无多重耐药菌定植风险，抗菌药物选择不当

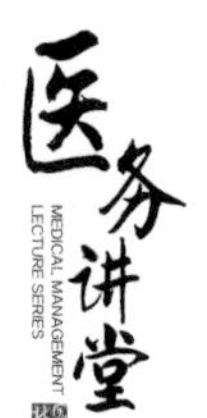


## 合理使用要点——适应证

**抗菌谱**

- 碳青霉烯类抗菌药物的抗菌谱广、抗菌活性强。
- 对需氧、厌氧菌均具有抗菌作用。
- 特别是对多重耐药革兰氏阴性杆菌，如产超广谱β-内酰胺酶（ESBL）肠杆菌科细菌具有很强抗菌活性。

**适应证**

- 多重耐药但对该类药物敏感的需氧革兰氏阴性杆菌所致严重感染，包括血流感染、肺炎、上尿路感染、中枢神经系统感染、腹腔感染等；
- 脆弱拟杆菌等厌氧菌与需氧菌混合感染的重症患者；
- 粒细胞缺乏伴发热等病原菌尚未查明的免疫缺陷患者中重症感染的经验治疗；
- 碳青霉烯类耐药肠杆菌科细菌(CRE)感染。

**碳青霉烯类中仅厄他培南可用于直结肠择期手术的预防用药**

团结 奉献 求实 创新

碳青霉烯类抗菌药物由于抗菌谱的特点，适用于以上四个适应证的治疗。仅厄他培南可用于直结肠择期手术的预防用药

## 合理使用要点——治疗CRE的优化给药方案

抗菌药物超说明书用法专家共识

中国医药教育协会感染疾病专业委员会
中华结核和呼吸杂志编辑委员会
中国药学会药物临床评价研究专业委员会

Table 2A. Enterobacterales (Continued)

| Test/Report Group | Antimicrobial Agent | Disk Content | Zone S | Zone SDD | Zone I | Zone R | MIC S | MIC SDD | MIC I | MIC R | Comments |
|---|---|---|---|---|---|---|---|---|---|---|---|
| MONOBACTAMS | | | | | | | | | | | |
| C | Aztreonam | 30 μg | ≥21 | - | 18-20" | ≤17 | ≤4 | - | 8" | ≥16 | (34) Breakpoints are based on a dosage regimen of 1 g administered every 8 h. See comment (16). |
| CARBAPENEMS | | | | | | | | | | | |

(35) Following evaluation of PK/PD properties, limited clinical data, and MIC distributions that include recently described carbapenemase-producing strains, revised breakpoints for carbapenems were first published in June 2010 (M100-S20-U) and are listed below. Because of limited treatment options for infections caused by organisms with carbapenem MICs or zone diameters in the intermediate range, clinicians may wish to design carbapenem dosage regimens that use maximum recommended doses and possibly prolonged intravenous infusion regimens, as has been reported in the literature. Consultation with an infectious diseases practitioner is recommended for isolates for which the carbapenem MICs or zone diameter results from disk diffusion testing are in the intermediate or resistant ranges.

• 1622 • 中国医院药学杂志 2017年8月第37卷第16期 Chin Hosp Pharm J, Aug 2017, Vol 37, No.16

碳青霉烯类抗菌药物延长或持续输注治疗严重感染的疗效及安全性的系统评价

陈灿[1,2], 应颖秋[1], 闫盈盈[1], 翟所迪[1] (1. 北京大学第三医院药剂科, 北京 100191; 2. 北京大学药学院药事管理与临床药学系, 北京 100191)

1. MIC≤8 μg/ml 的CRE感染，可以通过加大剂量，增加给药次数，延长输注时间，同时联合其他药物
2. 如联合多黏菌素则MIC可为16~32 μg/ml
3. **meta分析显示：有效率和清除率，延长输注都优于间断给药**
4. 重症感染患者，每次用药时首先将**一半的剂量**在**半小时内**以输液泵泵入；随后的**一半剂量**则在**2.5h**内以输液泵匀速泵入。

CLSI，M100，2020
陈愉,崔俊昌,余丹阳,等. 碳青霉烯类抗菌药物临床应用评价细则.
中国医药教育协会感染疾病专业委员会，《中华结核和呼吸杂志》编辑委员会，中国药学会药物临床评价研究专业委员会. 抗菌药物超说明书用法专家共识[J]. 中华结核和呼吸杂志, 2015,38(06):410-444
陈灿,应颖秋,闫盈盈,等. 碳青霉烯类抗菌药物延长或持续输注治疗严重感染的疗效及安全性的系统评价[J]. 中国医院药学杂志, 2017,37(16):1622-1628+1634
Ken Eguchi. Experimental verification of the efficacy of optimized two-step infusion therapy with meropenem using an in vitro pharmacodynamic model and Monte Carlo simulation. J Infect Chemother,2010,16(1):1-9

团结 奉献 求实 创新

合理优化给药方案后碳青霉烯类抗菌药物可以治疗 CRE 感染

## 合理使用要点——碳青霉烯类医保限定支付范围

国家基本医疗保险、工伤保险和生育保险
药品目录（2020 年）

| 药品分类代码 | 药品分类 | 编号 | 药品名称 | 剂型 | 备注 |
| --- | --- | --- | --- | --- | --- |
| XJ01DH | 碳青霉烯类 | | | | |
| | 乙 | 627 | 厄他培南 | 注射剂 | 限多重耐药的重症感染 |
| | 乙 | 628 | 比阿培南 | 注射剂 | 限多重耐药的重症感染 |
| | 乙 | 629 | 美罗培南 | 注射剂 | 限多重耐药的重症感染 |
| | 乙 | 630 | 亚胺培南西司他丁 | 注射剂 | 限多重耐药的重症感染 |

北京市医保药品报销范围

| 药品名称 | 药品编号 | 限制说明 |
| --- | --- | --- |
| 厄他培南 | 720 | [适]1.产酶耐药菌引起的严重感染；2.严重的医院内感染；3.严重混合感染；4.药敏敏感的严重感染。 |
| 美罗培南 | 721 | [适]1.产酶耐药菌引起的严重感染；2.严重的医院内感染；3.严重混合感染；4.药敏敏感的严重感染。 |
| 亚胺培南西司他丁 | 723 | [适]1.产酶耐药菌引起的严重感染；2.严重的医院内感染；3.严重混合感染；4.药敏敏感的严重感染。 |

团结 奉献 求实 创新

碳青霉烯类抗菌药物在国家及北京市的医保报销范围

## 头孢菌素皮肤试验阳性后选择碳青霉烯类

β-内酰胺类抗菌药物皮肤试验指导原则

β-内酰胺类抗菌药物

无需皮肤试验

青霉素类

头孢菌素类

碳青霉烯类

其他β-内酰胺类

国家卫生健康委员会办公厅

国卫办医函〔2021〕188 号

国家卫生健康委办公厅关于印发
β内酰胺类抗菌药物皮肤试验指导原则
（2021 年版）的通知

原则上，我院仅有以下药品需要进行皮肤试验

- 注射用青霉素钠、阿莫西林胶囊、注射用阿莫西林钠克拉维酸钾、注射用哌拉西林钠舒巴坦钠(一君)、注射用哌拉西林钠他唑巴坦钠(特治星)

皮肤试验液：青霉素皮肤试验液，无需原液

①使用青霉素类抗生素之前可常规做青霉素皮肤试验。

②头孢菌素给药前无需常规进行皮肤试验。

团结 奉献 求实 创新

临床存在头孢菌素原液皮试后选择碳青霉烯类抗菌药物的不合理使用情况。β- 内酰胺类抗菌药物皮肤试验指导原则明确指出：头孢菌素类使用前无需皮试。青霉素类药物则需要皮肤试验，可常规使用青霉素皮肤试验液进行，无需原液

## 头孢美唑不需要原液皮肤试验

### 头孢美唑说明书

**【规格】**

按 $C_{15}H_{17}N_7O_5S_3$ 计 0.25g，0.5g，1.0g，2.0g

**【用法用量】**

成人，每日 1~2g（按 $C_{15}H_{17}N_7O_5S_3$ 计），分 2 次静脉注射或静脉滴注。

小儿，每日 25~100mg（按 $C_{15}H_{17}N_7O_5S_3$ 计）/kg 体重，分 2~4 次静脉注射或静脉滴注。

另外，难治性或严重感染，可随症状将每日量成人增至 4g（按 $C_{15}H_{17}N_7O_5S_3$ 计）、小儿增至 150mg（按 $C_{15}H_{17}N_7O_5S_3$ 计）/kg 体重，分 2~4 次给药。

静脉注射时，本品 1g（按 $C_{15}H_{17}N_7O_5S_3$ 计）溶于灭菌注射用水、0.9% 氯化钠注射液或 5%~10% 葡萄糖注射液 10ml 中，缓慢注入。

另外，本品还可加入补液中静脉滴注，此时不得用灭菌注射用水溶解，因溶液渗透压不等张。

<用法、用量的使用注意事项>

(1) 严重肾功能损害患者，应适当调节给药剂量及给药间隔等，慎重用药（参照 [ 慎重用药 ] 及 [ 药代动力学 ] 项）。

(2) 使用本品时，原则上应做药物敏感试验，且用药应限于治疗疾病必要的最短时间 [ 防止出现耐药菌等 ]。

<用药须知>

(1) 配制方法：配制静脉滴注剂时，应参照前述用法用量栏记载的注意事项。

(2) 给药：静脉内大量给药时，可能会引起血管刺激性痛，故应充分注意注射液的配制、注射部位及注射方法等并尽量缓慢注入。

**【不良反应】**

（本项包括不能计算发生率的不良反应）

总计 27,356 个病例中，不良反应报告例为 841 例 (3.07%)，主要有 AST(GOT) 升高 (0.94%)、ALT(GPT) 升高 (0.90%)、皮疹 (0.82%)、恶心及呕吐 (0.20%) 等。

1. 重大不良反应

(1) 罕见引起休克 (0.01% 以下)、过敏反应症状（不适感、口腔异常感、喘鸣、眩晕、便意、耳鸣、发汗等）（发生率不详）。故应注意观察，若出现异常，应立即停药并作适当处理。

**药物敏感试验**

**不是皮肤试验**

引自头孢美唑说明书.四川合信药业有限责任公司

团结 奉献 求实 创新

头孢美唑不需要原液皮肤试验，说明书中的“药物敏感试验”不是皮肤试验

## 常见问题——用药选择

| 病历号： | 性别：■男 □ 女 | 年龄：31 | 体重： kg | 诊断：高处坠落伤，急性颅脑损伤重型伴脑疝形成，应激性溃疡，左额颞顶大骨瓣开颅、血肿清除骨片减压术后，肺炎，腹盆腔积液，肝功能不全 | | 送检：■是 □否 |
|---|---|---|---|---|---|---|
| 不合理用药信息（不包括出院带药） | 药品名称 | 给药途径 | 单次剂量 | 给药频次 | 溶 媒 | 起止时间 |
| | 注射用哌拉西林舒巴坦钠 | ivgtt | 5g | q12h | 氯化钠 100ml | 2020.12.31 13:36:32 - 2021.1.1 07:06:00 |
| | 注射用哌拉西林舒巴坦钠 | ivgtt | 5g | q12h | 葡萄糖 100ml | 2021.1.1 07:08:00 - 2021.1.3 16:20:00 |
| | 注射用亚胺培南西司他丁钠 | ivgtt | 0.5g | q6h | 葡萄糖 100ml | 2021.1.3 16:21:00 - 2021.1.5 08:58:00 |
| | 注射用哌拉西林他唑巴坦 | ivgtt | 4.5g | q8h | 葡萄糖 100ml | 2021.1.5 08:52:00 - 2021.1.5 11:55:00 |
| | 注射用头孢呋辛钠 | 皮肤试验 | | | | 2021.1.5 11:57:00 - 2021.1.5 11:57:00 |
| | 注射用头孢呋辛钠 | ivgtt | 1.5g | q12h | 氯化钠 100ml | 2021.1.5 11:57:00 - 2021.1.5 18:58:00 |
| | 注射用头孢呋辛钠 | ivgtt | 1.5g | q12h | 葡萄糖 100ml | 2021.1.5 18:59:00 - 2021.1.8 13:04:00 |
| 用药点评(不适宜划“■”) | □适应证（如无适应证，不再评价余下各项） ■药物选择 □单次剂量 □每日给药次数 □用药疗程 □溶媒 □用药途径<br>■更换药品 □联合用药［若不合理，请选择：□无指征 □增加毒性 □无协同作用 □多品种（3 种以上）］ | | | | | |
| 病程简述 | 患者高处坠落，左侧额颞骨骨折，硬膜下出血，蛛网膜下腔出血，左侧侧脑室出血，急性颅脑损伤重型伴脑疝形成，肋骨骨折。<br>12.30 急诊进行左侧颞顶开颅去骨瓣减压、硬膜下血肿清除、内减压术，起搏器植入术<br>12.31 12:01 转入危重医学科。 | | | | | |
| 建议 | 1.除血常规外，治疗中没有对疗效进行其他的实验室检查，如降钙素原及细菌培养等<br>**2.患者诊断为急性颅脑损伤重型，亚胺培南西司他丁钠因中枢神经系统不良反应较多不建议使用**<br>3.基于患者病情，降阶使用头孢呋辛治疗有待商榷。 | | | | | |

团结 奉献 求实 创新

常见问题分析：

不足：对待急性颅脑损伤重型患者，不建议选择亚胺培南西司他丁

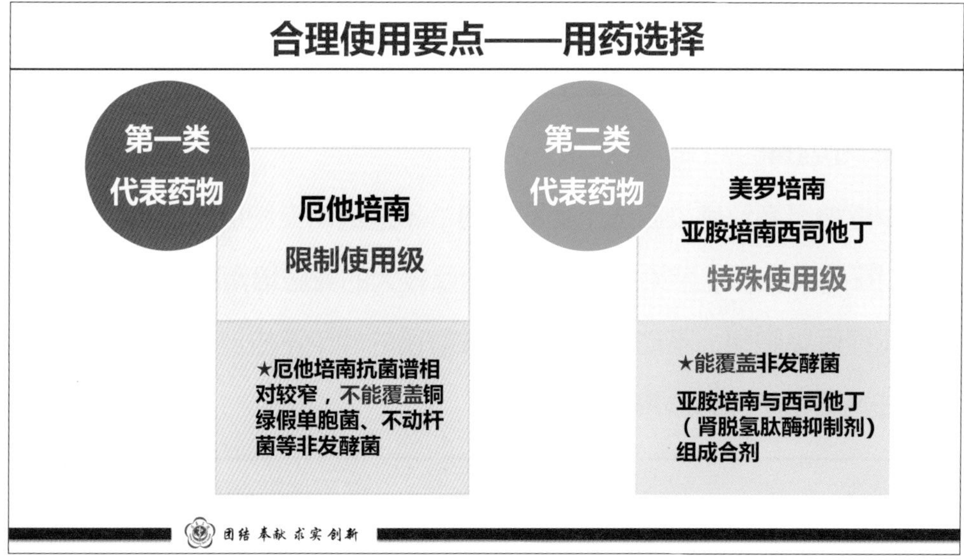

合理使用要点——用药选择
第一类
代表药物
厄他培南
限制使用级
★厄他培南抗菌谱相对较窄，不能覆盖铜绿假单胞菌、不动杆菌等非发酵菌
第二类
代表药物
美罗培南
亚胺培南西司他丁
特殊使用级
★能覆盖非发酵菌
亚胺培南与西司他丁（肾脱氢肽酶抑制剂）组成合剂
团结 奉献 求实 创新


不同的碳青霉烯类抗菌药物之间抗菌谱存在差异

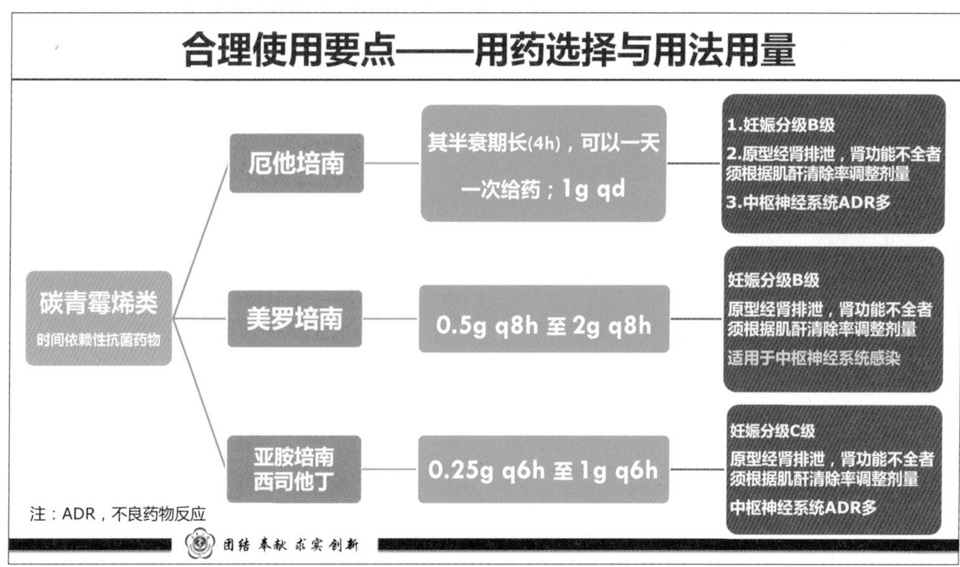


不同的碳青霉烯类抗菌药物，其用法用量和临床适用人群不同

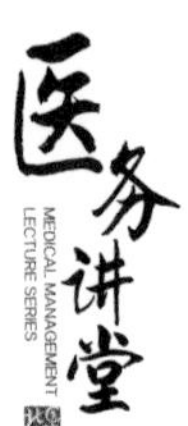


团结 奉献 求实 创新

## 合理使用要点——用药选择

### ➢用药选择

①**中枢神经系统感染**应选用**美罗培南**；**不宜选用亚胺培南、厄他培南**

②CRE感染及重症感染应选用**推荐剂量较大**的**亚胺培南和美罗培南**

③铜绿假单胞菌、不动杆菌属等**非发酵菌**的感染**不应选用厄他培南**

④**妊娠患者不推荐选用亚胺培南**

《碳青霉烯类抗菌药物临床应用评价细则》

团结 奉献 求实 创新

因此不同人群、不同感染部位，应选择适宜的碳青霉烯类抗菌药物

## 常见问题——肾功能减退未减量

1. 围术期预防用药品种选择不适宜
2. 使用抗菌药物时请明确感染诊断（感染部位？）
3. CRE目标治疗时建议联合使用抗菌药物
4. 患者12月6日肌酐187μmol/ml，eGFR 29 ml/(min•1.73m²)，**美罗培南日剂量应根据肾功能水平减量。**
5. 完善PCT、CRP等感染相关指标，及时评价疗效，疗效不佳时及时调整方案

| 病历号： | 性别：■男 □女 | 年龄：79 | 体重： kg | 诊断：蛛网膜下腔出血，急性闭合性颅脑损伤重型，左侧额颞顶枕急性硬膜下出血，颞叶沟回疝，高血压，糖尿病 | 送检：■是 □否 |
|---|---|---|---|---|---|

| | 药品名称 | 给药途径 | 单次剂量 | 给药频次 | 溶媒 | 起止时间 |
|---|---|---|---|---|---|---|
| 不合理用药信息（不包括出院带药） | 注射用哌拉西林舒巴坦钠 | ivgtt | 5 g | q12h | 氯化钠 100ml | 2020.12.3 08:37:57 - 2020.12.6 08:49:00 |
| | 注射用美罗培南 | ivgtt | 2g | q8h | 葡萄糖 100ml | 2020.12.6 09:03:22 - 2020.12.18 |
| | 注射用美罗培南 | ivgtt | 1g | q8h | 葡萄糖 100ml | 2020.12.18 14:10:01 - 2020.12.28 |
| | 注射用哌拉西林他唑巴坦钠 | ivgtt | 4.5g | q8h | 氯化钠 100ml | 2020.12.28 08:37:07 - 2021.1.4 13:57:00 |
| | 注射用哌拉西林他唑巴坦钠 | ivgtt | 4.5g | q8h | 葡萄糖 100ml | 2021.01.04 13:51:55 - 2021.01.23 |
| 用药点评（不适宜划"■"） | □适应证（如无适应证，不再评价余下各项） □药物选择 ■单次剂量 □每日给药次数 □用药疗程 □溶媒 □用药途径<br>■更换药品 □联合用药［若不合理，请选择：□无指征 □增加毒性 □无协同作用 □多品种（3种以上）］ | | | | | |

注：eGFR：肾小球滤过率；PCT：降钙素原；CRP：C反应蛋白

团结 奉献 求实 创新

常见问题分析：

不足：该病例未对患者进行感染相关诊断。该患者肾功能不全，未针对性调整美罗培南剂量等

## 常见问题——碳青霉烯类与丙戊酸联用易引起癫痫发作

碳青霉烯类与丙戊酸不应联用：碳青霉烯类可降低丙戊酸浓度至治疗窗以下，引起癫痫发作

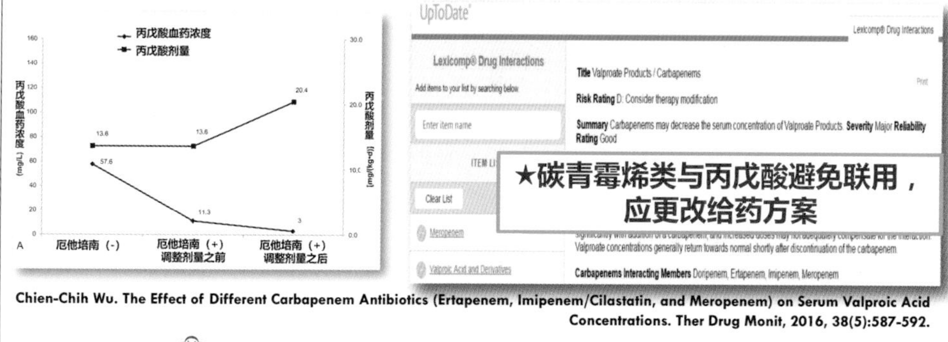


Chien-Chih Wu. The Effect of Different Carbapenem Antibiotics (Ertapenem, Imipenem/Cilastatin, and Meropenem) on Serum Valproic Acid Concentrations. Ther Drug Monit, 2016, 38(5):587-592.

团结 奉献 求实 创新

常见问题分析:

不足：碳青霉烯类可降低丙戊酸浓度至治疗窗以下，引起癫痫发作，应避免联合应用

## 合理使用要点——用法用量与配伍

①宜单瓶输注，不与任何药物配伍；

②肾功能不全患者，给药方案根据肾功能进行调整；

③**厄他培南**不得使用含**葡萄糖**的液体作为溶媒；

④本类药物均应**避免与丙戊酸**联合使用；

⑤亚胺培南应**避免与更昔洛韦**联合使用。

《碳青霉烯类抗菌药物临床应用评价细则》

团结 奉献 求实 创新

碳青霉烯类抗菌药物用法、用量及配伍

## 合理使用要点——用法用量

抗菌药物剂量　　UpToDate

| 药名 | 肌酐清除率 | 单次剂量 | 给药间隔 | 输注时间 |
|---|---|---|---|---|
| 哌拉西林他唑巴坦 | ＞20ml/min<br>≤20ml/min或间断血透或腹透<br>连续肾脏替代治疗 | 3.375g或4.5g<br>3.375g或4.5g<br>3.375g或4.5g | 每8h<br>每12h<br>每8h | 4h<br>4h<br>4h |
| 头孢吡肟 | ＞50ml/min<br>30~49ml/min<br>15~29ml/min<br>＜15ml/min或间断血透<br>连续肾脏替代治疗 | 2g<br>2g<br>1g<br>1g<br>2g | 每8h<br>每12h<br>每12h<br>每24h<br>每12h | 3~4h<br>3~4h<br>3~4h<br>3~4h<br>3~4h |
| 亚胺培南西司他丁 | ＞70ml/min<br>41~70ml/min<br>21~40ml/min<br>6~20ml/min或间断血透或腹透<br>连续肾脏替代治疗 | 500mg或1g<br>500mg或750mg<br>250mg或500mg<br>250mg或500mg<br>500mg | 每6h<br>每8h<br>每6h<br>每12h<br>每6h | 3h<br>3h<br>3h<br>3h<br>3h |
| 美罗培南 | ＞50ml/min<br>25~49ml/min<br>10~24ml/min<br>＜10ml/min或间断血透<br>连续肾脏替代治疗 | 1g或2g<br>1g或2g<br>500mg或1g<br>500mg或1g<br>1g或2g | 每8h<br>每12h<br>每12h<br>每24h，血透后给予<br>每12h | 3h<br>3h<br>3h<br>3h<br>3h |
| 头孢他啶阿维巴坦 | ＞50ml/min<br>31~50ml/min<br>16~30ml/min<br>6~15ml/min<br>＜5ml/min或间断血透<br>连续肾脏替代治疗 | 2.5g<br>1.25g<br>0.94g<br>0.94g<br>0.94g<br>1.25g | 每8h<br>每8h<br>每12h<br>每24h<br>每48h，血透后给予<br>每8h | 2h<br>2h<br>2h<br>2h<br>2h<br>2h |

肾功能不全患者抗菌药物应用调整方案

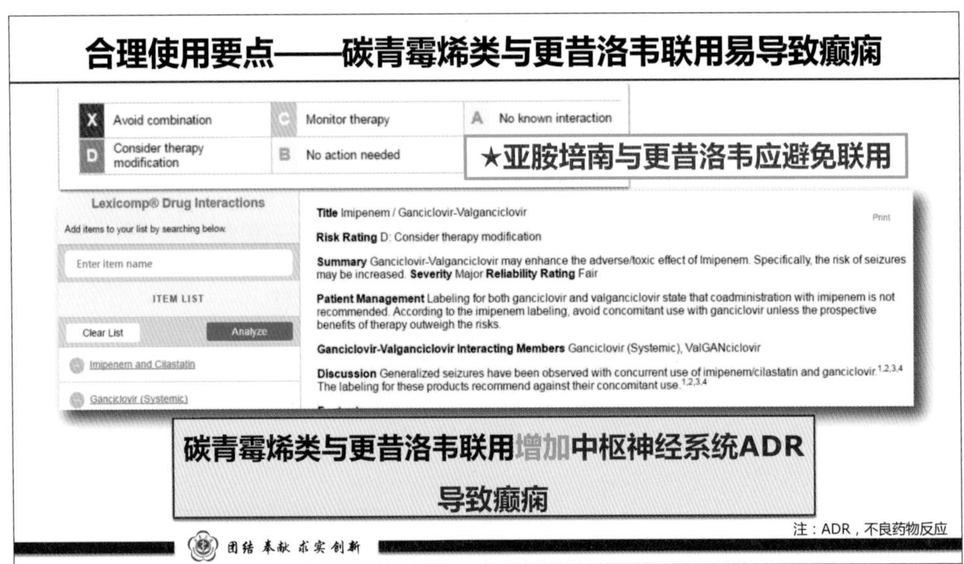


碳青霉烯类与更昔洛韦联用增加中枢神经系统不良药物反应，导致癫痫

## 合理使用要点

### 小结

1.碳青霉烯类使用前应邀请有权限医师会诊或查房

2.碳青霉烯类使用前应送检，并及时根据病原学结果降阶梯治疗

3.碳青霉烯类使用须有适应证

4.碳青霉烯类使用应根据特点进行选择

5.碳青霉烯类使用应注意用法用量与配伍

6.头孢菌素无需皮肤试验

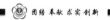

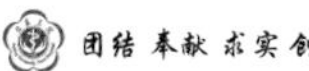


碳青霉烯类抗菌药物合理使用的要点总结

# 谢 谢

欢迎沟通讨论！

medical management lecture series 医务讲堂

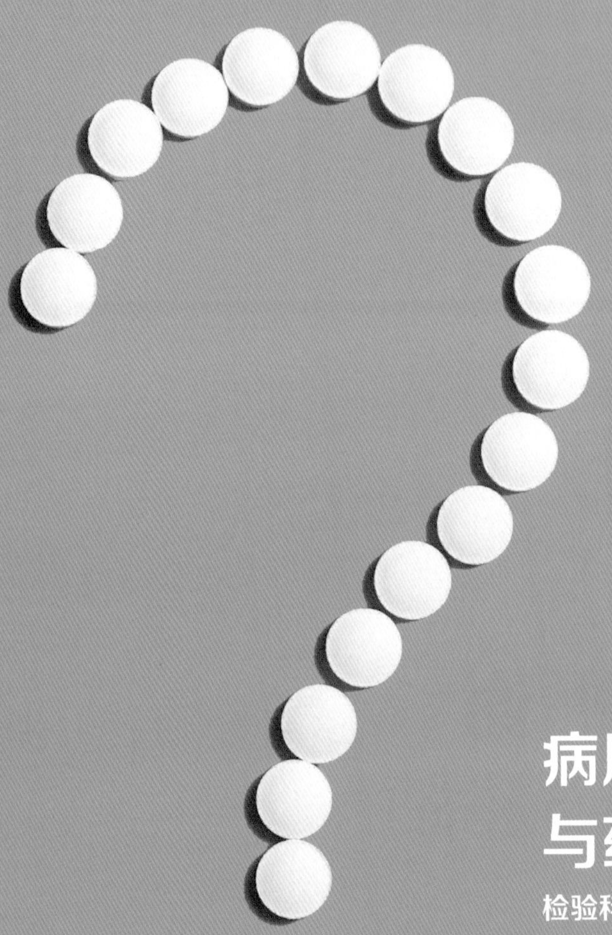

# 病原学规范送检与药敏报告解读

检验科 郑佳佳

---

耐药趋势分析

标本送检规范

药敏报告解读

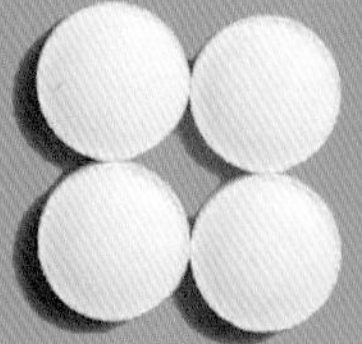

---

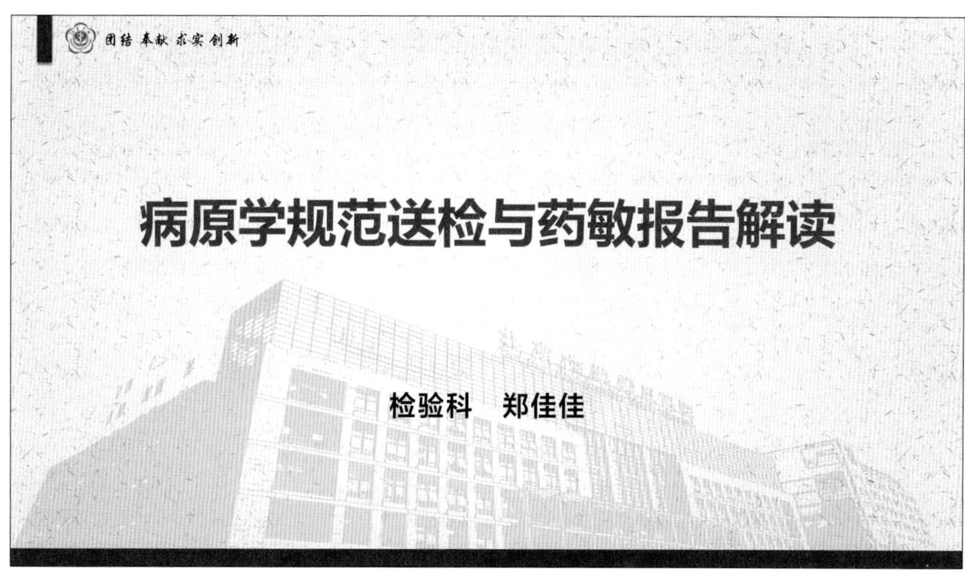
团结 奉献 求实 创新
病原学规范送检与药敏报告解读
检验科 郑佳佳

下面从检验科的角度与大家分享抗菌药物合理使用相关的内容

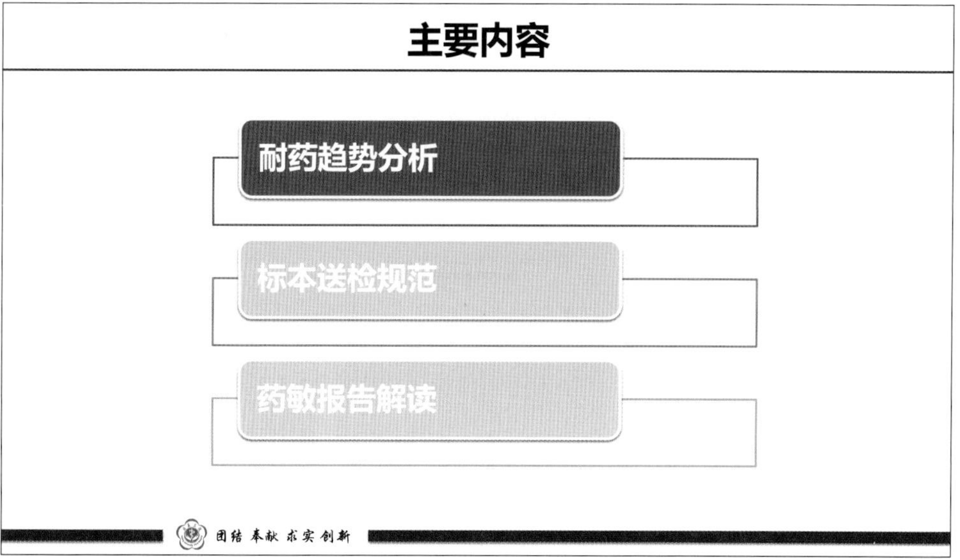


首先回顾细菌耐药的变化趋势

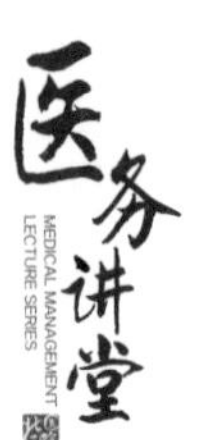



## 细菌耐药是全球面临的严峻公共卫生问题

- 细菌耐药：全球面临的公共卫生和临床问题
- 当前：**70万/年**，死于耐药菌感染
- 至2050年：**1000万人/年**，GDP损失**100万亿美元**

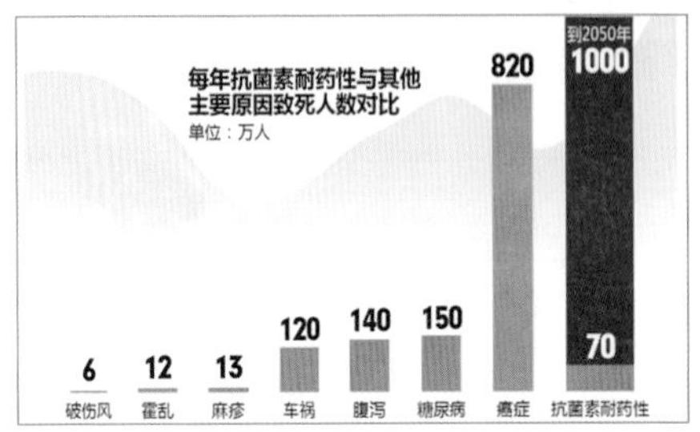



**感染所致死亡率排名：**

- **3GCREC**（三代头孢菌素耐药大肠埃希菌）、MRSA（耐甲氧西林金黄色葡萄球菌）、**CRPA**（碳青霉烯类耐药铜绿假单胞菌）、**3GCRKP**（三代头孢耐药肺炎克雷伯菌）、**CRKP**（碳青霉烯类耐药肺炎克雷伯菌）、VRE（万古霉素耐药肠球菌）

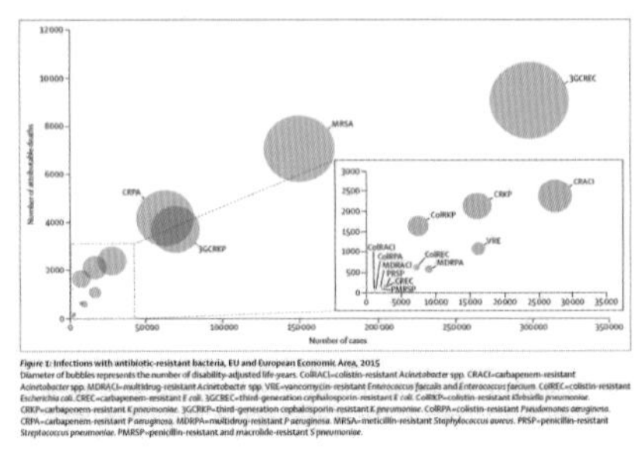



1.WHO. No time to wait:securing the future from drug-resistant infections. Report to the secretary-general of the United Nations, 2019.
2.Alessandro Cassini. Attributable deaths and disability-adjusted life-years caused by infections with antibiotic-resistant bacteria in the EU and the European Economic Area in 2015: a population-level modelling analysis.Lancet Infect Dis, 2019, 19(1):56-66.

团结 奉献 求实 创新

细菌耐药是全球面临的严峻公共卫生和临床问题，耐药细菌感染导致的高病死率需引起关注，其中三代头孢菌素耐药肠杆菌科细菌、碳青霉烯类耐药肠杆菌科细菌以及非发酵菌感染所带来的问题尤为严峻

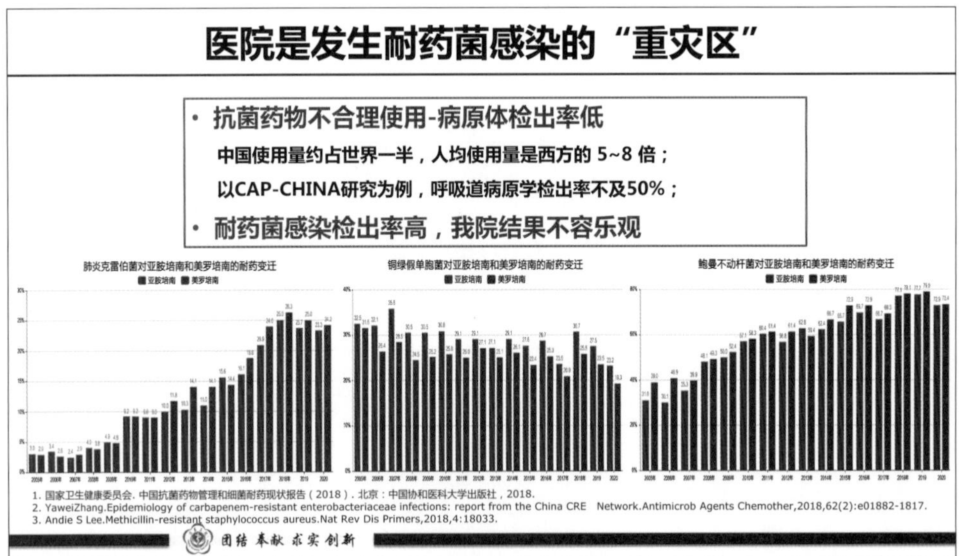

医院是发生耐药菌感染的“重灾区”
抗菌药物不合理使用-病原体检出率低
中国使用量约占世界一半，人均使用量是西方的 5~8 倍；
以CAP-CHINA研究为例，呼吸道病原学检出率不及50%；
耐药菌感染检出率高，我院结果不容乐观
肺炎克雷伯菌对亚胺培南和美罗培南的耐药变迁
铜绿假单胞菌对亚胺培南和美罗培南的耐药变迁
鲍曼不动杆菌对亚胺培南和美罗培南的耐药变迁
亚胺培南 美罗培南
1. 国家卫生健康委员会. 中国抗菌药物管理和细菌耐药现状报告（2018）. 北京：中国协和医科大学出版社，2018.
2. YaweiZhang.Epidemiology of carbapenem-resistant enterobacteriaceae infections: report from the China CRE Network.Antimicrob Agents Chemother,2018,62(2):e01882-1817.
3. Andie S Lee.Methicillin-resistant staphylococcus aureus.Nat Rev Dis Primers,2018,4:18033.
团结 奉献 求实 创新



目前抗菌药物的不合理使用、病原体检出率低以及多重耐药菌高分离率是医院抗菌药物管理中存在的突出问题

## 2020年我院分离的MDROs科室分布（665株）

| 科室 | 总计 | 占比% | CRAB | CRKPN | CRPA | MRSA | CRECO | VRE | PRSP |
|---|---|---|---|---|---|---|---|---|---|
| 总计 | 665 | | 259 | 187 | 112 | 81 | 16 | 7 | 3 |
| 占比% | | | 38.9% | 28.1% | 16.8% | 12.2% | 2.4% | 1.1% | 0.5% |
| 急诊科 | 226 | 34.0% | 94 | 80 | 29 | 20 | 1 | 2 | |
| 呼吸ICU | 102 | 15.3% | 48 | 32 | 18 | 4 | | | |
| 外科ICU | 69 | 10.4% | 47 | 6 | 7 | 8 | | | 1 |
| 急诊内科 | 40 | 6.0% | 12 | 14 | 9 | 3 | 1 | 1 | |
| 老年内科 | 36 | 5.4% | 7 | 14 | 13 | 2 | | | |
| 心内科 | 10 | 1.5% | 6 | 2 | 2 | | | | |
| 普通外科 | 18 | 2.7% | 5 | 3 | 5 | 1 | 4 | | |
| 其他 | 164 | 24.7% | 30 | 35 | 28 | 54 | 11 | 4 | 2 |

注：MDROs:多重耐药菌；CRAB:耐碳青霉烯类鲍曼不动杆菌；CRKPN:耐碳青霉烯类肺炎克雷伯菌；CRPA：耐碳青霉烯类铜绿假单胞菌；MRSA:耐甲氧西林金黄色葡萄球菌；CRECO：耐碳青霉烯类大肠埃希菌；VRE：耐万古霉素肠球菌；PRSP：耐青霉素肺炎链球菌

团结 奉献 求实 创新

2020 年我院分离的多重耐药菌主要分布在急诊科、呼吸 ICU、外科 ICU、老年内科等科室。多重耐药菌分离前几位细菌主要是耐碳青霉烯类鲍曼不动杆菌、耐碳青霉烯类肺炎克雷伯菌、耐碳青霉烯类铜绿假单胞菌、耐甲氧西林金黄色葡萄球菌等

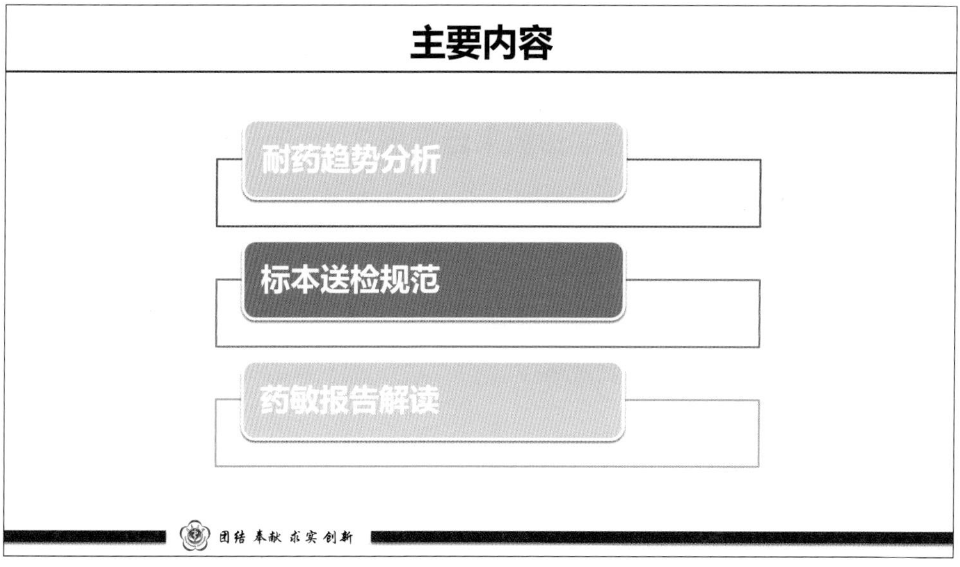


接下来介绍微生物标本送检规范

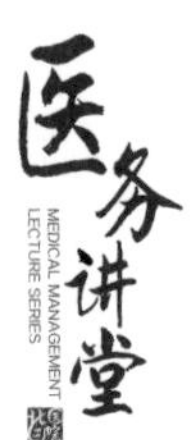




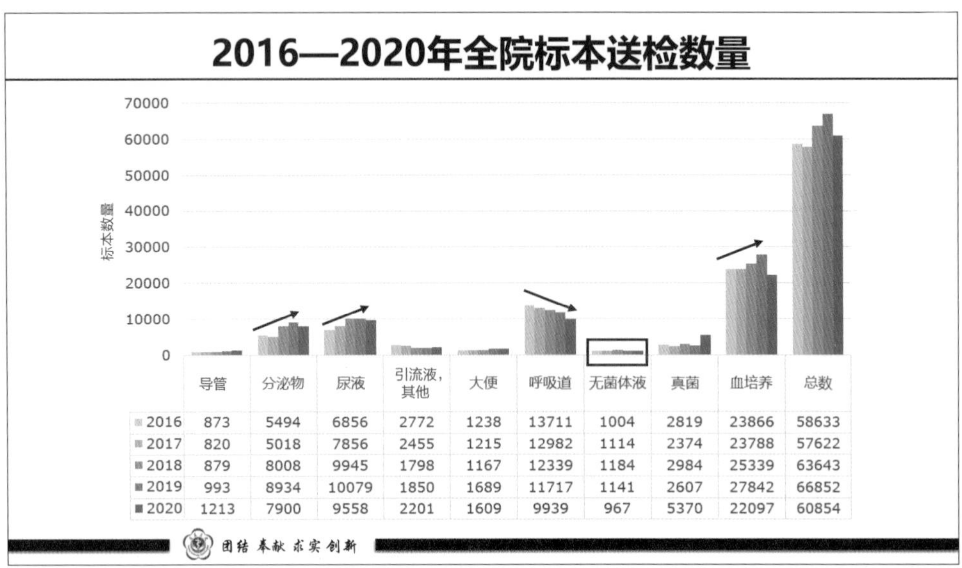


| | 导管 | 分泌物 | 尿液 | 引流液，其他 | 大便 | 呼吸道 | 无菌体液 | 真菌 | 血培养 | 总数 |
|---|---|---|---|---|---|---|---|---|---|---|
| 2016 | 873 | 5494 | 6856 | 2772 | 1238 | 13711 | 1004 | 2819 | 23866 | 58633 |
| 2017 | 820 | 5018 | 7856 | 2455 | 1215 | 12982 | 1114 | 2374 | 23788 | 57622 |
| 2018 | 879 | 8008 | 9945 | 1798 | 1167 | 12339 | 1184 | 2984 | 25339 | 63643 |
| 2019 | 993 | 8934 | 10079 | 1850 | 1689 | 11717 | 1141 | 2607 | 27842 | 66852 |
| 2020 | 1213 | 7900 | 9558 | 2201 | 1609 | 9939 | 967 | 5370 | 22097 | 60854 |

2016—2020 年我院微生物培养全血、尿液、分泌物标本送检量逐年提高，呼吸道标本送检量逐年下降。除必须按照政策要求完成微生物样本送检率的指标，也提倡临床形成自觉送检的文化，养成自觉送检的习惯

## 合格的标本最终决定着检验结果的可靠性

**快速、准确的病原学诊断来自哪里？**

- **选择合适的标本种类**（血液、组织、无菌体液）
- **留取合格的标本**（无菌操作、根据采集手册的要求）
- **有很高的诊断价值标本，鼓励多送检**（血、骨髓、脑脊液、关节液、胸腹腔穿刺液等）

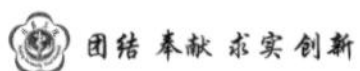


合格的标本最终决定微生物检验结果的可靠性，因此选择合适的标本种类、留取合格的标本，执行规范的操作流程可以快速、准确地进行病原学诊断。而血、骨髓、脑脊液、关节液、胸腹腔穿刺液等是具有很高诊断价值的标本，鼓励多送检

## 临床微生物开展项目及送检

- **标本保存**：尽快送检，**“不要你们来保存，我们来保存”**
- **送检时间：周一至周日**
  - **8:00-17:00** 送至微生物室（院内拨号6249）
  - **17:00以后** 送至地下一层急诊检验科（院内拨号4089/4090/4091)

团结 奉献 求实 创新

标本送检流程：尽快送检，无需科室自行保存

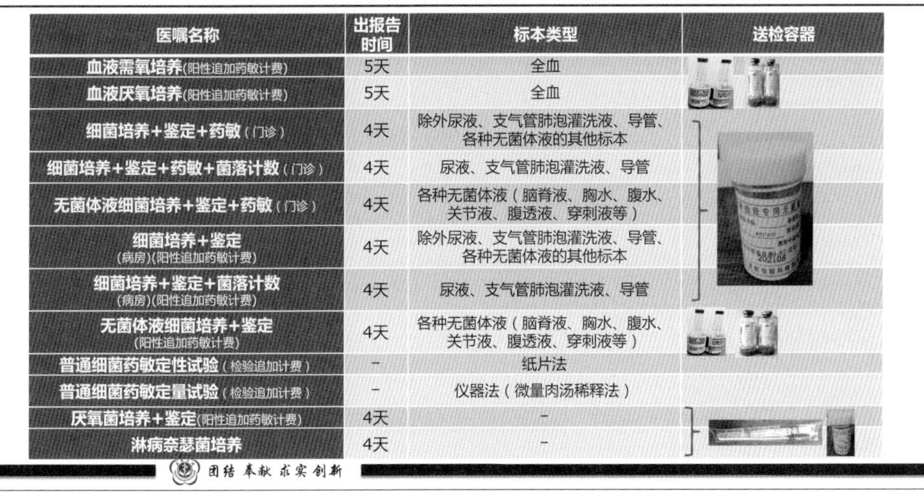

## 微生物开展项目及采集——细菌培养

| 医嘱名称 | 出报告时间 | 标本类型 | 送检容器 |
|---|---|---|---|
| 血液需氧培养(阳性追加药敏计费) | 5天 | 全血 | |
| 血液厌氧培养(阳性追加药敏计费) | 5天 | 全血 | |
| 细菌培养+鉴定+药敏（门诊） | 4天 | 除外尿液、支气管肺泡灌洗液、导管、各种无菌体液的其他标本 | |
| 细菌培养+鉴定+药敏+菌落计数（门诊） | 4天 | 尿液、支气管肺泡灌洗液、导管 | |
| 无菌体液细菌培养+鉴定+药敏（门诊） | 4天 | 各种无菌体液（脑脊液、胸水、腹水、关节液、腹透液、穿刺液等） | |
| 细菌培养+鉴定(病房)(阳性追加药敏计费) | 4天 | 除外尿液、支气管肺泡灌洗液、导管、各种无菌体液的其他标本 | |
| 细菌培养+鉴定+菌落计数(病房)(阳性追加药敏计费) | 4天 | 尿液、支气管肺泡灌洗液、导管 | |
| 无菌体液细菌培养+鉴定(阳性追加药敏计费) | 4天 | 各种无菌体液（脑脊液、胸水、腹水、关节液、腹透液、穿刺液等） | |
| 普通细菌药敏定性试验（检验追加计费） | - | 纸片法 | |
| 普通细菌药敏定量试验（检验追加计费） | - | 仪器法（微量肉汤稀释法） | |
| 厌氧菌培养+鉴定(阳性追加药敏计费) | 4天 | - | |
| 淋病奈瑟菌培养 | 4天 | - | |



临床微生物实验室开展的细菌培养项目涉及的医嘱名称、标本类型，以及对应的送检容器选择

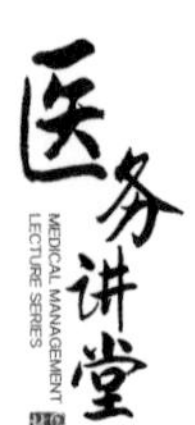




## 无菌体液如何提高阳性率

- **无菌体液**：脑脊液、胸水、腹水、关节液、腹透液、组织等
- **无菌体液增菌培养**：
  量少：无菌注入儿童瓶
  量多且怀疑厌氧菌：无菌注入需氧+厌氧瓶
- **医嘱**：无菌体液细菌培养+鉴定、厌氧菌培养+鉴定

病例: 老年女性，小针刀术后，右膝关节感染，穿刺液注射血培养瓶增菌培养，培养结果为Nocardia aobensis（奴卡菌）

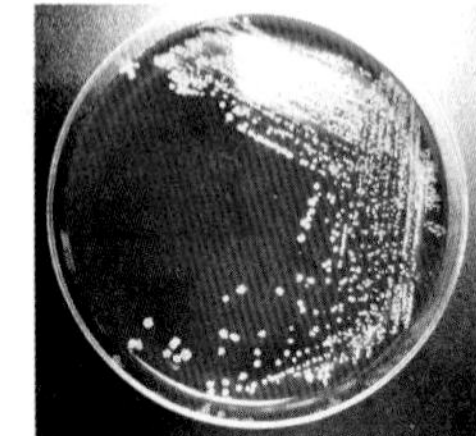

团结 奉献 求实 创新

无菌体液送检流程及注意事项，建议对无菌体液进行增菌培养，提高阳性率

## 微生物开展项目及采集——细菌涂片及其他

| 医嘱名称 | 出报告时间 | 标本类型 | 送检容器 |
|---|---|---|---|
| 涂片找淋球菌 | 2天 | 阴道分泌物、宫颈分泌物、尿道分泌物、分泌物 | |
| 涂片找细菌痰 | 2天 | 痰：咳痰、抽吸痰 | |
| 涂片找细菌 | 2天 | 大便（含菌群分析：球/杆比）、气管刷片 | |
| 涂片找细菌分泌物 | 2天 | 阴道分泌物、宫颈分泌物、尿道分泌物、分泌物 | |
| 涂片找细菌浓缩集菌 | 2天 | 胸水、腹水、支气管肺泡灌洗液、穿刺液、脑脊液、尿液、伤口中心标本等 | |
| 支原体培养+药敏 | 4天 | 分泌物、尿液 | |
| 大便培养(阳性追加药敏计费) | 4天 | 大便 | |
| “O2”培养+动力 | — | 动力0.5h出报告；培养24h后报告；阳性结果报区疾病预防控制中心（CDC） | |

团结 奉献 求实 创新

临床微生物实验室开展的涂片找菌等项目涉及的医嘱名称、标本类型，以及对应的送检容器选择

## 微生物开展项目及采集——真菌相关检测

| 医嘱名称 | 出报告时间 | 标本类型 | 送检容器 |
|---|---|---|---|
| 真菌荧光染色 | 2天 | 各种标本 | |
| 肺孢子菌六胺银染色 | 5天 | 痰、肺泡灌洗液 | |
| 真菌培养+鉴定+药敏（门诊） | 5~7天 | 除外尿液、支气管肺泡灌洗液、导管、各种无菌体液的其他标本 | |
| 真菌培养+鉴定+药敏+菌落计数（门诊） | 5~7天 | 尿液、支气管肺泡灌洗液、导管 | |
| 无菌体液真菌培养+鉴定+药敏（门诊） | 5~7天 | 各种无菌体液（脑脊液、胸水、腹水、关节液、腹透液、穿刺液等），脑脊液，骨髓样本1个月出报告 | |
| 真菌培养+鉴定 (阳性追加药敏计费) | 5~7天 | 除外尿液、支气管肺泡灌洗液、导管、各种无菌体液的其他标本 | |
| 真菌培养+鉴定+菌落计数 (病房)(阳性追加药敏计费) | 5~7天 | 尿液、支气管肺泡灌洗液、导管 | |
| 无菌体液真菌培养+鉴定 (阳性追加药敏计费) | 5~7天 | 各种无菌体液（脑脊液、胸水、腹水、关节液、腹透液等），脑脊液，骨髓样本1个月出报告 | |
| 血液真菌培养+鉴定 (阳性追加药敏计费) | 42天 | 全血 | 结核真菌瓶送检适用：全身感染患者，免疫抑制患者，怀疑条件致病菌，酵母菌、双相真菌、分枝杆菌所致败血症 |
| 真菌药敏试验（检验追加计费） | — | 微量肉汤稀释法 | |
| G试验（1,3-β-D-葡聚糖试验） | 2天 | 专用无热原管送检 | |
| GM试验（半乳甘露聚糖抗原检测） | 3天 | 血清，肺泡灌洗液每周二、五做 | |

团结 奉献 求实 创新

临床微生物实验室开展的真菌检测项目涉及的医嘱名称、标本类型，以及对应的送检容器选择

## 微生物开展项目及采集——结核及其他快速检测

| 医嘱名称 | 出报告时间 | 标本类型 | 送检容器 |
|---|---|---|---|
| 涂片找结核菌 | 2天 | 痰、气管刷片、大便、分泌物 | |
| 涂片找结核菌浓缩集菌 | 2天 | 尿液、胸水、腹水、支气管肺泡灌洗液、穿刺液、脑脊液、伤口中心标本等 | |
| 淋巴细胞培养+干扰素测定 | 2天 | 全血必须抽够4ml<br>周一至周四上午12:30之前收样 | |
| 沙眼衣原体抗原 | 4天 | 精液、尿液、分泌物 | |
| 淋病奈瑟菌检测 | 当天 | 分泌物 | |
| 尿肺炎链球菌抗原快速检测 | 当天 | 尿液 | |
| 粪便轮状病毒检测 | 当天 | 大便 | |
| 难辨梭菌毒素与抗原测定 | 2天 | 大便 | |
| 新型隐球菌荚膜抗原测定 | 当天 | 血清、脑脊液、支气管肺泡灌洗液 | |
| 呼吸道病原菌核酸检测 | 2天 | 痰和支气管肺泡灌洗液 | |
| 呼吸道病原体核酸检测（病毒/支原体/衣原体） | 2天 | 咽拭子 | |

团结 奉献 求实 创新

临床微生物实验室开展的结核及其他感染检测项目涉及的医嘱名称、标本类型，以及对应的送检容器选择

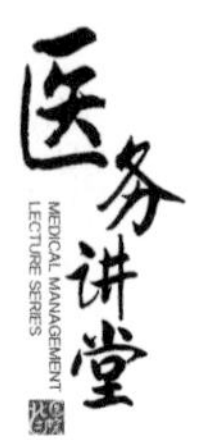

团结 奉献 求实 创新

# 标本采集注意事项及常见错误举例

团结 奉献 求实 创新

下面着重强调标本采集的注意事项

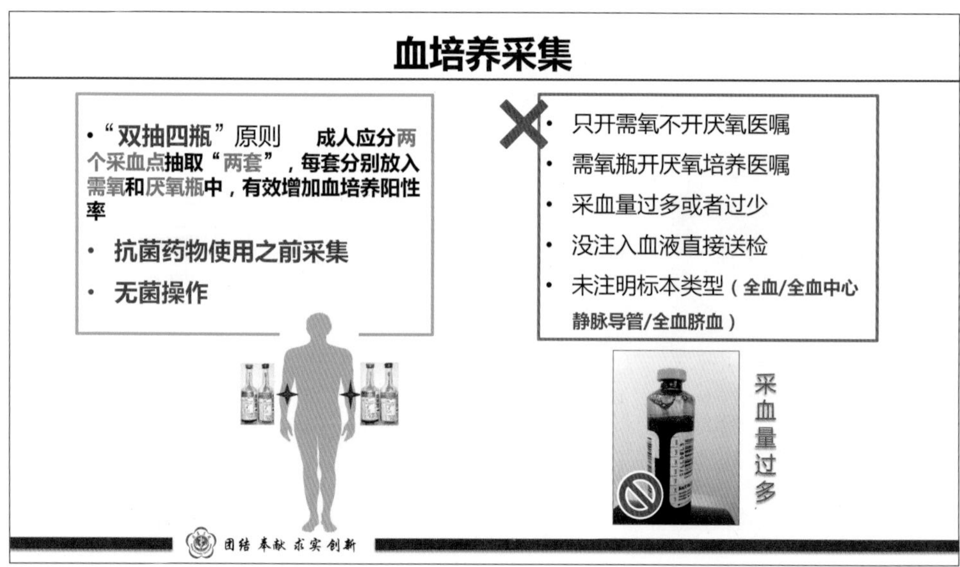


1. 血培养建议贯彻“双抽四瓶”原则：即成人应分两个采血点抽取“两套”血培养，每套分别注入需氧和厌氧瓶中，有效增加血培养阳性率。注意须在抗菌药物使用之前采集，无菌操作

2. 临床采集血培养一些错误举例：错开医嘱、采血量过多或过少、未注明标本类型等

# 尿培养采集

- 留取清洁中段尿
- 采集留置导尿管尿液
  - 夹住导尿管10~20 min后，用75%酒精消毒导管采集部位；
  - 用注射器无菌采集5~10 ml尿液；
  - 将尿液转入带螺帽无菌容器

- 没有无菌留取尿液（普通尿管）
- 从集尿袋中采集标本
- 从长期留置尿管内获取的标本：可能有定植菌污染

未使用无菌容器

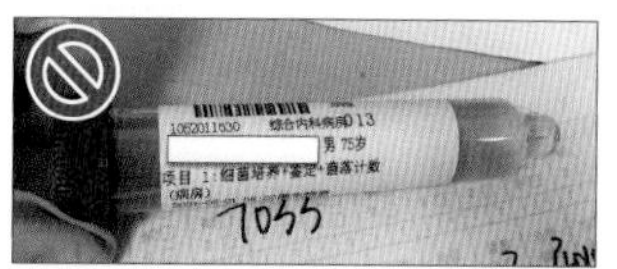

 团结 奉献 求实 创新

尿培养注意留取清洁中段尿，不建议从长期留置尿管内获取标本（存在定植菌污染风险），不建议从集尿袋中采集标本

# 拭子如何正确使用

- 外科标本不应采用拭子，尽量送组织、抽吸物
- 尿管、导管、腹腔引流液等不应采用拭子
- 夜间送检拭子采样建议用特殊转运拭子（保湿）
- 不推荐鼻咽拭子做普通细菌培养（特殊细菌除外，如百日咳鲍特菌、脑膜炎奈瑟菌)
- 不单独选用咽拭子标本诊断上呼吸道感染

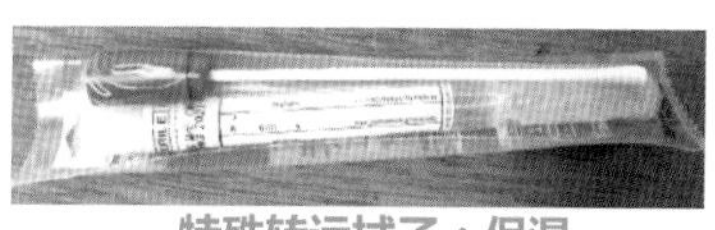

特殊转运拭子：保湿

腹腔引流液使用拭子采集

 团结 奉献 求实 创新

外科标本不应采用拭子，尽量送检组织、抽吸物。尿管、导管、腹腔引流液等标本不应采用拭子采集。不推荐使用鼻咽拭子进行普通细菌培养。不单独选用咽拭子标本诊断上呼吸道感染。夜间送样建议使用特殊转运拭子保湿

## 厌氧菌培养如何送

| 可接收标本 | 拒收标本 |
| --- | --- |
| **抽取物**（用注射器）、**支气管镜保护性毛刷** | 痰、支气管肺泡灌洗液、气管内抽吸物、气管切口分泌物 |
| **鼻窦**（抽取） | 鼻咽拭子、鼻窦冲洗或拭子不能作鼻窦炎的病原学诊断 |
| **尿液**（耻骨上穿刺膀胱尿液） | 尿液（排出或从导管导出） |
| **后穹隆穿刺液、输卵管液或组织**（抽吸/活检标本）、**胎盘组织**（通过剖宫产手术）、**宫内节育器**（针对放线菌属）、**前庭大腺分泌物** | 会阴拭子、宫颈分泌物、恶露、阴道或外阴分泌物、前列腺液或精液、尿道分泌物 |
| **血液、骨髓、外科**（术中抽取物或组织） | |

中国卫生行业标准——临床微生物学检验样本的采集和转运. WS / T640-2018.

团结 奉献 求实 创新

厌氧菌培养送检可接收标本及拒收标本细目

## 呼吸道“病原体”vs.“病原菌”核酸

**呼吸道病原体核酸**
**（病毒/支原体/衣原体）**

- 甲型流感病毒（H1N1/H3N2）
- 乙型流感病毒
- 呼吸道合胞病毒
- 人副流感病毒（1/2/3）
- 腺病毒（B/E）
- 肺炎支原体
- 肺炎衣原体

**标本首选**：**咽拭子**（需特殊采样器）
**其次**：支气管肺泡灌洗液、痰（不推荐）

**呼吸道病原菌核酸**
**（细菌）**

- 肺炎链球菌
- 金黄色葡萄球菌
- 耐甲氧西林葡萄球菌
- 肺炎克雷伯菌
- 铜绿假单胞菌
- 鲍曼不动杆菌
- 嗜麦芽窄食单胞菌
- 流感嗜血杆菌

**标本：支气管肺泡灌洗液、痰**

团结 奉献 求实 创新

临床送检过程中需要注意区分“呼吸道病原体核酸检测”及“呼吸道病原菌核酸检测”各自的项目范畴、适宜送检标本，以及采样容器选择

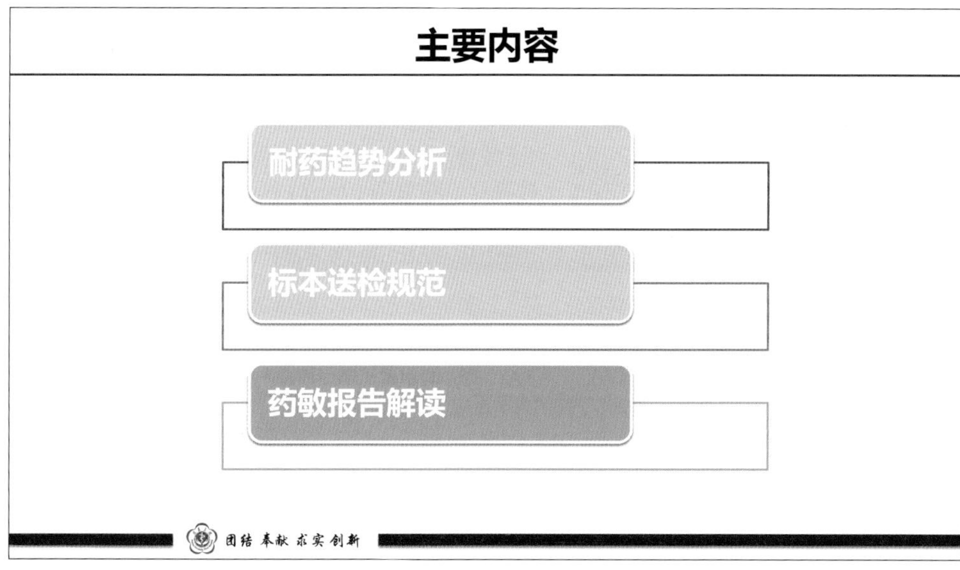


最后讲解一下药物敏感（药敏）报告的基本内容

## 药敏当中的MIC值

**什么是MIC？**

**MIC：最低抑菌浓度**
（minimal inhibitory concentration）

- 指体外完全抑制细菌生长所需的抗菌药物最低浓度
- MIC 是判断药物活性最基本的指标，所指的浓度一般为血药浓度

**MIC可以用来做什么？**

**预测治疗效果，选择合适的抗菌药物**

- **MIC低**：表示该抗菌药物对该病原体敏感性高
- **MIC高**：表示该病原体对该抗菌药物敏感性低，具有潜在耐药性

**帮助计算PK/PD参数，指导个体化治疗**

- 结合患者PK、PD常数，制订最适合患者的个体化用药剂量和疗程

注：PK，药代动力学；PD，药效动力学

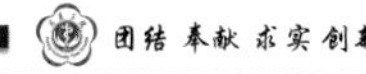
团结 奉献 求实 创新

MIC 值指体外完全抑制细菌生长所需的抗菌药物最低浓度。MIC 值可以预测抗菌药物治疗结果，并作为重要参数指导个体化抗感染治疗

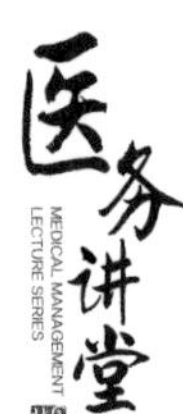


## MIC值与折点、ECV

**折点（breakpoint）**

能预测临床治疗效果，用以判断敏感、中介、剂量依赖型敏感、耐药、非敏感的最低抑菌浓度（MIC）或者抑菌圈直径（mm）的数值

**流行病学界值（epidemiological cutoff value, ECV）**

- **ECV 的定义**：将微生物群体区分为有或无获得性耐药的MIC值或抑菌圈直径，是群体敏感性的上限。根据ECV，可将菌株分为野生型和非野生型。
- **野生型（wild-type；WT）**：根据ECV值，将抗菌药物（包括抗真菌药物）评估中未获得耐药机制或无敏感性下降的菌株定义为野生型
- **非野生型（non-wild-type；NWT）**：根据ECV值，将抗菌药物（包括抗真菌药物）评估中获得了耐药机制或存在敏感性下降的菌株，定义为非野生型

团结 奉献 求实 创新

1. 折点是用来判断病原菌对药物敏感、中介或者耐药的标准，是临床选择抗菌药物治疗感染的重要依据。临床折点来源于感染患者的前瞻性临床研究，通过比较不同 MIC 值病原菌的临床预后得出。目前我国药敏试验参考美国临床和实验室标准化协会（Clinical and Laboratory Standards Institute, CLSI）以及欧洲药敏试验委员会（European Committee on Antimicrobial Susceptibility Testing, EUCAST）每年颁布的标准，尚缺乏本国药敏试验参考标准

2. 流行病学界值是指用于区分野生株菌群和获得性或选择性耐药菌群的 MIC 值。这种折点的数据来源是中至大样本量并足以描述野生株菌群的体外 MIC 数据。野生型菌株指不携带任何针对测试药物或与测试药物有相同作用机制的药物的获得性或选择性耐药的菌株

## 敏感、中介、耐药的概念

- **敏感（susceptible，S）**

  当抗菌药物对分离株的MIC值或抑菌圈直径处于敏感范围时，使用推荐剂量进行治疗，**该药在感染部位通常达到的浓度可抑制被测菌的生长，临床治疗可能有效**

- **中介（intermediate，I）**

  当菌株的MIC值或抑菌圈直径处于中介时，该数值接近药物在血液和组织中达到的浓度，从而治疗反应率低于敏感菌群。**该分类意味着采用高于常规剂量治疗时或在药物生理浓集的部位，临床治疗可能有效。**该分类同样可作为“缓冲域”，以防止由微小、不可控的技术因素导致的重大偏差，尤其是毒性范围较窄的药物

- **剂量依赖型敏感（susceptible-dose dependent，SDD）**

  细菌菌株对抗菌药物的敏感性依赖于抗菌药物的剂量。当某种药物对菌株的MIC或抑菌圈直径在SDD 范围时，**临床可通过提高剂量和（或）增加给药频率等修正给药方案以达到临床疗效**

- **耐药（resistant，R）**

  当抗菌药物对分离株的MIC值或抑菌圈直径处于该分类范围时，**使用常规治疗方案，该药在感染部位所达到的药物浓度不能抑制细菌的生长**，和（或）被测菌株获得特殊耐药机制，且治疗性研究显示该药临床疗效不确切

团结 奉献 求实 创新

根据药敏临床折点，将抗菌药物对不同细菌的作用效果分为敏感、中介、剂量依赖型敏感、耐药四种类型，具体定义如上

## 药敏报告提供的药物和日常想用的药物不一致是为什么？

**答：目前MIC法主要采用自动化仪器操作，药敏卡片是商品化的，药物不可定制。**

**如何解决：**

**1.已根据本院药品目录进行补充药敏试验**

**2.相同类别药物可根据药敏报告进行推导**

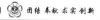


目前北京大学第三医院抗菌药物敏感试验主要采用自动化仪器MIC法，也会根据院内药品目录进行补充药敏试验以辅助临床治疗

## 药敏报告上的药物

| 肠杆菌 | 药物类型 |
| --- | --- |
| 头孢呋辛 | 二代头孢 |
| 头孢他啶 | 三代头孢 |
| 头孢曲松 | |
| 头孢吡肟 | 四代头孢 |
| 头孢西丁 | 头霉素 |
| 阿莫西林/克拉维酸 | β-内酰胺类/酶抑制剂复合物 |
| 哌拉西林/他唑巴坦 | |
| 头孢哌酮/舒巴坦 | |
| 厄他培南 | 碳青霉烯类 |
| 亚胺培南 | |
| 美罗培南 | |
| 阿米卡星 | 氨基糖苷类 |
| 替加环素 | 甘氨酰环素类 |
| 左氧氟沙星 | 氟喹诺酮类 |
| 环丙沙星 | |
| 米诺环素 | 四环素类 |
| 甲氧苄啶/磺胺甲噁唑 | 磺胺类 |

| 非发酵菌 | 药物类型 |
| --- | --- |
| 头孢他啶 | 三代头孢 |
| 头孢吡肟 | 四代头孢 |
| 氨曲南 | |
| 亚胺培南 | 碳青霉烯类 |
| 美罗培南 | |
| 哌拉西林/他唑巴坦 | β-内酰胺类/酶抑制剂复合物 |
| 替卡西林/克拉维酸 | |
| 头孢哌酮/舒巴坦 | |
| 阿米卡星 | 氨基糖苷类 |
| 妥布霉素 | |
| 替加环素 | 甘氨酰环素类 |
| 多西环素 | 四环素类 |
| 米诺环素 | |
| 黏菌素 | 多肽类 |
| 环丙沙星 | 氟喹诺酮类 |
| 左氧氟沙星 | |
| 甲氧苄啶/磺胺甲噁唑 | 磺胺类 |

| 革兰阳性菌 | 药物类型 |
| --- | --- |
| 氨苄西林 | 青霉素类 |
| 青霉素G | |
| 苯唑西林 | |
| 头孢洛林 | 五代头孢 |
| 庆大霉素 | 氨基糖苷类 |
| 替加环素 | 甘氨酰环素类 |
| 红霉素 | 大环内酯类 |
| 克林霉素 | 林可酰胺类 |
| 利福平 | |
| 万古霉素 | 糖肽类 |
| 替考拉宁 | |
| 达托霉素 | 环脂肽类 |
| 左氧氟沙星 | 氟喹诺酮类 |
| 莫西沙星 | |
| 利奈唑胺 | 噁唑烷酮类 |
| 甲氧苄啶/磺胺甲噁唑 | 磺胺类 |
| 诱导性克林霉素耐药性 | |
| 高水平庆大霉素协同 | |
| 头孢西丁筛选 | |

团结 奉献 求实 创新

商品化的药敏卡目前基本能够涵盖常见的抗菌药物

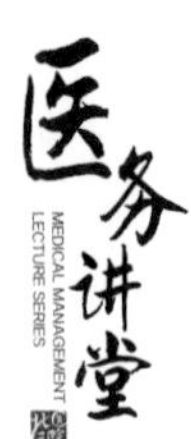




## CRE定义

**即：碳青霉烯类耐药肠杆菌科细菌（carbapenem-resistant enterobacteriaceae，CRE）**

- 对亚胺培南、美罗培南、厄他培南或多利培南任何一种碳青霉烯类抗生素耐药；
- 产碳青霉烯酶肠杆菌科细菌；
- 对于天然对亚胺培南非敏感的细菌（如摩根菌、变形菌属、普罗威登菌属），需要参考除亚胺培南外的其他碳青霉烯类抗菌药物。

美国CDC,2015

团结 奉献 求实 创新

碳青霉烯类耐药肠杆菌科细菌（carbapenem-resistant enterobacteriaceae, CRE）定义

## CRE药敏

送检项目：　培养＋药敏

细菌鉴定结果：　肺炎克雷伯菌 黏菌素结果仅供参考

| 抗生素 | 方法 | 结果 | 单位 | 药敏 | 抗生素 | 方法 | 结果 | 单位 | 药敏 |
|---|---|---|---|---|---|---|---|---|---|
| 阿米卡星 | MIC | ≤ 2 | μg/ml | 敏感 | 厄他培南 | K–B | 6 | mm | 耐药 |
| 氨曲南 | MIC | ≥ 64 | μg/ml | 耐药 | 头孢曲松 | K–B | 6 | mm | 耐药 |
| 头孢哌酮/舒巴坦 | MIC | ≥ 64 | μg/ml | 耐药 | 环丙沙星 | MIC | ≥ 4 | μg/ml | 耐药 |
| 阿莫西林/克拉维酸 | K–B | 6 | mm | 耐药 | 多西环素 | MIC | 8 | μg/ml | 中介 |
| 头孢吡肟 | MIC | ≥ 32 | μg/ml | 耐药 | 亚胺培南 | MIC | ≥ 16 | μg/ml | 耐药 |
| 左旋氧氟沙星 | MIC | ≥ 8 | μg/ml | 耐药 | 美罗培南 | MIC | ≥ 16 | μg/ml | 耐药 |
| 米诺环素 | MIC | ≥ 16 | μg/ml | 耐药 | 复方新诺明 | MIC | ≤ 20 | μg/ml | 敏感 |
| 头孢他啶 | MIC | ≥ 64 | μg/ml | 耐药 | 妥布素 | MIC | ≤ 1 | μg/ml | 敏感 |
| 哌拉西林/他唑巴坦 | MIC | ≥ 128 | μg/ml | 耐药 | 替加环素 | MIC | 2 | μg/ml | 敏感 |
| 头孢他啶/阿维巴坦 | K–B | 22 | mm | 耐药 | 黏菌素 | MIC | ≤ 0.5 | | 敏感 |

送检项目：　细菌培养＋鉴定（病房）

细菌鉴定结果：　上皮细胞 <10/LPF，白细胞 >25/LPF，标本合格

细菌鉴定结果：　肺炎克雷伯菌 3+，CRE，拉丝试验阴性

注：LPF，每低倍镜视野

- **CRE**：对所有β-内酰胺类、β-内酰胺类/酶抑制剂复合物耐药
- **肺炎克雷伯菌拉丝试验**：高黏液表型

28

团结 奉献 求实 创新

1.CRE 药敏报告解读：对亚胺培南、美罗培南、厄他培南任何一种碳青霉烯类抗生素耐药，即判为 CRE。CRE 意味着对所有 β- 内酰胺类、β- 内酰胺类 / 酶抑制剂复合物（新药除外）耐药，不建议使用以上药物治疗

2. 肺炎克雷伯菌拉丝试验阳性代表具有高黏液表型

## 碳青霉烯类耐药铜绿假单胞菌（CRPA）

送检项目：　培养＋药敏

细菌鉴定结果：　铜绿假单胞菌 CRPA，粘菌素结果仅供参考

| 抗生素 | 方法 | 结果 | 单位 | 药敏 | 抗生素 | 方法 | 结果 | 单位 | 药敏 |
|---|---|---|---|---|---|---|---|---|---|
| 哌拉西林/他唑巴坦 | MIC | 16 | μg/ml | 敏感 | 替卡西林/克拉维酸 | MIC | ≥128 | μg/ml | 耐药 |
| 头孢他啶 | MIC | 2 | μg/ml | 敏感 | 头孢吡肟 | MIC | 8 | μg/ml | 敏感 |
| 亚胺培南 | MIC | 8 | μg/ml | 耐药 | 美罗培南 | MIC | ≥16 | μg/ml | 耐药 |
| 黏菌素 | MIC | ≤0.5 | μg/ml | 敏感 | 头孢哌酮/舒巴坦 | MIC | 32 | μg/ml | 中介 |
| 妥布霉素 | MIC | ≤1 | μg/ml | 敏感 | 阿米卡星 | MIC | ≤2 | μg/ml | 敏感 |
| 环丙沙星 | MIC | 2 | μg/ml | 耐药 | 左旋氧氟沙星 | MIC | ≥8 | μg/ml | 耐药 |

送检项目：　细菌培养＋鉴定（病房）

细菌鉴定结果：　上皮细胞 >25/LPF，标本不合格

细菌鉴定结果：　铜绿假单胞菌 1+

- CRPA：可只对碳青霉烯类药物耐药，而三、四代头孢菌素、β-内酰胺类/酶抑制剂复合物敏感，耐药机制可能不是产碳青霉烯酶（孔蛋白低表达）

团结　奉献　求实　创新

1. 碳青霉烯类耐药铜绿假单胞菌（CRPA）药敏解读：对亚胺培南或美罗培南任一耐药可判为 CRPA
2. CRPA 不同于 CRE，可出现复杂耐药表型：例如可只对碳青霉烯类药物耐药，而三、四代头孢菌素、β- 内酰胺类 / 酶抑制剂复合物敏感，耐药机制可能不是产碳青霉烯酶，而是孔蛋白低表达或其他机制

## 耐甲氧西林金黄色葡萄球菌（MRSA）

送检项目：　培养＋药敏

细菌鉴定结果：　金黄色葡萄球菌 MRSA

| 抗生素 | 方法 | 结果 | 单位 | 药敏 | 抗生素 | 方法 | 结果 | 单位 | 药敏 |
|---|---|---|---|---|---|---|---|---|---|
| 万古霉素 | MIC | 1 | μg/ml | 敏感 | 复方新诺明 | MIC | ≤10 | μg/ml | 敏感 |
| 利福平 | MIC | ≥32 | μg/ml | 耐药 | 庆大霉素 | MIC | ≤0.5 | μg/ml | 敏感 |
| 左旋氧氟沙星 | MIC | ≤0.12 | μg/ml | 敏感 | 红霉素 | MIC | ≤0.25 | μg/ml | 敏感 |
| 苯唑西林 | MIC | ≥4 | μg/ml | 耐药 | 青霉素 | MIC | ≥0.5 | μg/ml | 耐药 |
| 替考拉宁 | MIC | 2 | μg/ml | 敏感 | 克林霉素 | MIC | ≥4 | μg/ml | 耐药 |
| 莫西沙星 | MIC | ≤0.25 | μg/ml | 敏感 | 替加环素 | MIC | ≤0.12 | μg/ml | 敏感 |
| 头孢西丁筛选 | MIC | POS | | 阳性 | 诱导克林霉素耐药 | MIC | NEG | | 阴性 |

送检项目：　细菌培养＋鉴定（病房）

细菌鉴定结果：　上皮细胞 10~25/LPF，标本可接受

细菌鉴定结果：　金黄色葡萄球菌 1+

POS，阳性；NEG，阴性

MRSA：
- 苯唑西林耐药或头孢西丁筛选阳性
- 提示葡萄球菌属对β-内酰胺类药物（除头孢洛林外）全部耐药

团结　奉献　求实　创新

耐甲氧西林金黄色葡萄球菌（MRSA）：苯唑西林耐药或头孢西丁筛选阳性即可判定为 MRSA，MRSA 提示金黄色葡萄球菌对 β- 内酰胺类药物（除头孢洛林外）全部耐药

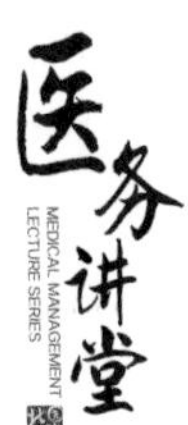




## 肠球菌药敏

送检项目： 培养+药敏

细菌鉴定结果： 粪肠球菌(D群)

| 抗生素 | 方法 | 结果 | 单位 | 药敏 | 抗生素 | 方法 | 结果 | 单位 | 药敏 |
|---|---|---|---|---|---|---|---|---|---|
| 氨苄西林 | MIC | ≤2 | μg/ml | 敏感 | 红霉素 | MIC | ≥8 | μg/ml | 耐药 |
| 左旋氧氟沙星 | MIC | 1 | μg/ml | 敏感 | 青霉素 | MIC | 2 | μg/ml | 敏感 |
| 替考拉宁 | MIC | ≤0.5 | μg/ml | 敏感 | 万古霉素 | MIC | ≤0.5 | μg/ml | 敏感 |
| 利奈唑胺 | MIC | 1 | μg/ml | 敏感 | 替加环素 | MIC | ≤0.12 | μg/ml | 敏感 |
| 达托霉素 | MIC | 4 | μg/ml | 中介 | 庆大霉素高水平协同 | MIC | SYN-S | | 敏感 |

送检项目： 细菌培养+鉴定+菌落计数（病房）

细菌鉴定结果： 粪肠球菌(D群) 2万CFU/ml

SYN-S，协同敏感

**庆大霉素高水平协同：**
阳性提示高水平的氨基糖苷类（庆大霉素和链霉素）无效，不能与氨苄西林、青霉素或万古霉素联合使用（感染性心内膜炎治疗）

**为何没有头孢菌素？**
对于肠球菌，头孢菌素、氨基糖苷类（筛选高水平耐药除外）、克林霉素和复方新诺明可显示体外活性，但临床上无效，因此不应该报告敏感

团结 奉献 求实 创新

1. 肠球菌药敏中庆大霉素高水平协同试验：阳性提示高水平的氨基糖苷类（庆大霉素和链霉素）无效，不能与氨苄西林、青霉素或万古霉素联合使用（感染性心内膜炎治疗）
2. 对于肠球菌，头孢菌素、氨基糖苷类（筛选高水平耐药除外）、克林霉素和复方新诺明可显示体外活性，但临床上无效，因此不应该报告敏感

## 肺炎链球菌青霉素药敏

**青霉素折点：因感染类型（脑膜炎和非脑膜炎）、剂型不同（口服、静脉）而不同**

| 抗微生物药物 | 纸片含药量 | 抑菌圈直径折点mm | | | MIC折点μg/ml | | |
|---|---|---|---|---|---|---|---|
| | | S | I | R | S | I | R |
| 青霉素 | 每片1μg苯唑西林 | ≥20 | - | - | - | - | - |
| 青霉素注射剂(非脑膜炎) | - | - | - | - | ≤2 | 4 | ≥8 |
| 青霉素注射剂(脑膜炎) | - | - | - | - | ≤0.06 | - | ≥0.12 |
| 青霉素(口服) | - | - | - | - | ≤0.06 | 0.12~1 | ≥2 |
| 头孢噻肟/头孢曲松(脑膜炎) | | | | | ≤0.5 | 1 | ≥2 |
| 头孢噻肟/头孢曲松(非脑膜炎) | | | | | ≤1 | 2 | ≥4 |

团结 奉献 求实 创新

肺炎链球菌青霉素折点因感染类型（脑膜炎和非脑膜炎）、剂型不同（口服、静脉）而不同，需要区分

## 肺炎链球菌药敏

青霉素注射剂（非脑膜炎）

送检项目：培养 + 药敏

细菌鉴定结果：肺炎链球菌

青霉素注射剂（脑膜炎）

| 抗生素 | 方法 | 结果 | 单位 | 药敏 | 抗生素 | 方法 | 结果 | 单位 | 药敏 |
|---|---|---|---|---|---|---|---|---|---|
| 青霉素 - 其他 | MIC | ≤ 0.06 | μg/ml | 敏感 | 青霉素 G- 脑膜炎 | MIC | ≤ 0.06 | μg/ml | 敏感 |
| 青霉素 - 口服 | MIC | ≤ 0.06 | μg/ml | 敏感 | 阿莫西林 | MIC | ≤ 0.06 | μg/ml | 敏感 |
| 头孢噻肟 - 脑膜炎 | MIC | ≤ 0.06 | μg/ml | 敏感 | 头孢曲松 - 脑膜炎 | MIC | ≤ 0.06 | μg/ml | 敏感 |
| 美罗培南 | MIC | ≤ 0.06 | μg/ml | 敏感 | 厄他培南 | MIC | ≤ 0.5 | μg/ml | 敏感 |
| 万古霉素 | MIC | ≤ 1 | μg/ml | 耐药 | 红霉素 | MIC | ≥ 1 | μg/ml | 敏感 |
| 四环素 | MIC | ≥ 16 | μg/ml | 敏感 | 左旋氧氟沙星 | MIC | 1 | μg/ml | 耐药 |
| 莫西沙星 | MIC | ≤ 0.25 | μg/ml | 敏感 | 氧氟沙星 | MIC | 2 | μg/ml | 敏感 |
| 复方新诺明 | MIC | ≤ 10 | μg/ml | 敏感 | 氯霉素 | MIC | ≤ 2 | μg/ml | 敏感 |
| 利奈唑胺 | MIC | ≤ 2 | μg/ml | 敏感 | 头孢噻肟 - 其他 | MIC | ≤ 0.06 | | 敏感 |
| 头孢曲松 - 其他 | MIC | ≤ 0.06 | | 敏感 | 泰利霉素 | MIC | ≤ 0.25 | | 敏感 |

青霉素（口服）→ 青霉素 - 口服

送检项目：细菌培养 + 鉴定（病房）

细菌鉴定结果：上皮细胞 >25/LPF，标本不合格

细菌鉴定结果：肺炎链球菌 1+

**青霉素折点因感染类型（脑膜炎和非脑膜炎）、剂型不同（口服、静脉）而不同**

团结 奉献 求实 创新

肺炎链球菌青霉素折点因感染类型（脑膜炎和非脑膜炎）、剂型不同（口服、静脉）而不同，需要区分

## 无乳链球菌药敏（β溶血链球菌）

送检项目：培养 + 药敏

细菌鉴定结果：无乳链球菌（B 群）

| 抗生素 | 方法 | 结果 | 单位 | 药敏 | 抗生素 | 方法 | 结果 | 单位 | 药敏 |
|---|---|---|---|---|---|---|---|---|---|
| 青霉素 | MIC | ≤ 0.12 | μg/ml | 敏感 | 氨苄西林 | MIC | ≤ 0.25 | μg/ml | 敏感 |
| 万古霉素 | MIC | ≤ 0.5 | μg/ml | 敏感 | 左旋氧氟沙星 | MIC | ≥ 8 | μg/ml | 耐药 |
| 利奈唑胺 | MIC | 1 | μg/ml | 敏感 | 莫西沙星 | MIC | 4 | μg/ml | 耐药 |

送检项目：细菌培养 + 鉴定 + 药敏（门诊）

细菌鉴定结果：无乳链球菌（B 群）3+

**1、一般选择青霉素和氨苄西林用于治疗β溶血链球菌的感染，青霉素和其他β-内酰胺类药物不必常规做药敏试验。**

**2、青霉素敏感则预报下列药物敏感，无需再做药敏试验。**

- A、B、C、G 群：氨苄西林、阿莫西林、阿莫西林 / 克拉维酸、氨苄西林 / 舒巴坦、头孢唑啉、头孢吡肟、头孢洛林、头孢拉定、头孢噻吩、头孢噻肟、头孢曲松、头孢唑肟、亚胺培南、厄他培南和美罗培南
- 仅仅用于A群：头孢克罗、头孢地尼、头孢丙烯、头孢布烯、头孢呋辛、头孢泊肟

团结 奉献 求实 创新

无乳链球菌药敏：一般选择青霉素和氨苄西林用于治疗 β 溶血链球菌的感染，青霉素和其他 β- 内酰胺类药物不必常规做药敏试验。青霉素敏感可预报一些 β- 内酰胺类药物的敏感性

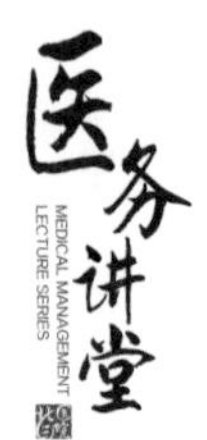


团结 奉献 求实 创新

## 酵母样真菌药敏

姓　名：　病 历 号：　样本编号：　采样日期：
性　别：　病 床 号：　科　别：　标本种类：
年　龄：　临床诊断：　送检医师：　备　注：

送检项目：　真菌培养+鉴定+药敏（门诊）

细菌鉴定结果：　白假丝酵母 3+

| 抗生素 | 方法 | 结果 | 单位 | 药敏 | 抗生素 | 方法 | 结果 | 单位 | 药敏 |
|---|---|---|---|---|---|---|---|---|---|
| 5-氟胞嘧啶 | MIC | 4 | μg/ml | 无折点 | 氟康唑 | MIC | 1 | μg/ml | 敏感 |
| 两性霉素 B | MIC | 0.5 | μg/ml | 野生型 | 伊曲康唑 | MIC | 0.125 | μg/ml | 无折点 |
| 伏立康唑 | MIC | 0.06 | μg/ml | 敏感 | | | | | |

- **针对真菌，很多药物无折点或者只存在流行病学折点是非常普遍的现象**
- **用药推荐：参考美国感染病学会(IDSA)念珠菌病临床实践指南**

团结 奉献 求实 创新

针对酵母样真菌，药敏试验中很多药物无折点或只存在流行病学折点（野生型、非野生型），具体用药推荐参考 IDSA 念珠菌病临床实践指南或咨询临床药师指导用药

## 临床与检验科临床微生物组充分沟通的重要性

**良好有效的沟通“事半功倍”**

- 标本采集
- 项目选择
- 结果解释

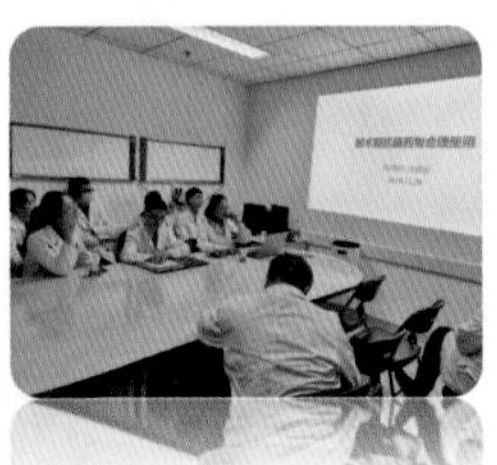

**为临床提供既“快”且“准”的抗感染依据**

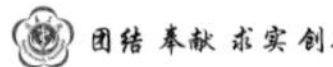


临床与检验科临床微生物组充分沟通协作才能够更好地进行感染性疾病的精准、快速诊疗

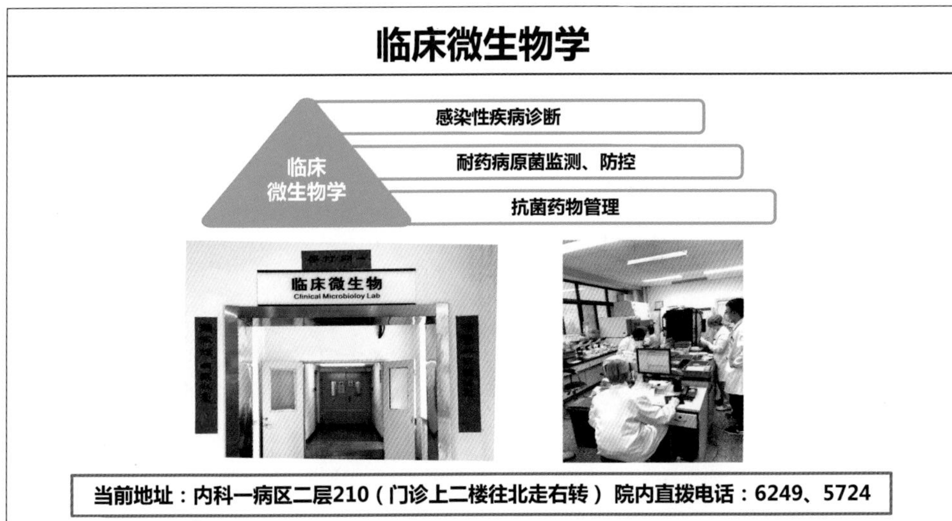
临床微生物学
临床
微生物学
感染性疾病诊断
耐药病原菌监测、防控
抗菌药物管理
临床微生物
Clinical Microbioloy Lab
当前地址：内科一病区二层210（门诊上二楼往北走右转）院内直拨电话：6249、5724
团结 奉献 求实 创新

临床微生物实验室工作范畴及联系方式

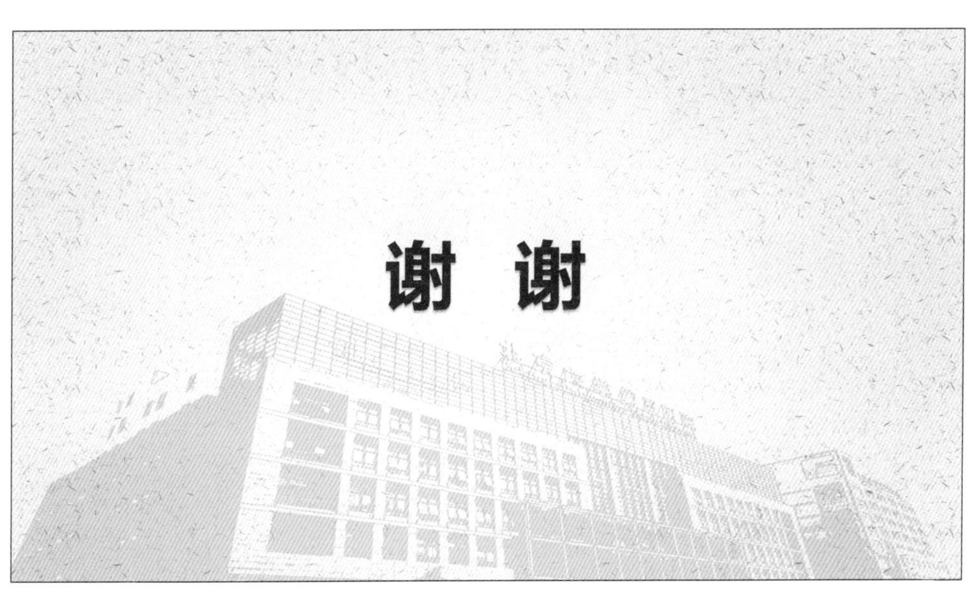
谢 谢

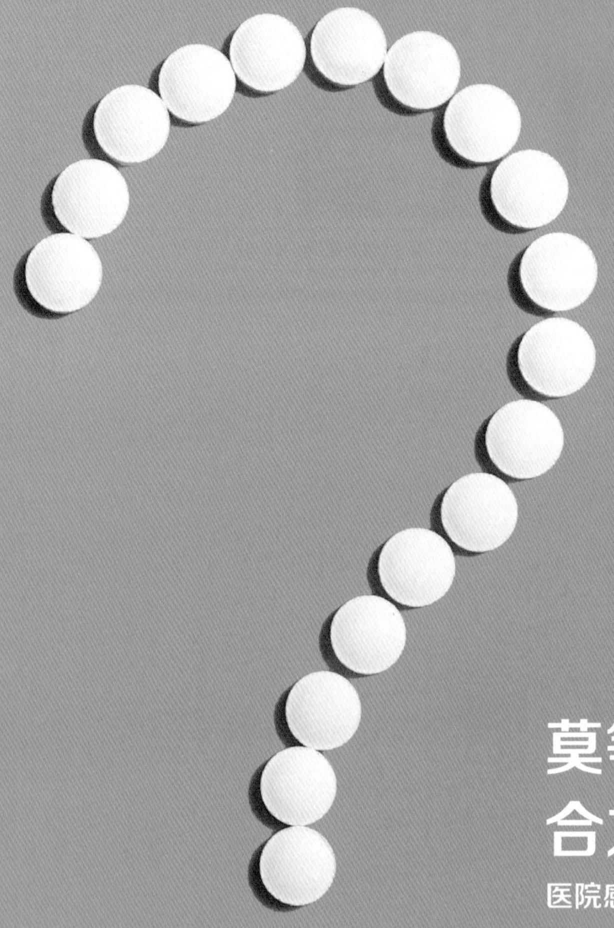

# 莫等绝地反击
# 合力抗击耐药

医院感染管理处 袁晓宁

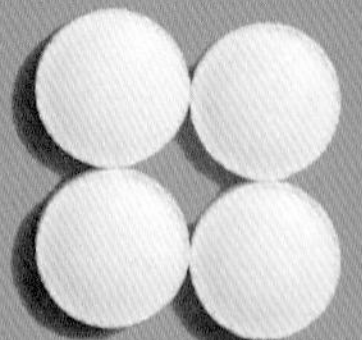

抗菌药物耐药性现状

医院感染相关指标解读

多重耐药菌防控

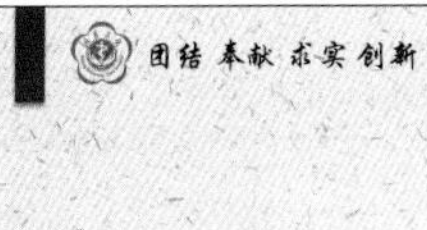


作为最后一名讲者，我想从医院感染管理的角度跟大家分享抗菌药物管理的一些心得

## 来自金字塔的故事

首先讲一个真实的故事。

一位流行病学专家的丈夫在埃及游览金字塔的过程中感染了超级细菌，尝试使用了所有的抗菌药物均无效。

绝望中，她找到噬菌体的研究者，重拾起了人类对抗细菌的古老武器——噬菌体，最后成功挽救了丈夫的生命。

但是作为普通人，也许我们并没有这么幸运，能找到合适的噬菌体来治疗严重的耐药菌感染。

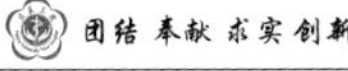


https://www.medsci.cn/article/show_article.asp?id=97d79884677

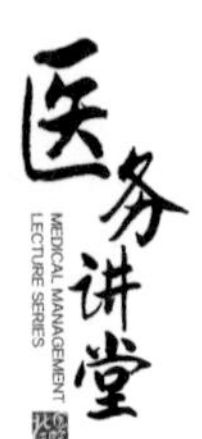




## 故事就在身边——不能承受的事故

**8岁孩子因感冒身亡！医生痛斥：父母的无知才是最难治的病**

2019-01-17 17:30

**为什么偌大的医院，却连小小的感冒都治不好？**

原因在于安安的父母。

因为安安是早产儿，又是家里的独女，所以父母都加倍地疼爱她，将她宠成一个小公主，不让她受一点委屈。

每次她生病，妈妈都心疼得要命，恨不得用最好的药，让她立马就好起来。

但悲剧也就是因为这样才发生。

安安的尸检报告表明，安安感染了不少于两种的耐药菌，即不怕药物治疗的超级细菌。

https://www.sohu.com/a/289682227_572274

团结 奉献 求实 创新

而在我们身边，因多重耐药菌感染致死的例子也并不罕见。2019 年的搜狐新闻报道 8 岁儿童因家长滥用药，最后无药可用，因感冒死亡

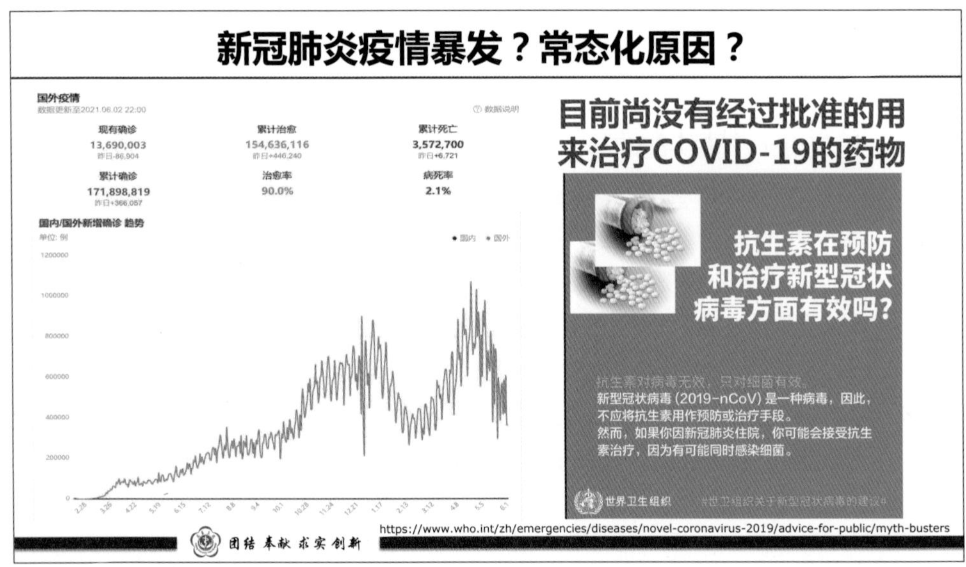


2020 年新冠肺炎疫情暴发，直至目前尚无经过批准的可以有效治疗新冠肺炎（COVID-19）的药物

## 抗微生物药物耐药性的几个重要事实

- 抗微生物药物**耐药性威胁到全球卫生和发展**，迫切需要采取多部门行动，实现可持续发展目标
- 急性呼吸道感染是人类面临的**十大全球公共卫生威胁之一**
- 药物的**误用和过度**使用是耐药性病原体发展的**主要驱动因素**
- **洁净水和卫生设施的缺乏以及感染的预防和控制不足，导致了微生物的传播**，其中一些微生物可能对抗微生物药物治疗产生耐药性
- 抗微生物药物耐药性带给经济的**成本是巨大**的。除了死亡和残疾之外，长期患病会导致住院时间延长、对更昂贵药物的需要以及受影响者的**沉重经济负担**
- **如果没有有效的抗微生物药物**，现代医学在感染的治疗上，包括在大手术和癌症化疗期间，将面临更大的风险

https://www.who.int/zh/news-room/fact-sheets/detail/antimicrobial-resistance

团结 奉献 求实 创新

耐药性是全球的公共卫生威胁，会带来沉重的经济负担，并且 CRE 感染肺炎病死率远高于新冠肺炎

## 为何耐药性呈现增长趋势？

- 在人类、动物和植物中**滥用和过度使用抗微生物药物**（主要）
- 人和动物难以获得清洁饮用水、环境卫生状况不良和卫生设施欠缺
  - 清洁饮用水和卫生设施欠缺（卫生保健机构、农场和社区环境）
- 感染预防和控制措施不足
  - 助长耐药性感染的出现和传播
- COVID-19大流行期间的滥用可能会加速耐药菌出现和传播

https://www.who.int/zh/campaigns/world-antimicrobial-awareness-week/2020

团结 奉献 求实 创新

滥用和过度使用抗微生物药物是导致耐药性快速增长的原因之一。感染预防和控制措施不足会加速多重耐药菌传播

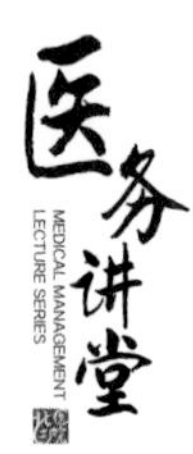



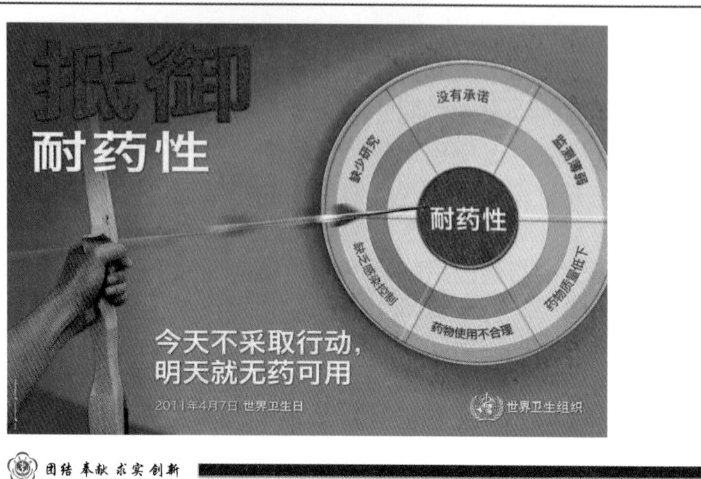


2011 年世界卫生日，WHO 提出“今天不采取行动，明天就无药可用”

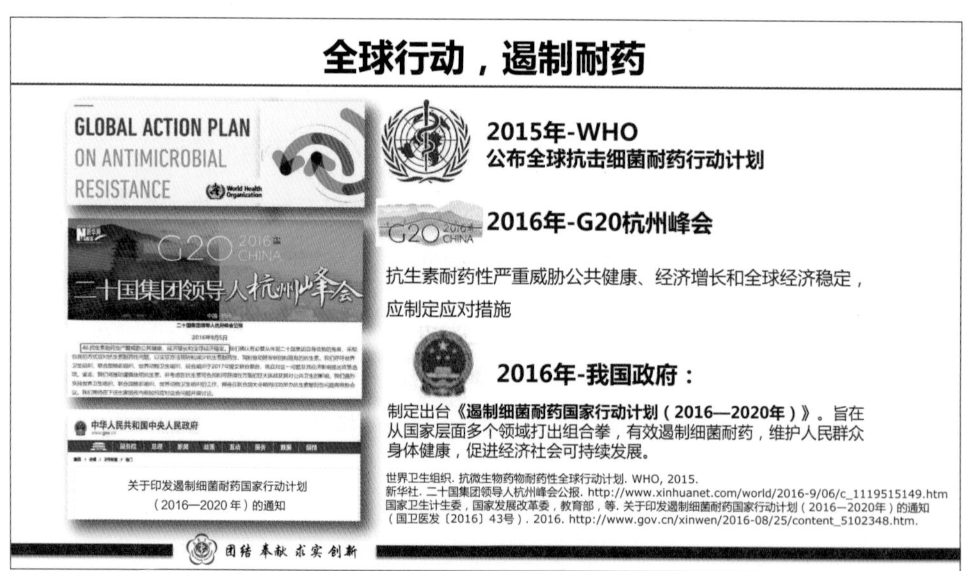
全球行动，遏制耐药
GLOBAL ACTION PLAN
ON ANTIMICROBIAL
RESISTANCE
World Health Organization
G20 2016 CHINA
二十国集团领导人杭州峰会
中华人民共和国中央人民政府
关于印发遏制细菌耐药国家行动计划
（2016—2020 年）的通知
2015年-WHO
公布全球抗击细菌耐药行动计划
2016年-G20杭州峰会
抗生素耐药性严重威胁公共健康、经济增长和全球经济稳定，
应制定应对措施
2016年-我国政府：
制定出台《遏制细菌耐药国家行动计划（2016—2020年）》。旨在
从国家层面多个领域打出组合拳，有效遏制细菌耐药，维护人民群众
身体健康，促进经济社会可持续发展。
世界卫生组织. 抗微生物药物耐药性全球行动计划. WHO, 2015.
新华社. 二十国集团领导人杭州峰会公报. http://www.xinhuanet.com/world/2016-9/06/c_1119515149.htm
国家卫生计生委，国家发展改革委，教育部，等. 关于印发遏制细菌耐药国家行动计划（2016—2020年）的通知
（国卫医发〔2016〕43号）. 2016. http://www.gov.cn/xinwen/2016-08/25/content_5102348.htm.
团结 奉献 求实 创新

遏制耐药需要全球行动。2015 年 WHO 公布全球抗击细菌耐药行动计划，2016 年我国制定出台《遏制细菌耐药国家行动计划（2016—2020 年）》

## 全球耐碳青霉烯的革兰氏阴性菌流行情况不容乐观

| 地区 | 耐碳青霉烯的革兰氏阴性菌在各国家流行情况 |
| --- | --- |
| 欧洲 | 最常见为KPC流行/全国分布为主 |
| 北美洲 | 主要以KPC流行/全国分布为主 |
| 南美洲 | 主要以KPC流行/全国分布为主 |
| 中东 | 常见KPC、NDM局部暴发 |
| 非洲 | 数据缺失，OXA、NDM流行或局部暴发 |
| 亚洲 | KPC、NDM、IMP在不同地区呈现流行/全国分布 |

IMP：耐亚胺培南金属β-内酰胺酶

KPC：产肺炎克雷伯菌碳青霉烯酶

NDM：新德里金属酶

OXA：耐苯唑西林水解碳青霉烯β-内酰胺酶

VIM：Verona整合子编码的金属β-内酰胺酶

团结 奉献 求实 创新

近年来，产碳青霉烯酶的肺炎克雷伯菌或肠杆菌检出率逐渐增加，目前全球碳青霉烯酶分布存在一定差异，如亚洲地区产肺炎克雷伯菌碳青霉烯酶（KPC）、新德里金属酶（NDM）、耐亚胺培南金属 β- 内酰胺酶（IMP）在不同地区呈现流行 / 全国分布趋势

## 2017年WHO公布：最需紧急处理耐药菌均为耐碳青霉烯的革兰氏阴性菌

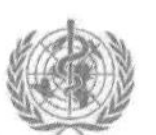


*GLOBAL PRIORITY LIST OF ANTIBIOTIC-RESISTANT BACTERIA TO GUIDE RESEARCH, DISCOVERY, AND DEVELOPMENT OF NEW ANTIBIOTICS*

**Priority 1: CRITICAL**

**最需紧急处理的耐药菌**

- 耐碳青霉烯肠杆菌，耐三代头孢肠杆菌*
- 耐碳青霉烯铜绿假单胞菌
- 耐碳青霉烯鲍曼不动杆菌

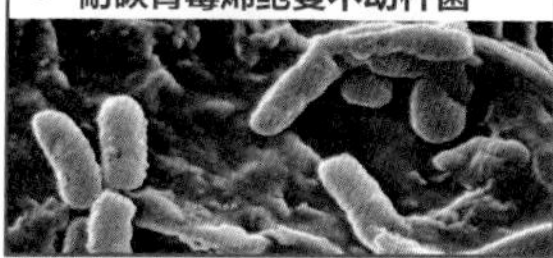

**Priority 2: HIGH**

**重要-耐药菌**

- 耐万古霉素屎肠球菌
- MRSA、万古霉素中介和耐药金黄色葡萄球菌
- 耐克拉霉素幽门螺杆菌
- 耐氟喹诺酮弯曲杆菌
- 耐氟喹诺酮沙门氏菌属
- 耐氟喹诺酮或三代头孢淋病奈瑟菌

**Priority 3: MEDIUM**

**中等级别耐药菌**

- 青霉素不敏感肺炎链球菌
- 耐氨苄西林流感嗜血杆菌
- 耐氟喹诺酮志贺菌属

*肠杆菌科包括：肺炎克雷伯菌，大肠杆菌，肠杆菌属，沙雷菌属，变形杆菌属，普罗威知菌属，摩氏根杆菌属等

http://www.who.int/medicines/publications/global-priority-list-antibiotic-resistant-bacteria/en/

团结 奉献 求实 创新

2017 年 WHO 公布：最需紧急处理的耐药菌均为耐碳青霉烯的革兰氏阴性菌

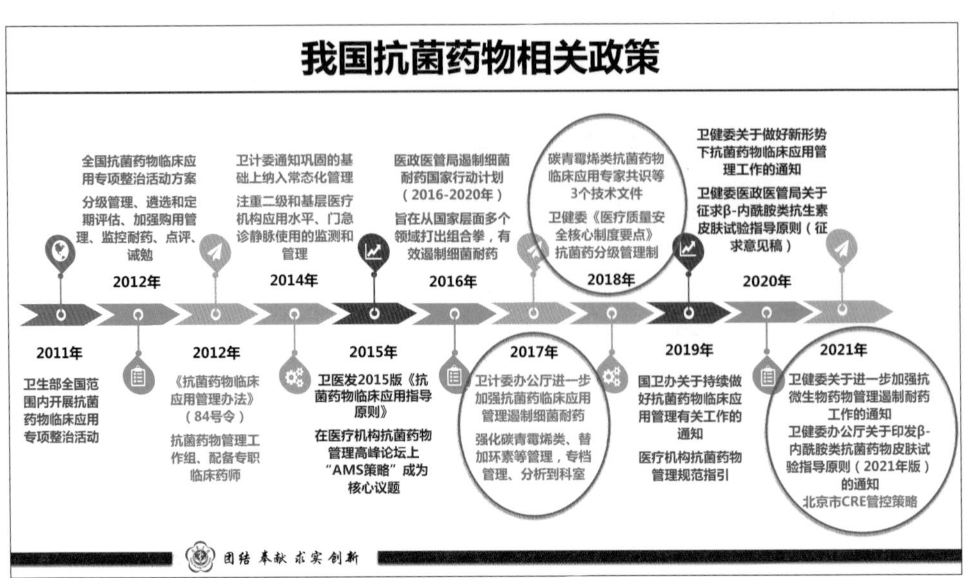

我国抗菌药物相关政策
2011年
卫生部全国范围内开展抗菌药物临床应用专项整治活动
2012年
全国抗菌药物临床应用专项整治活动方案
分级管理、遴选和定期评估、加强购用管理、监控耐药、点评、诫勉
2012年
《抗菌药物临床应用管理办法》（84号令）
抗菌药物管理工作组、配备专职临床药师
2014年
卫计委通知巩固的基础上纳入常态化管理
注重二级和基层医疗机构应用水平、门急诊静脉使用的监测和管理
2015年
卫医发2015版《抗菌药物临床应用指导原则》
在医疗机构抗菌药物管理高峰论坛上“AMS策略”成为核心议题
2016年
医政医管局遏制细菌耐药国家行动计划（2016-2020年）
旨在从国家层面多个领域打出组合拳，有效遏制细菌耐药
2017年
卫计委办公厅进一步加强抗菌药临床应用管理遏制细菌耐药
强化碳青霉烯类、替加环素等管理，专档管理、分析到科室
2018年
碳青霉烯类抗菌药物临床应用专家共识等3个技术文件
卫健委《医疗质量安全核心制度要点》抗菌药分级管理制
2019年
国卫办关于持续做好抗菌药物临床应用管理有关工作的通知
医疗机构抗菌药物管理规范指引
2020年
卫健委关于做好新形势下抗菌药物临床应用管理工作的通知
卫健委医政医管局关于征求β-内酰胺类抗生素皮肤试验指导原则（征求意见稿）
2021年
卫健委关于进一步加强抗微生物药物管理遏制耐药工作的通知
卫健委办公厅关于印发β-内酰胺类抗菌药物皮肤试验指导原则（2021年版）的通知
北京市CRE管控策略
团结 奉献 求实 创新


我国自从 2011 年抗菌药物专项整治活动以来，不断出台抗菌药物及多重耐药菌的管理政策，近几年 CRE 是我国抗菌药物管理的关注重点

## 院感相关指标

（一）抗菌药物监测

1. 治疗用抗菌药物病原学送检率（非限制性、限制性、特殊性）
2. Ⅰ类切口手术围术期用药（预防用药率、预防用药24h停药率）

（二）手卫生依从率和正确率

（三）医院感染漏报

（四）医院感染率、医院感染例次率

（五）多重耐药菌的发现率和检出率

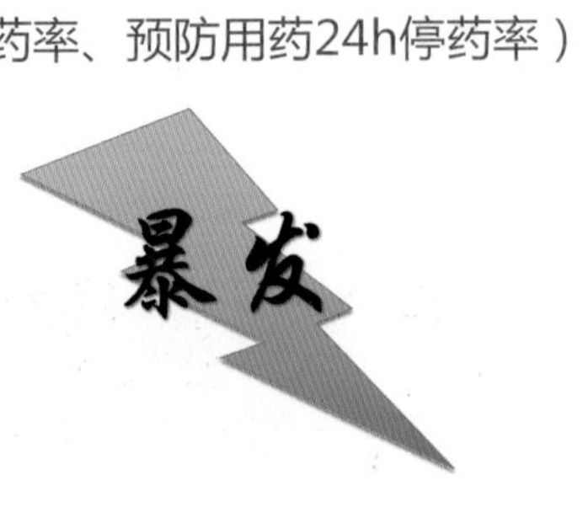


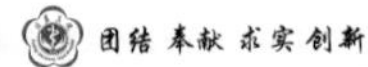


回到医院感染的考核指标，不仅仅医院感染率是医院考核的重要指标，治疗用抗菌药物病原学送检率、Ⅰ类切口手术围术期预防用药率及预防用药 24h 停药率也是考核的重要指标

## 统计内容（每月上报）

（一）治疗用抗菌药物病原学送检率

1.接受非限制使用级抗菌药物治疗前的病原学送检率（>30%）

2.接受限制使用级抗菌药物治疗前的病原学送检率（>50%）

3.接受特殊使用级抗菌药物治疗前的病原学送检率（>80%）

（二）I类切口手术围术期预防用药情况

1. I类切口手术围术期预防用药率（<30%）

2. I类切口手术围术期用药时机正确率（>90%）

3. I类切口手术预防用药24h停药率（>90%）

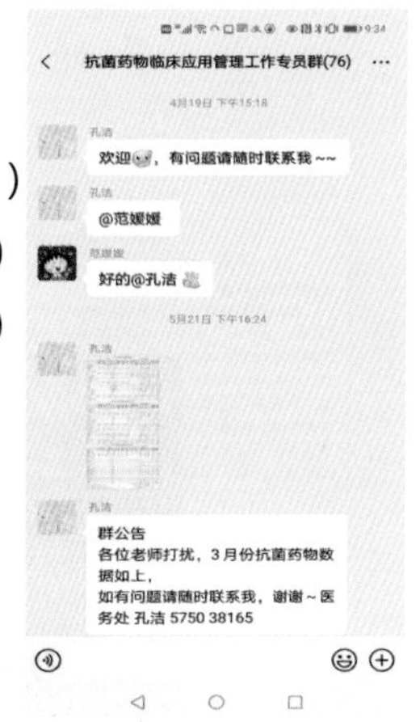


团结 奉献 求实 创新

我们需要每月上报，分析汇总这些抗菌药物临床应用数据

## 指标依据

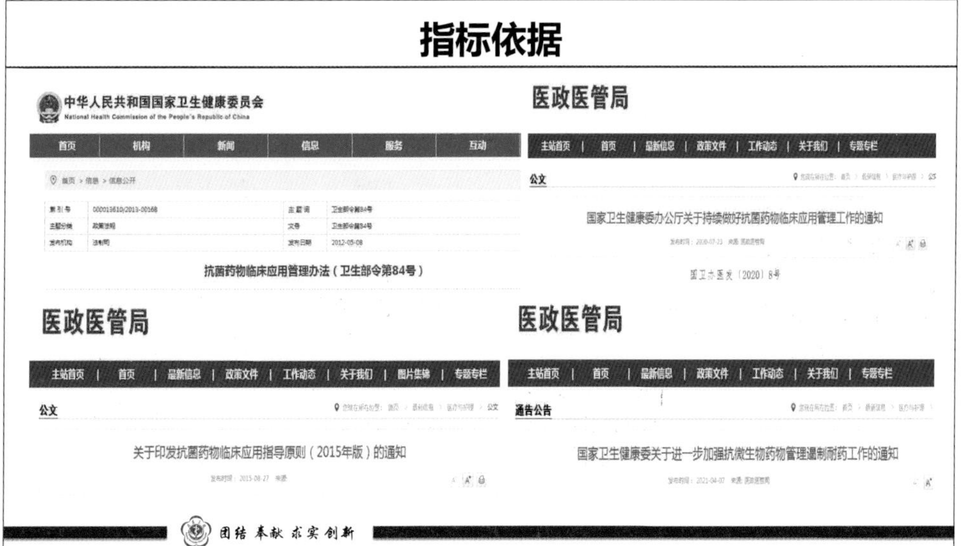


团结 奉献 求实 创新

这些指标来源于若干抗菌药物工作指导文件、上级部门绩效考核指标体系及循证依据

## 指标依据

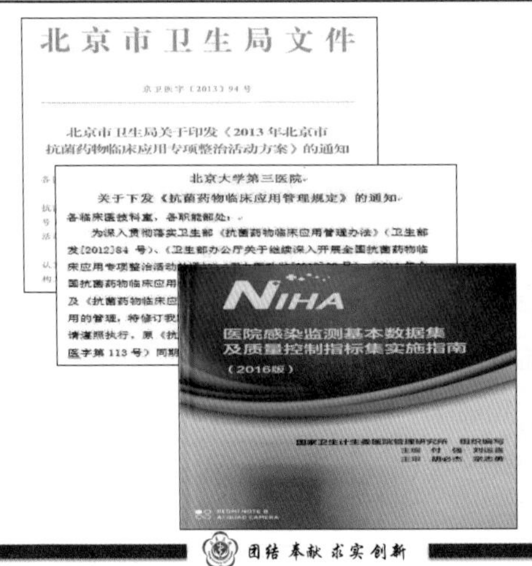


住院患者手术预防使用抗菌药物时间控制在术前 30 分钟至 2 小时（剖宫产手术除外）。抗菌药物品种选择和使用疗程合理。I 类切口手术患者预防使用抗菌药物比例不超过 30%，原则上不联合预防使用抗菌药物。其中，腹股沟疝修补术（包括补片修补术）、甲状腺疾病手术、乳腺疾病手术、关节镜检查手术、颈动脉内膜剥脱手术、颅骨肿物切除手术和经血管途径介入诊断手术患者原则上不预防使用抗菌药物；I 类切口手术患者预防使用抗菌药物时间原则上不超过 24 小时。

（八）加强临床微生物标本检测和细菌耐药监测。医疗机构要采取综合措施，努力提高微生物标本质量，提高血液及其他无菌部位标本送检比例，保障检测结果的准确性。根据临床微生物标本检测结果合理选用抗菌药物，接受抗菌药物治疗的住院患者抗菌药物使用前微生物检验样本送检率不低于 30%；接受限制使用级抗菌药物治疗的住院患者抗菌药物使用前微生物检验样本送检率不低于 50%；接受特殊使用级抗菌药物治疗的住院患者抗菌药物使用前微生物送检率不低于 80%。开展细菌耐药监测工作，定期发布细菌耐药信息，建立细菌耐药预警机制，针对不同的细菌耐药水平采取相应应对措施；医疗机构按照要求向全国抗菌药物临床应用监测网报送抗菌药物临床应用相关数据信息，向全国细菌耐药监测网报送耐药菌分布和耐药情况等相关信息。

团结 奉献 求实 创新

这些指标来源于若干抗菌药物工作指导文件、上级部门绩效考核指标体系及循证依据

## 抗菌药物指标　共5分

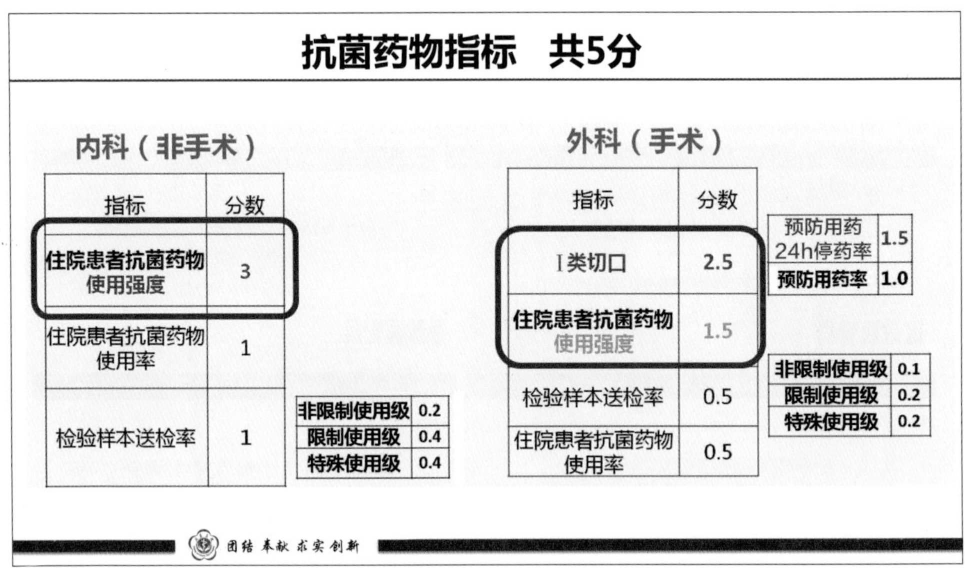

内科（非手术）

| 指标 | 分数 |
|---|---|
| 住院患者抗菌药物使用强度 | 3 |
| 住院患者抗菌药物使用率 | 1 |
| 检验样本送检率 | 1 |

| | |
|---|---|
| 非限制使用级 | 0.2 |
| 限制使用级 | 0.4 |
| 特殊使用级 | 0.4 |

外科（手术）

| 指标 | 分数 |
|---|---|
| I类切口 | 2.5 |
| 住院患者抗菌药物使用强度 | 1.5 |
| 检验样本送检率 | 0.5 |
| 住院患者抗菌药物使用率 | 0.5 |

| | |
|---|---|
| 预防用药24h停药率 | 1.5 |
| 预防用药率 | 1.0 |

| | |
|---|---|
| 非限制使用级 | 0.1 |
| 限制使用级 | 0.2 |
| 特殊使用级 | 0.2 |

团结 奉献 求实 创新

北京大学第三医院将抗菌药物考核各项指标细化、分解，内科、外科使用情况有明显区别，具体到各科室还结合科室既往数据及专科特点制订了不同的指标考核值

**2012—2020年Ⅰ类切口预防用药率情况**

预防用药率

49.05% 49.17% 37.34% 57.05% 54.59% 48.66% 44.20% 44.93% 48.68%

2012年 2013年 2014年 2015年 2016年 2017年 2018年 2019年 2020年

预防用药 24h 停药率

66.48% 52.93% 51.50% 51.14% 50.72% 48.18% 44.28% 44.34% 44.84%

2012年 2013年 2014年 2015年 2016年 2017年 2018年 2019年 2020年

团结 奉献 求实 创新

北京大学第三医院自 2011 年抗菌药物专项整治后Ⅰ类切口预防用药率一度明显下降，而后一过性上扬，之后再度下降；预防用药 24h 停药率一度升高后降低，近几年无明显变化

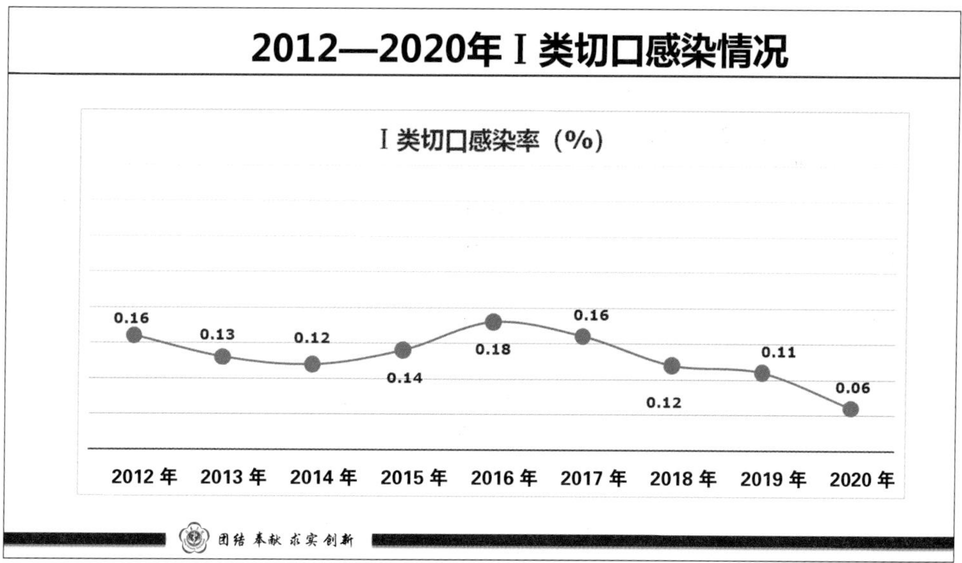


同期Ⅰ类切口感染率无显著性变化。2020 年北京大学第三医院结合疫情防控进一步加强了医院感染的基础防控，有效降低了Ⅰ类切口感染率，这也佐证了使用抗菌药物绝不是降低手术部位感染唯一的方式

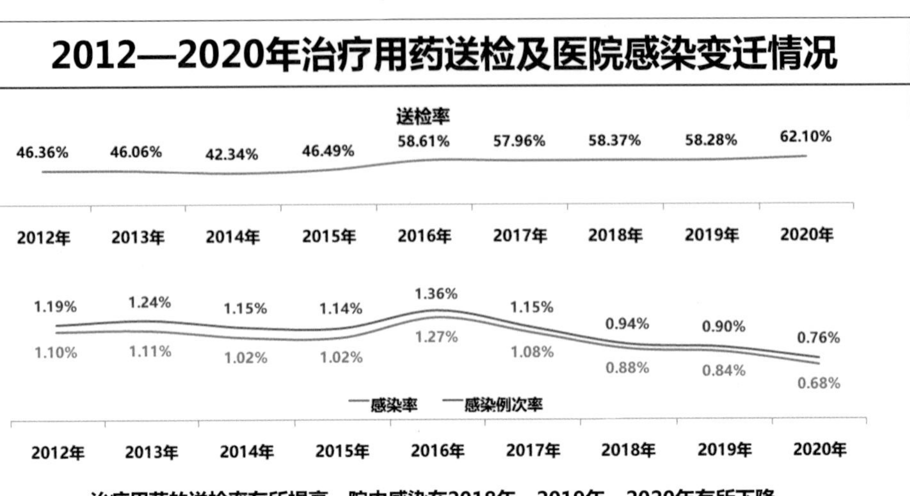


而治疗用药的送检率逐年上升的同时，医院感染率稳中有降。送检率与感染率并无相关性，大家不必担心因为增加病原学送检提高医院感染发生率

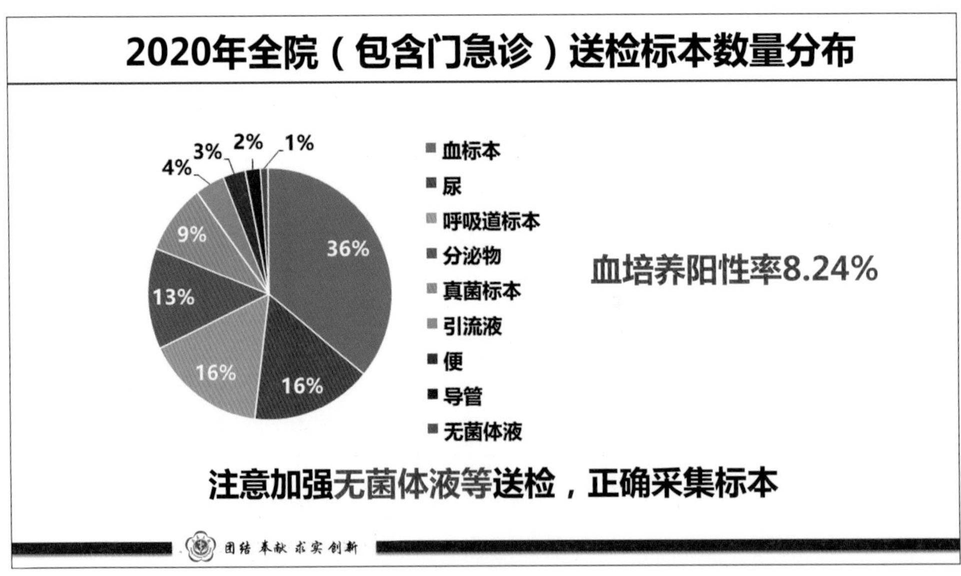


分析北京大学第三医院2020年送检标本数量分布，呼吸道、分泌物标本占比仍然很高，血培养送检率有所提高，但阳性率仅有8.24%。这里需要我们注意加强无菌体液送检，规范送检流程及时机，在正确的时机正确采集正确的标本

# 多重耐药菌防控

团结 奉献 求实 创新

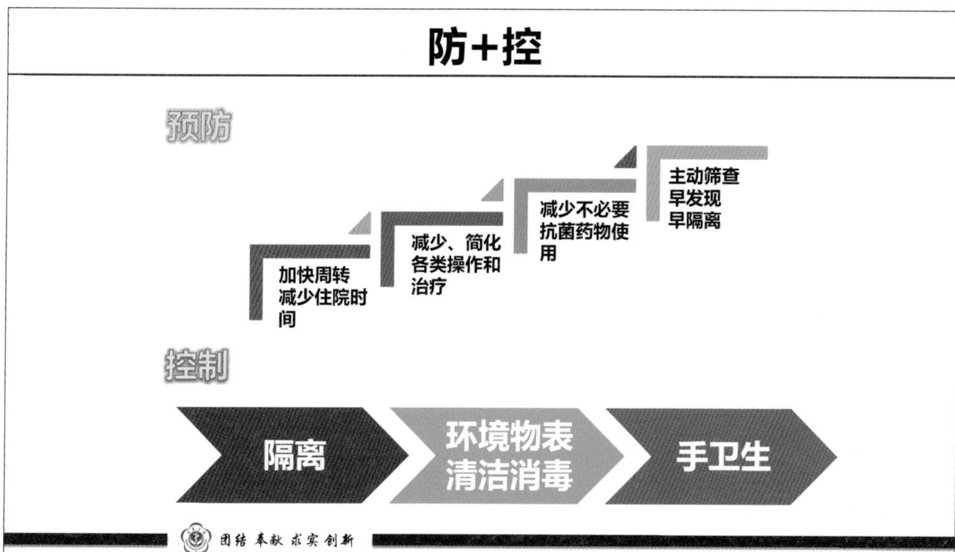


多重耐药菌需要防控结合。预防是控制的前提

## CRO菌群的防控措施

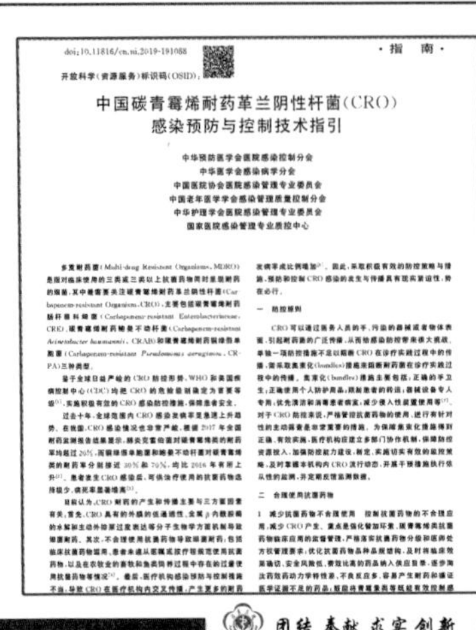

doi:10.11816/cn.ni.2019-191088 ·指 南·

开放科学(资源服务)标识码(OSID):

中国碳青霉烯耐药革兰阴性杆菌(CRO)感染预防与控制技术指引

中华预防医学会医院感染控制分会
中华医学会感染病学分会
中国医院协会医院感染管理专业委员会
中国老年医学学会感染管理质量控制分会
中华护理学会医院感染管理专业委员会
国家医院感染管理专业质控中心

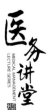

- 需采取集束化 (bundles) 措施来阻断耐药菌在诊疗实践过程中的传播
- 严格管控抗菌药物的使用，进行有针对性的主动筛查
- 应建立多部门协作机制，保障防控资源投入，加强防控能力建设，制定、实施切实有效的监控策略，及时掌握CRO流行动态，开展干预措施执行依从性的监测，并定期反馈监测数据

—《中国碳青霉烯耐药革兰阴性杆菌（CRO）感染预防与控制技术指引》

团结 奉献 求实 创新

2019 年六大学会共同发布了《中国碳青霉烯耐药革兰阴性杆菌（CRO）感染预防与控制技术指引》。提出了集束化管控措施，需要多部门协作严格管控抗菌药物的使用，主张进行有针对性的主动筛查

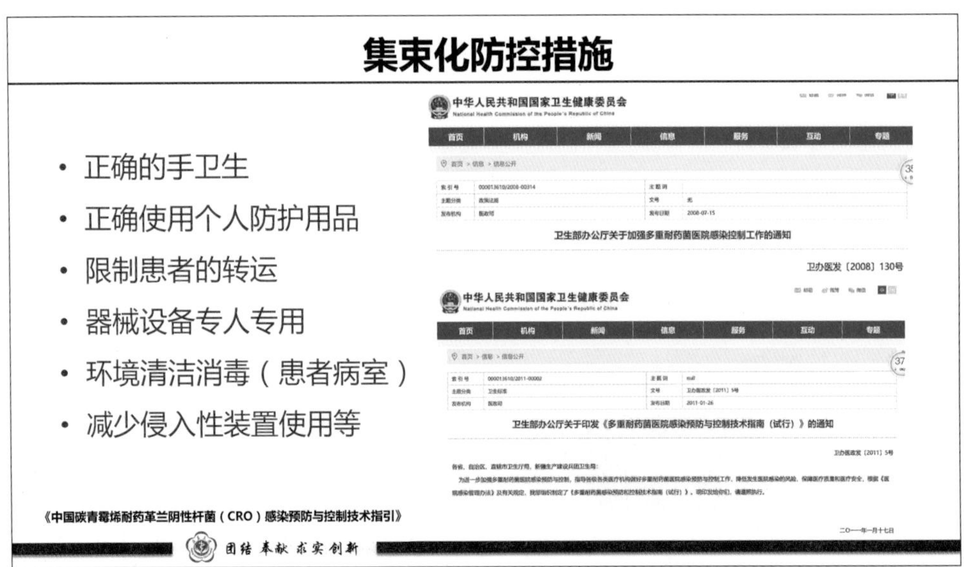


集束化防控措施包括正确的手卫生、正确使用个人防护用品、限制患者的转运、器械设备专人专用、环境清洁消毒、减少侵入性装置使用等

## 标准预防+接触隔离

- 阳性，开具医嘱 **“接触隔离”**
- 患者安置：首选单间，同种一室，避免高危
- 交班强调耐药菌防控：标准预防+接触隔离
  - 手卫生：五个时刻、七字要诀
  - 使用手套和隔离衣等个人防护用品，设立房间标识（隔离标志）
  - 适当地安置患者，限制患者转运
  - 使用一次性或专用的患者护理设备
  - 清洁和消毒：环境、器械、设备……

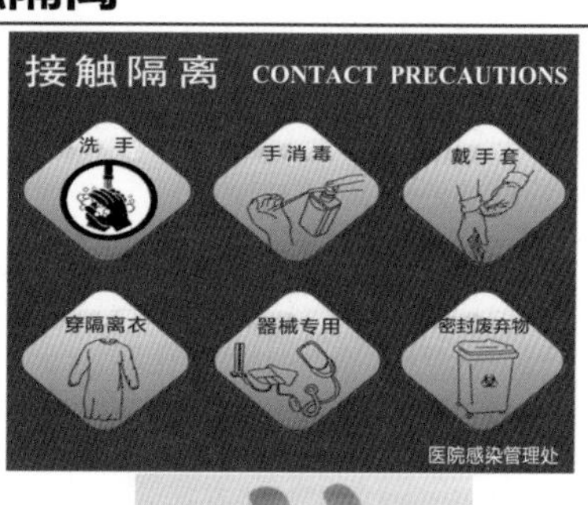


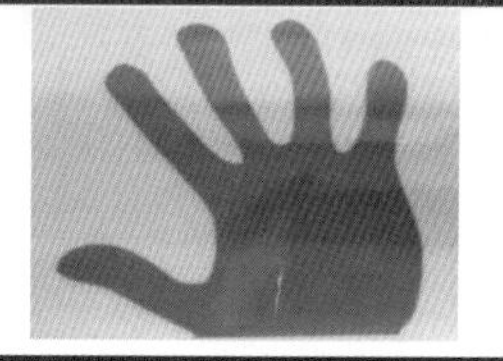

团结 奉献 求实 创新

防控措施的核心就是我们一直在强调的标准预防＋接触隔离

## 手卫生时机与方法

### 手卫生

- 定义：洗手、卫生手消毒、外科手消毒的统称
- 原则：可见污染：流动水+皂液/肥皂
  非可见污染：快速手消毒
- 时机与方法：五个时刻、七字要诀

### 注意事项

- 日常医疗活动不宜佩戴手部饰物
- 进行外科手消毒前应摘除手部饰物
- 注意清洗、修剪指甲，长度应不超过指尖
- 使用肥皂洗手应保持肥皂清洁干燥
- 使用干手物品或者设施，避免二次污染

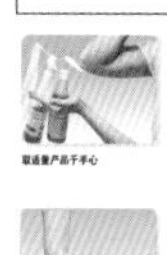
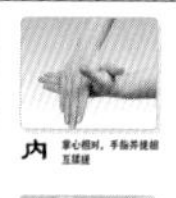

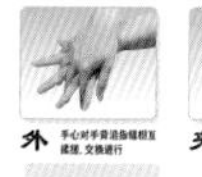

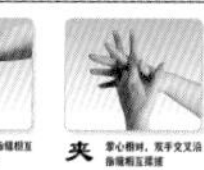

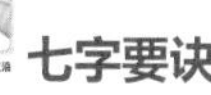
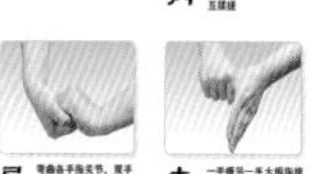

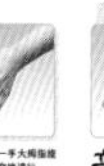

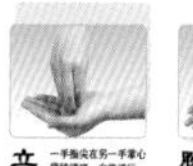

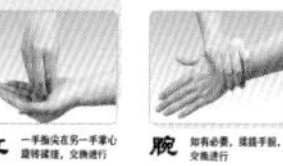

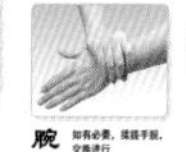
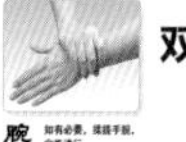
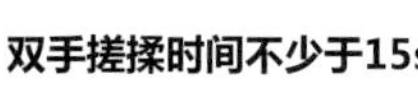

七字要诀

双手搓揉时间不少于15s

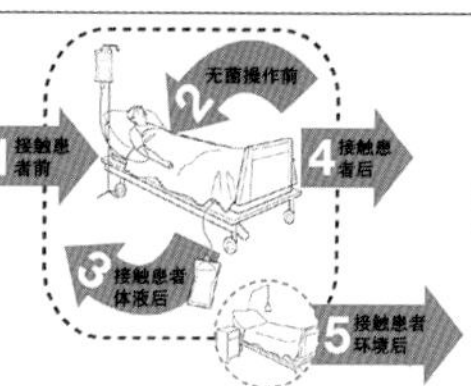


五个时刻

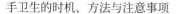

团结 奉献 求实 创新

手卫生的时机、方法与注意事项

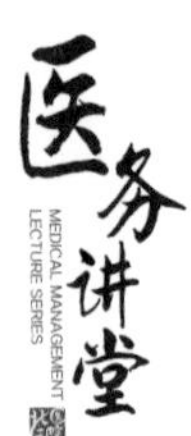




## 手卫生设施

- 流动水洗手池（污染源，专用）
- 非手触式水龙头
- 洗手液
- 干手设施（干手纸巾）
- 含醇类速干手消毒剂
- 洗手图

- 根据喷溅范围合理设置洗手池位置，应合理确定洗手池与患者、床单元，以及配药、配餐和物品储存等区域的距离≥**1 m**
- **不得用于倾倒患者排泄物等污染性液体**
- 采取防溅措施，并定期清洁、消毒，保持洗手池清洁和相对干燥
- 疑似CRO感染暴发或疑似暴发时，宜对洗手池开展采样检测CRO，如发现有CRO污染，应及时进行彻底清洁、消毒，或者更换相应部件

团结 奉献 求实 创新

手卫生设施是提高手卫生依从率的前提，洗手池必须专用，不得用于倾倒患者排泄物等污染性液体。洗手池与患者、床单元，以及配药、配餐和物品储存等区域的距离≥1 m

## 手卫生日（5月5日 /10月15日）

SECONDS
SAVE
LIVES
—CLEAN YOUR—
HANDS!

World Health
Organization

SAVE LIVES
CLEAN YOUR HANDS

#HandHygiene
#CleanYourHands
#InfectionPrevention

团结 奉献 求实 创新

世界卫生组织近年来反复强调“手卫生”的重要性。每年5月5日出台手卫生日主题，提出“洗手可以拯救世界”“数秒可以挽救生命”等强调“手卫生”的重要性，每年10月15日为全球洗手日。我国于2009年出台第一版医务人员手卫生规范，并在2019年做了更新，旨在加强医务人员手卫生管理，切实提高手卫生依从率和正确率

## 感染 / 定植 患者管理

- 主动筛查，阳性患者（**感染、定植**）尽量单间安置
- 无单间时实施床单元隔离，与非感染患者的床单元之间的距离**至少1.5m**
- **不应**将存在留置各种导管、有开放伤口或免疫功能低下等易感者安置在病室
- **分组诊疗护理。**应为接受隔离的患者 / 定植者安排专门的照护工作人员
- 应限制难以控制大小便和（或）伤口分泌物的患者活动范围，**减少转运**
- 必须转诊或外出检查之前，通知接诊或接待检查的科室
- 提醒其采取相应防控措施，防止患者引起传播
- 减少对其他患者、医务人员和周围环境的污染

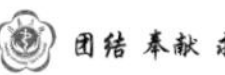


关于患者的管理原则。无论感染患者还是定植患者，在医院感染防控方面应尽量单间安置，无单间时间隔距离至少 1.5m，实行分组诊疗护理，尽量减少转运

## 工作人员管理

### 属地化管理

- 接触CRO感染或定植患者的医生、护士、辅助科室人员、保洁人员等
- 个人防护、手卫生及隔离防护措施的落实

### 分层次多形式培训

- 对医务人员、进修及轮转人员、保洁等医辅人员进行针对性培训，持续改进

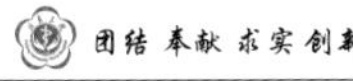


所有工作人员需要实行属地化管理，所有进入病房的人员都需接受针对性培训，要服从属地化管理

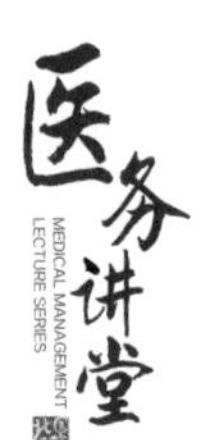


团结 奉献 求实 创新

## 清洁消毒原则

- 先清洁、再消毒
- 遵守工作流程，有序进行（由洁到污）
  - 使用清洁剂、消毒剂的名称、浓度、时间、频率
  - 由上而下，由里到外，由轻到重
  - 遵守清洁单元
- 清洁工具
  - 分区使用，色标管理
- 污点随时清洁消毒

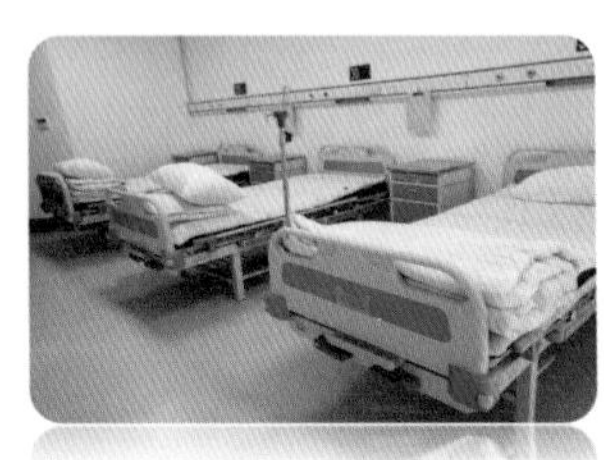

团结 奉献 求实 创新

许多循证研究证明环境清洁消毒的重要性等同于手卫生，环境清洁消毒需要严格遵守由洁到污、由轻到重的原则，正确使用清洁剂、消毒剂并遵守清洁单元的原则进行预防性消毒；发生污染随时进行清洁消毒，对于≤ 10ml 的污染物医务人员应随时立刻进行清洁消毒，＞ 10ml 的大面积污染需启动遗撒应急预案；洁具分区使用并进行色标管理，以方便监督分区保洁的依从性

## 日常清洁与消毒

| 风险等级 | 环境清洁等级分类 | 方式 | 频率/（次/日） | 标准 |
| --- | --- | --- | --- | --- |
| 低度风险区域 | 清洁级 | 湿式卫生 | 1～2 | 要求达到区域内环境干净、干燥、无尘、无污垢、无碎屑、无异味等 |
| 中度风险区域 | 卫生级 | 湿式卫生，可采用清洁剂辅助清洁 | 2 | 要求达到区域内环境表面菌落总数≤10 CFU/cm²，或自然菌减少1个对数值以上 |
| 高度风险区域 | 消毒级 | 湿式卫生，可采用清洁剂辅助清洁 | ≥2 | 要求达到区域内环境表面菌落总数符合 GB 15982 要求 |
|  |  | 高频接触的环境表面，实施中、低水平消毒 | ≥2 |  |

注 1：各类风险区域的环境表面一旦发生患者体液、血液、排泄物、分泌物等污染时应立即实施污点清洁与消毒。
注 2：凡开展侵入性操作、吸痰等高度危险诊疗活动结束后，应立即实施环境清洁与消毒。
注 3：在明确病原体污染时，可参考 WS/T 367 提供的方法进行消毒。

CFU，菌落形成单位

中华人民共和国国家卫生和计划生育委员会.《医疗机构环境表面清洁与消毒管理规范》. WS/T512-2016.

团结 奉献 求实 创新

《医疗机构环境表面清洁与消毒管理规范》规定，医疗机构日常清洁和消毒需要满足相应的消毒时间和频次要求，每个人都应是清洁消毒工作的监督者

## 常用消毒方法

表 C.2 环境表面常用消毒方法

| 消毒产品 | 使用浓度(有效成分) | 作用时间 | 使用方法 | 适用范围 | 注意事项 |
|---|---|---|---|---|---|
| 含氯消毒剂 | 400～700 mg/L | >10 min | 擦拭、拖地 | 细菌繁殖体、结核杆菌、真菌、亲脂类病毒 | 对人体有刺激作用；对金属有腐蚀作用；对织物、皮草类有漂白作用；有机物污染对其杀菌效果影响很大 |
| | 2 000～5 000 mg/L | >30 min | 擦拭、拖地 | 所有细菌(含芽孢)、真菌、病毒 | |
| 二氧化氯 | 100～250 mg/L | 30 min | 擦拭、拖地 | 细菌繁殖体、结核杆菌、真菌、亲脂类病毒 | 对金属有腐蚀作用；有机物污染对其杀菌效果影响很大 |
| | 500～1 000 mg/L | 30 min | 擦拭、拖地 | 所有细菌(含芽孢)、真菌、病毒 | |
| 过氧乙酸 | 1 000～2 000 mg/L | 30 min | 擦拭 | 所有细菌(含芽孢)、真菌、病毒 | 对人体有刺激作用；对金属有腐蚀作用；对织物、皮草类有漂白作用 |
| 过氧化氢 | 3% | 30 min | 擦拭 | 所有细菌(含芽孢)、真菌、病毒 | 对人体有刺激作用；对金属有腐蚀作用；对织物、皮草类有漂白作用 |

**中华人民共和国国家卫生和计划生育委员会.《医疗机构环境表面清洁与消毒管理规范》. WS/T512-2016.**

团结 奉献 求实 创新

特别强调，需要根据病原体及消毒对象的特点选择合适的消毒产品，并且使用消毒剂时应注意满足消毒剂的作用时间

## 医疗废物

- 感染患者/定植者产生的所有废弃物统一按照医疗废物进行处理
- CRO患者/定植者使用后的被服等使用标识后密闭包装送洗

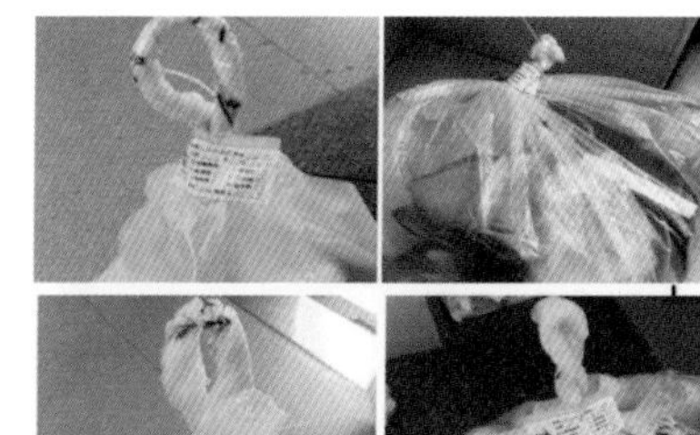

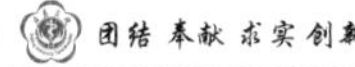


对 CRE 感染、定植患者，所有废弃物均需要按照医疗废物管理，应严格按照医疗废物处理流程执行

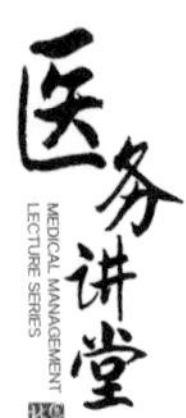



## 小 结

- **早发现、早隔离、早诊断、早报告、早治疗**
- **控制传染源**：感染+定值
  - 首选单间，同种无条件时可同室
  - 隔离标志，危急值，提醒所有相关人员
- **切断传播途径：**
  - 手卫生
  - 个人防护用品（PPE）使用：手套、隔离衣、护目镜……
  - 环境清洁消毒
  - 废弃物管理
- **保护易感人群**
- **抗菌药物合理应用**：源头

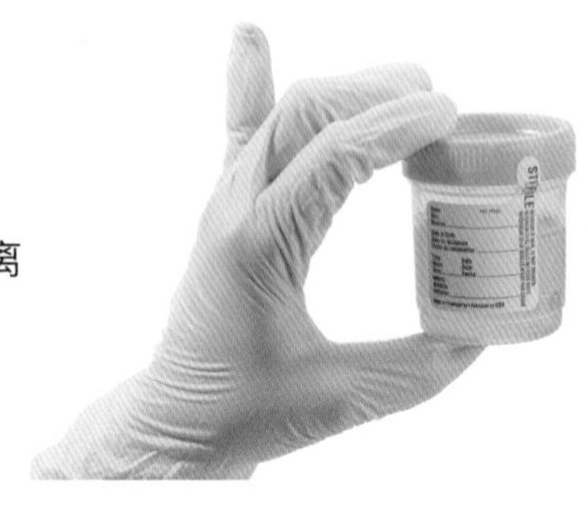

团结 奉献 求实 创新

总之，多重耐药菌防控需要合理使用抗菌药物，预防多重耐药菌出现；一旦产生后应做到早发现、早隔离、早诊断、早报告、早治疗，控制传染源、切断传播途径、保护易感人群

## 控制医院感染的危险因素

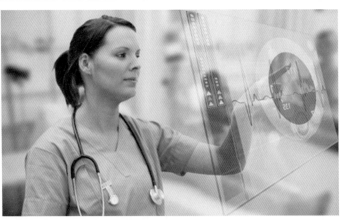

团结 奉献 求实 创新

医院感染防控需要层层铠甲，医院感染的发生是多环节失守的结果，强化每一层铠甲，让每一片铠甲上的孔洞越小越少，每个人做好自己的每一步，看好别人的每一步，就能有效降低医院感染的发生率，杜绝可以避免的医院感染事件发生

# CRE防控？

## 把简单做到极致！
## 把基础做到极致！

**常态科学防控　集束精准施策**

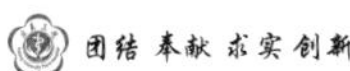


CRE 防控需要常态科学防控、集束精准施策，我们需要把简单做到极致、把基础做到极致

# 感谢聆听

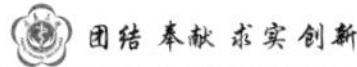

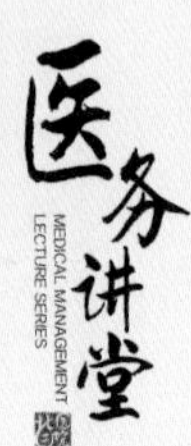

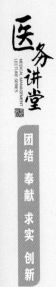

团结 奉献 求实 创新

# 培训效果评估问卷

1. 依据 2018—2020 年中国细菌耐药监测结果（CHINET），呼吸道标本中分离最多的细菌种类为：[ 单选题 ]

○ 鲍曼不动杆菌

○ 肺炎链球菌

○ 肺炎克雷伯杆菌

○ 铜绿假单胞菌

2. 使用碳青霉烯类药物的适应证包括：[ 多选题 ]

☐ 多重耐药但对该类药物敏感的需氧革兰氏阴性杆菌所致严重感染，包括血流感染、肺炎、上尿路感染、中枢神经系统感染、腹腔感染等

☐ 脆弱拟杆菌等厌氧菌与需氧菌混合感染的重症患者

☐ 粒细胞缺乏伴发热等病原菌尚未查明的免疫缺陷患者中重症感染的经验治疗

☐ 碳青霉烯类耐药肠杆菌科细菌（CRE）感染

3. 下列细菌中哪些不适合首选碳青霉烯类抗生素治疗？ [ 多选题 ]

☐ 产超广谱 β- 内酰胺酶（ESBL）的大肠杆菌

☐ 不产 ESBL 的肺炎克雷伯菌

☐ 嗜麦芽窄食单胞菌

☐ 屎肠球菌

4. 下列哪些属于特殊使用级管理药物：[ 多选题 ]

☐ 厄他培南

□ 头孢哌酮舒巴坦

□ 美罗培南

□ 亚胺培南西司他丁

5. 下列哪个属于限制使用级管理的碳青霉烯类药物：[ 单选题 ]

○ 厄他培南

○ 头孢哌酮舒巴坦

○ 美罗培南

○ 亚胺培南西司他丁

6. 以下可以用于中枢神经系统感染的碳青霉烯类药物是：[ 单选题 ]

○ 厄他培南

○ 美罗培南

○ 亚胺培南西司他丁

○ 替加环素

7. 根据碳青霉烯类抗生素 PK/PD 特点，如何提高其疗效？ [ 多选题 ]

□ 每日一次，高剂量给药

□ 延长输注

□ 增加输注频次

□ 增加单次给药剂量

8. 以下病原学标本采集注意事项中错误的是：[ 单选题 ]

○ 同一份血液标本应同时做需氧和厌氧培养，遵循至少“双抽四瓶”的原则

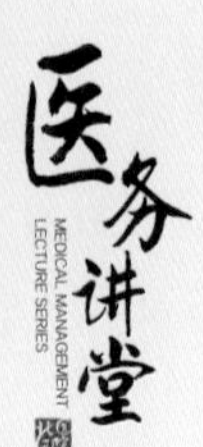



○ 不推荐鼻咽拭子做普通细菌培养

○ 推荐用拭子采集术中组织标本送检

○ 从长期留置尿管内获取的标本可能有定植菌污染

9. 以下关于药敏描述错误的是：[ 单选题 ]

○ 当药敏结果为敏感时，提示使用推荐剂量进行治疗，该药在感染部位通常达到的浓度可抑制被测菌的生长，临床治疗可能有效

○ 当菌株的 MIC 值或抑菌圈直径处于中介时，采用高于常规剂量治疗时或在药物生理浓集的部位，临床治疗可能无效

○ 当某种药物对菌株的 MIC 或抑菌圈直径在 SDD 范围时，临床可通过提高剂量和（或）增加给药频率等修正给药方案以达到临床疗效

○ 当抗菌药物对分离株的 MIC 值或抑菌圈直径处于耐药时，使用常规治疗方案，该药在感染部位所达到的药物浓度不能抑制细菌的生长

10. 碳青霉烯类耐药肠杆菌科细菌（CRE）的定义为：[ 单选题 ]

○ 对亚胺培南、美罗培南、厄他培南或多利培南任何一种碳青霉烯类抗生素耐药

○ 产碳青霉烯酶肠杆菌科细菌

○ 对于天然对亚胺培南非敏感的细菌（如摩根菌、变形菌属、普罗威登菌属），需要参考是否对除亚胺培南外的其他碳青霉烯类抗菌药物耐药

○ 以上均正确

11. 碳青霉烯类耐药肠杆菌科细菌（CRE）感染患者行支气管镜检查时，正确的防护措施包括：[ 多选题 ]

☐ 手卫生

☐ 戴手套

☐ 穿隔离衣

☐ 戴防护眼镜 / 防护面屏

12. 碳青霉烯类耐药肠杆菌科细菌（CRE）核心预防措施包括：[ 多选题 ]

☐ CRE 普查

☐ 最大限度地减少侵入性器械的使用

☐ 加强抗菌药物临床合理使用管理

☐ 接触隔离

13. 病房出现一例发生肺部 CRE 感染的患者，在没有条件进行单间隔离时，可与下列哪类患者同住一室进行床旁隔离？ [ 单选题 ]

○ 留置尿管患者

○ 白血病患者

○ 下肢静脉血栓手术患者

○ 非卧床急性脑缺血患者

14. 关于我院特殊使用级药物管理要求，描述错误的包括：[ 多选题 ]

☐ 可以由高级职称医师在门诊使用

☐ 严格把控适应证，使用前应进行相应部位病原学送检

☐ 要根据病原学结果及时调整用药

☐ 用药前须由至少一名特定科室具有高级职称的医师、检验师、药师查房或者会诊

☐ 处方须由本科室主治及以上职称医师开具

☐ 相关查房或会诊意见须及时在病历中记载

# 第三讲
# 死亡病例讨论制度

引言

死亡病例讨论制度与医疗安全——外科医师笔下的“墓志铭”

内科医师眼中的死亡病例讨论

死亡病例讨论制度要点及院科两级死亡病例质控

培训效果评估问卷

团结　奉献　求实　创新

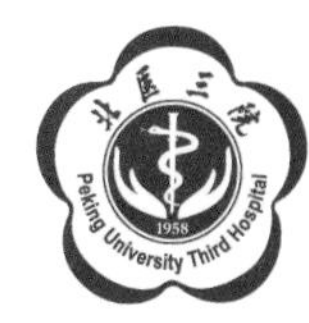


# 死亡病例讨论

医务讲堂

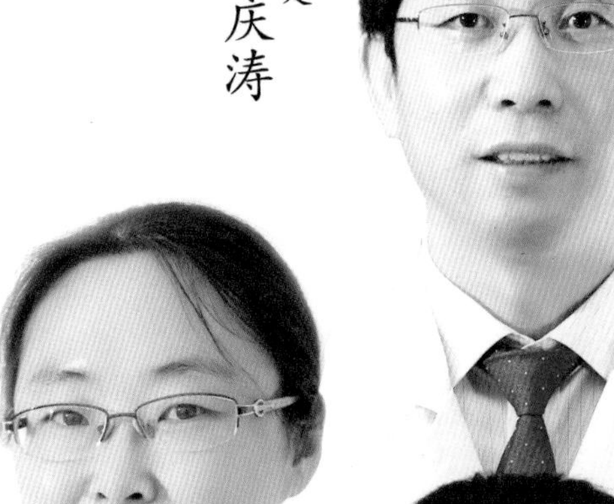

医务处
周庆涛

心血管内科
孙丽杰

普通外科
王行雁

北医三院

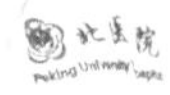

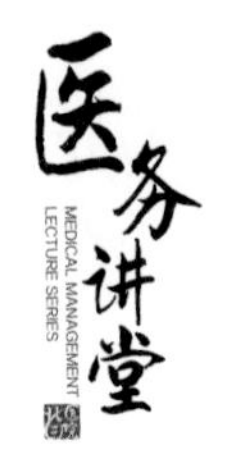



# 引 言

死亡病例讨论制度是指为全面梳理诊疗过程、总结和积累诊疗经验、不断提升诊疗服务水平，对医疗机构内死亡病例的死亡原因、死亡诊断、诊疗过程等进行讨论的制度，是固有的医疗质量安全核心制度之一。2016 年 11 月 1 日起施行的《医疗质量管理办法》将医疗质量定义为：在现有医疗技术水平及能力、条件下，医疗机构及其医务人员在临床诊断及治疗过程中，按照职业道德及诊疗规范要求，给予患者医疗照顾的程度。受限于医疗技术水平、能力和条件，患者的诊疗结局并不总是我们所期望的那样完美，但是反思、回顾、分析和总结的过程必不可少，由此我们才能不断改进、逐步完善。死亡病例讨论制度正是源于这样的初衷应运而生。

日常管理中，北京大学第三医院严格执行院科两级责任制。科室层面，自 2020 年 11 月起启用住院电子病历系统死亡病例讨论模块，将多年来临床科室沿用的纸质《病例讨论记录本》升级为无纸化的信息系统记录模式。通过死亡出院时间或病案号检索，即可调阅某一时间段内本科室全部死亡病例或某一死亡病例的主要信息，并在此基础上完善诊疗中存在的主要问题、持续改进措施等内容记录。与患者病历文书中的死亡病例讨论记录不同，模块中的全部信息仅可由临床医师书写和查阅，从而减轻医务人员的顾虑，更多地关注医疗质量改进本身。此外，系统还提供死亡病例讨论文书缺陷警示、全部病历一键调阅、检索报表导出等功能，帮助科室和主管医师便捷、全面地调阅死亡患者信息，开展讨论分析和总结改进工作。院级层面，则每月进行死亡病例讨论制度执行情况的监测，通过系统报表获取各临床科室死亡病例讨论完成和系统填报的情况，经院周会或管理微信群反馈给医疗科主任和行政医师，旨在激发临床科室的主观能动性，通过自查总结反思医疗缺陷，持续改进。

同时，为营造自省、专注的患者安全文化氛围，并从院级层面强化制度执行的内涵监管，帮助科室剖析管理和诊疗中的重大缺陷，我院自 2021 年 1 月起正式启动死亡病例审查项目。每月由死亡审查专员将全部住院死亡病历进行初审，其中存在潜在问题的病历将由死亡审查专家通过例会讨论完成复审。各级专家的汇总意见将通过医务处以专项通知的形式反馈给科室，涉及多个死亡病例的共性问题，将通过院周会在全院范围内通报反馈。死亡病例审查中，我院参照北京市的孕产妇死亡评审方案并结合我院实际情况，将死亡审查结果设置为三个等级，即不可避免死亡、创造条件或可避免死亡，和可避免死亡，同时会重点关注疾病诊断相关分类（diagnosis related groups，DRGs）死亡风险分级中的低风险死亡组和中低风险死亡组病例。该项目现已顺利开展 12 期，并取得了非常显著的成效，审查中发现的问题数量逐步减少，临床科室对于死亡病例讨论工作本身的重视度也日益提升。

为加强低年资医师对死亡病例讨论制度的理解，并巩固该项制度的贯彻执行情况，我们策划了这样一期医务讲堂。邀请普通外科王行雁、心血管内科孙丽杰和医务处周庆涛分别从外科医师、内科医师和职能部门的视角去解读制度制定的背景、工作流程、讨论前的准备工作、讨论中的人员分工与关注点、讨论后的持续改进、死亡讨论与医疗安全之间的关系，以及院级层面对于科室级制度执行的要求、监管措施和相关系统操作说明。培训中，我们列举了自身或行业中的经验教训，以实际案例的形式向大家剖析诊疗过程中的不完美，也展示了优秀的病历文书应该怎样体现缜密的临床逻辑思维、深入的回顾分析，和切实可操作的改进建议。希望我们的医护人员和管理人员，能够在这次培训中有所收获，并透过每一例死亡讨论自我反思、查找不足，不断成长。

medical management lecture series 医务讲堂

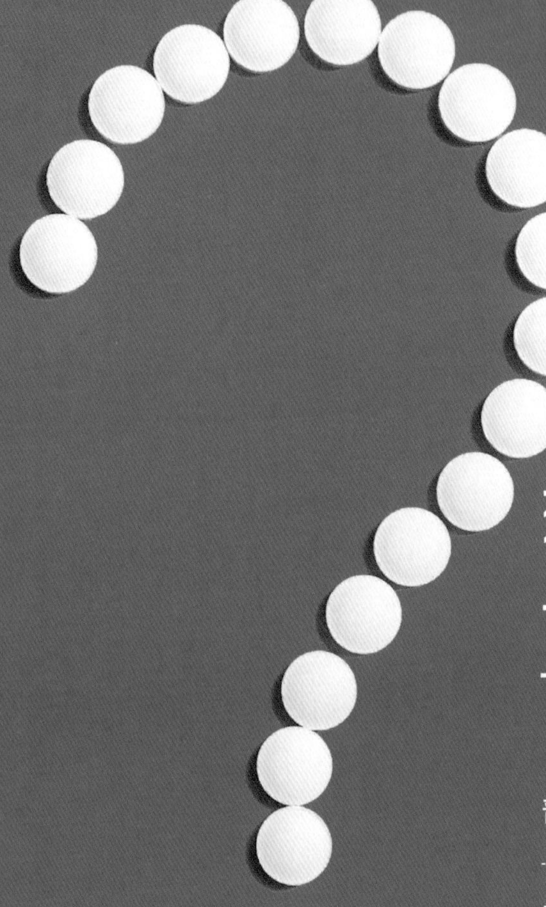

# 死亡病例讨论制度与医疗安全
## ——外科医师笔下的“墓志铭”

普通外科　王行雁

死亡讨论与医疗安全
外科系统常见死亡原因分析

## 引言——外科医生心中的墓地

*Every surgeon carries within himself a small cemetery, where from time to time he goes to pray – a place of bitterness and regret, where he must look for an explanation for his failures.*

*——René Leriche, La philosophie de la chirurgie, 1951*

 团结 奉献 求实 创新

血管外科之父赫厄乐希胥曾说，每个外科医生的心中都有一块墓地，躺着那些我们做了手术却再也没有醒过来的患者。我们时不时就要去反省，看看能否从中学到些什么，给这些患者一个解释，给自己一个答案

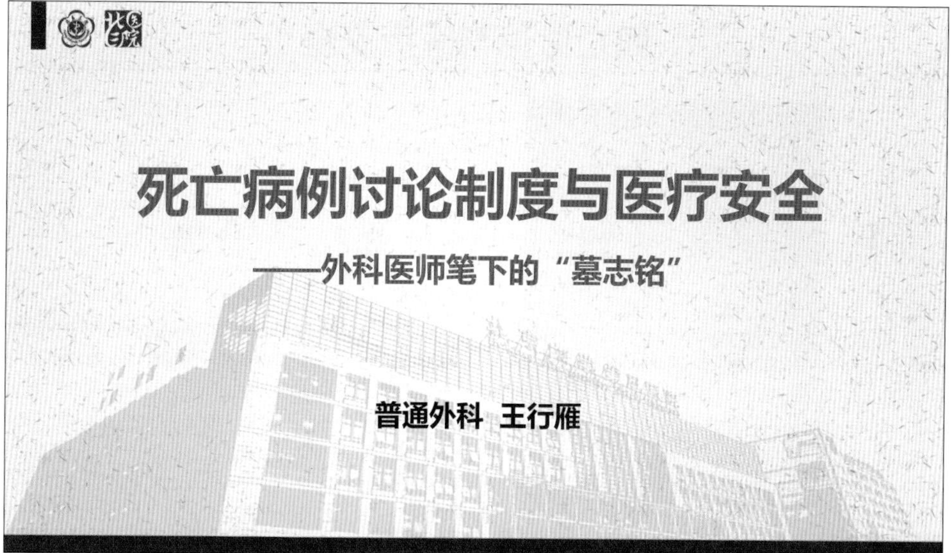
死亡病例讨论制度与医疗安全
——外科医师笔下的“墓志铭”
普通外科 王行雁

这里所讨论的不单单是关乎某一个医生或者患者，而是整体医疗安全的问题。我是来自普通外科的王行雁，今天与大家分享自己关于死亡病例讨论制度的一些思考

死亡讨论与医疗安全

外科系统常见死亡原因分析

团结 奉献 求实 创新

主要包括以上两个方面

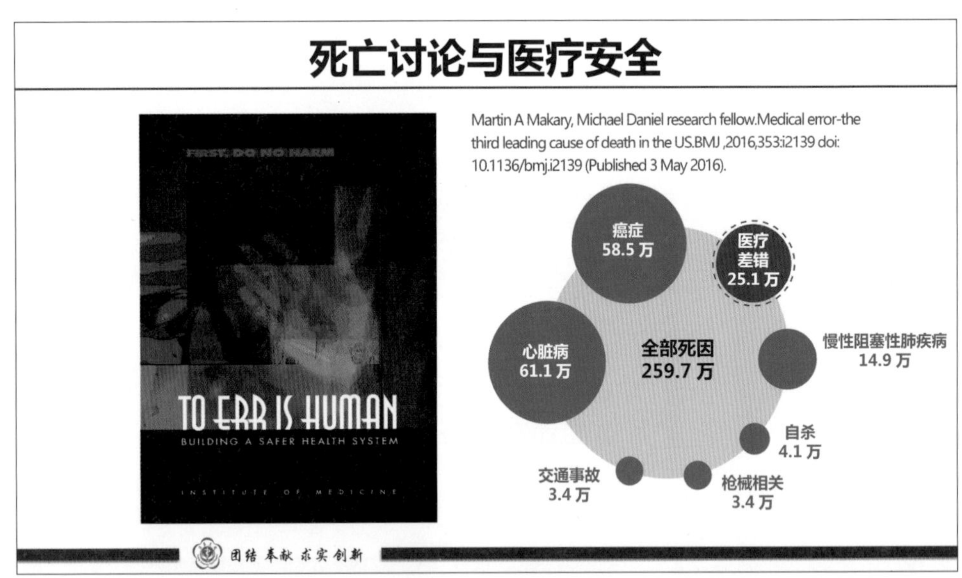


1999 年，美国的医学研究所发表报告 ——To Err is Human（人非圣贤，孰能无过）。2016 年发表在 *BMJ* 上的研究显示 2013 年美国由于医疗差错导致的死亡达到 25.1 万例，在全部死因中位列第三，正是这样的医疗安全隐患，提醒我们要时时刻刻关注死亡讨论和医疗安全

## 死亡讨论与医疗安全

男性，71岁

乙状结肠癌肝转移

潜在可切除

MDT讨论决定新辅助化疗

结肠支架植入

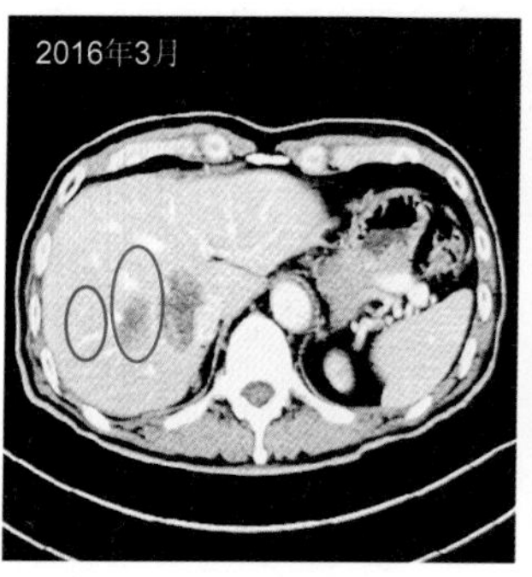


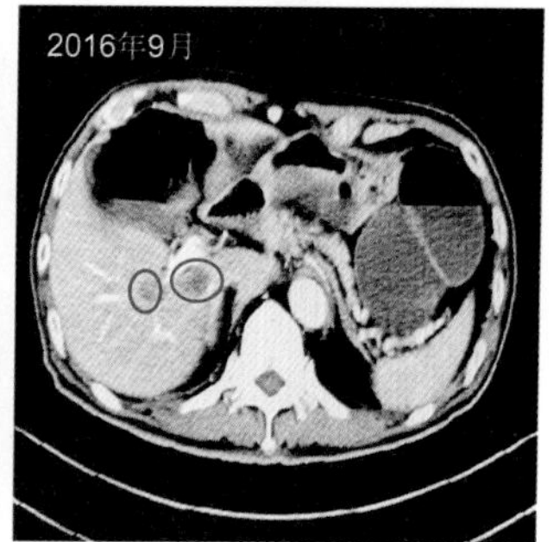

团结 奉献 求实 创新

在医疗中的探索和尝试使得我们对于疾病的认识越来越充分，有些并发症是以前工作中没有出现过的情况，这也要求我们重视每一次死亡讨论。在 2016 年，我们遇到一位 71 岁患者，结肠癌肝转移，病灶多，无法直接手术，经多学科诊疗（MDT）讨论后决定进行新辅助化疗。由于患者存在结肠梗阻，我们放置了结肠支架。这是从 2016 年 3 月至 9 月的 CT 影像，显示肿瘤缩小满意，似乎治疗效果好

## 死亡讨论与医疗安全

2016年9月2日

急诊就诊

肠梗阻

休克

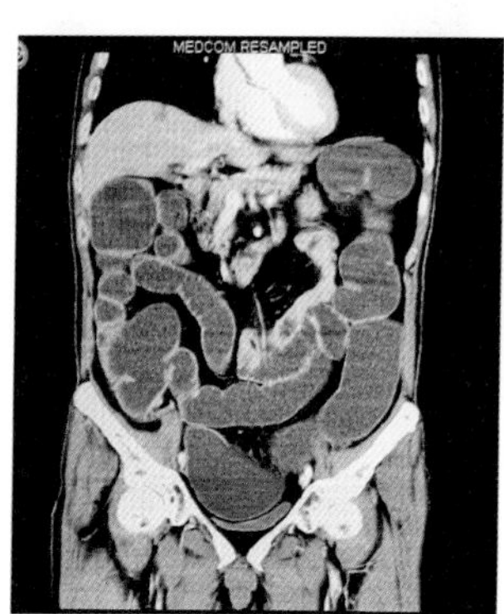


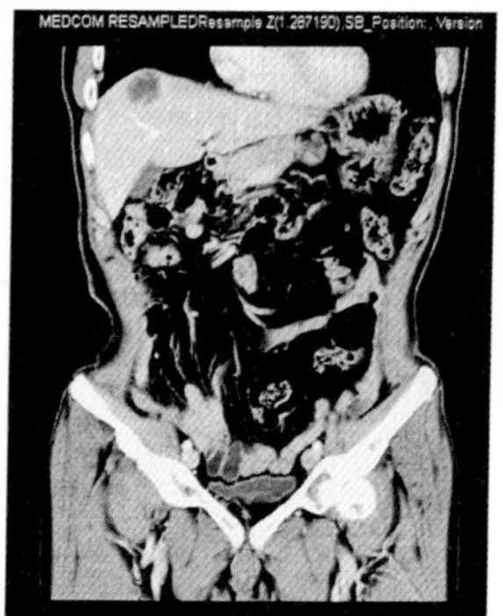

团结 奉献 求实 创新

2016 年 9 月，患者因肠梗阻至我院急诊就诊，很快进展为休克状态，影像学显示很明显的肠管扩张

## 死亡讨论与医疗安全

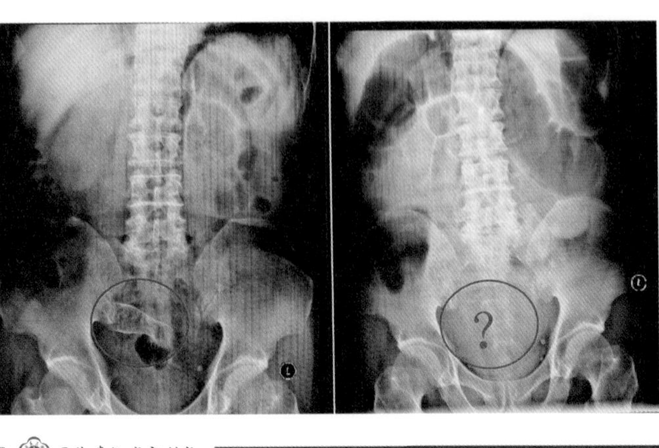


团结 奉献 求实 创新

急诊手术后患者还是去世了。在进行死亡病例讨论时，大家认为结肠支架脱落导致的急性肠梗阻是患者病情加重的重要原因

## 死亡讨论与医疗安全

**2016年9月3日**
**急诊手术**

**2016年9月4日**
**死亡**

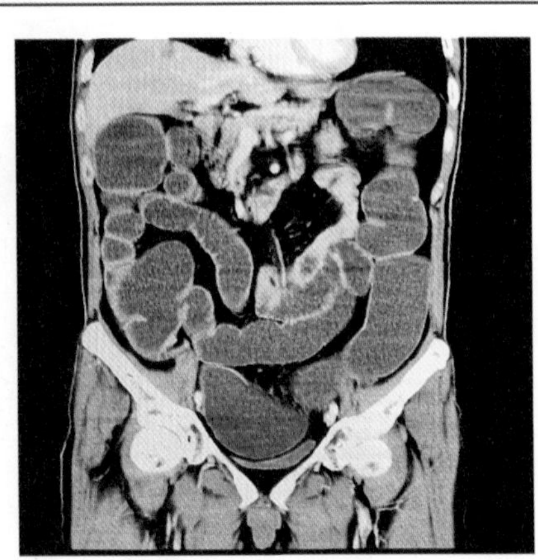

团结 奉献 求实 创新

患者因肠梗阻死亡，对医生触动很大

## 死亡讨论与医疗安全

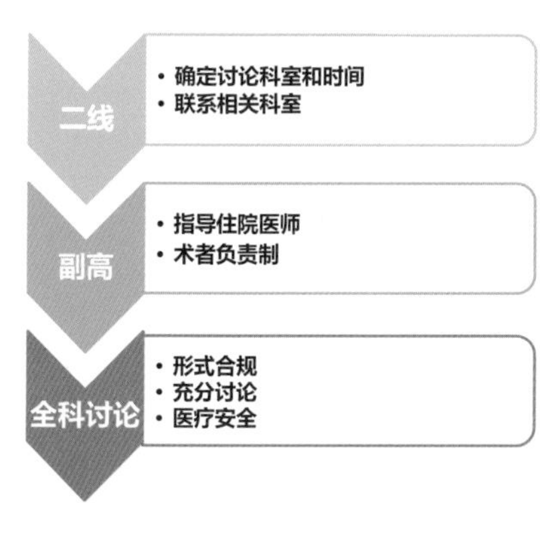


北 京 大 学 第 三 医 院

死亡病例讨论记录

姓名：　　　第 1 页　　　住院号

| 患者姓名： | | 性别：男 | | 年龄：71岁 | 讨论日期：2016年09月05日 |
|---|---|---|---|---|---|
| 讨论地点：外科二病房示教室 | | | 主持人姓名： | | 职称：主任医师 |
| 参加人姓名 | 职称 | 参加人姓名 | 职称 | 参加人姓名 | 职称 |

　　主任医师：患者为直肠癌晚期，肝转移，继发全结肠小肠扩张，胃肠减压为粪臭味黄绿色液体，心率血压不稳定，考虑原因可能为结肠内容物反流入小肠，有毒物质吸收入血，同时术前新辅助化疗造成全身抵抗力低下，造成难以控制的炎症反应继而继发多脏器功能衰竭死亡。

　　主任医师：患者为急性肠梗阻，入院时症状较重，生命体征不平稳、影像学检查提示存在严重的全肠道内容物蓄积，可能存在有毒物质吸收入血造成感染中毒性休克。急诊手术过程顺利迅速，但术后感染持续无法控制且继续加重，考虑原因为已经存在的感染造成难以逆转的多脏器功能衰竭。今后应继续加强重视急性肠梗阻患者围术期感染控制，以及化疗患者的抵抗力较低问题。

团结 奉献 求实 创新

这是我们在医疗探索中遇到的挫折。患者死亡与支架移位导致肠梗阻以及化疗相关。

经过深入的分析和讨论，科室提出改进措施，重视结直肠癌新辅助化疗患者肠梗阻的防控，加强放置支架后宣教和随访，我科未再出现过相似原因的患者死亡

## 死亡讨论与医疗安全

**态度决定一切：合格和优秀的差距“出出汗、红红脸”：回答三个问题**

1. 患者死亡是否可以避免
2. 诊疗过程是否存在不足
3. 安全体系是否留有缺陷

**惩前毖后：合理地平衡两者的关系**

1. 惩前固然重要，更不能忽视毖后，要以小见大
2. 建立合理的科室安全文化，鼓励大家分享失败

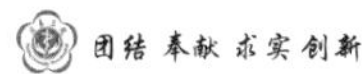


如果反复发生同一种过错，我们一定要反思是否存在系统差错，而不仅仅是归结于个人的责任心或者偶然的意外

建立良性的安全文化，对于严重的责任事故、违法违规一定要严肃处理，但是要适度。我所在的科室几十年来一直坚持进行并发症讨论，这一过程对科室医疗安全起到了极大的推动作用，特别是在大数据时代之前，这种并发症讨论更多的是依托于科室文化、凭借于医护人员的自觉。只有建立健康良性的文化，才能提升医疗安全

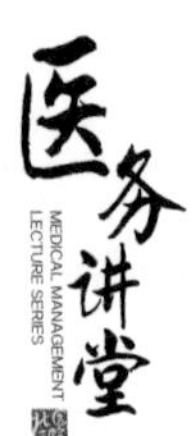




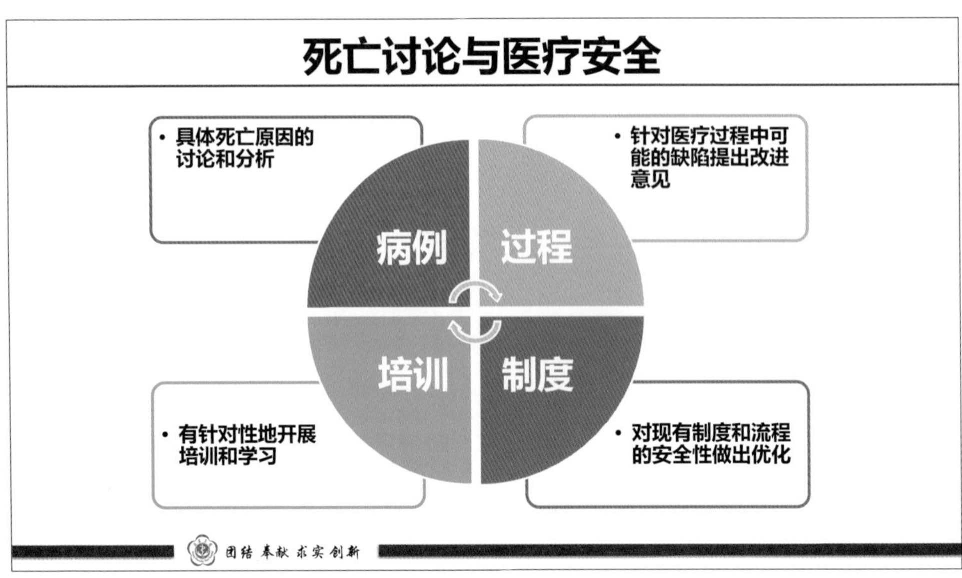


关注死亡讨论过程，从过程上升到制度，根据制度培训，形成一个完整的闭环

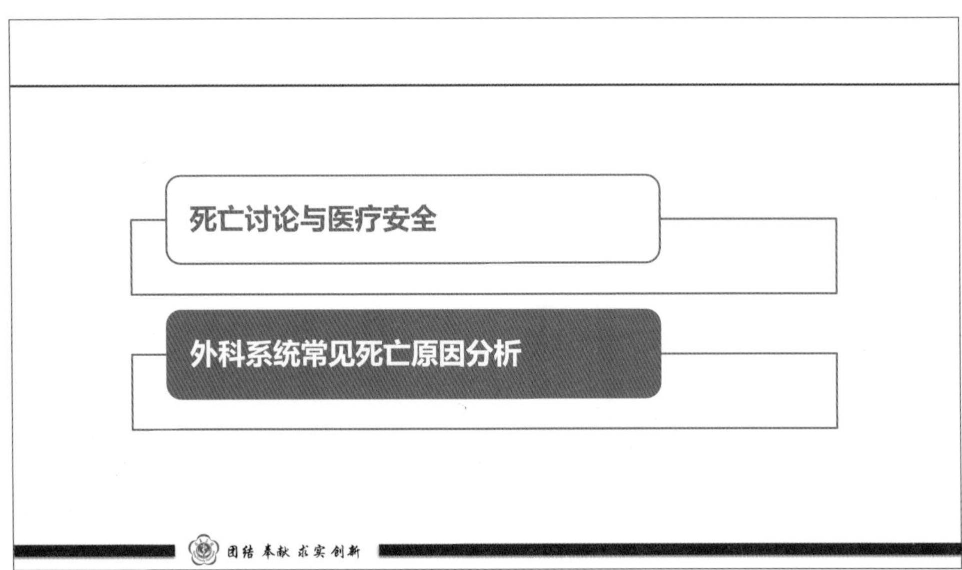


下面进行外科系统常见死亡原因分析

## 外科系统常见死亡原因分析

**普通外科2016—2021年病例死亡原因分析**

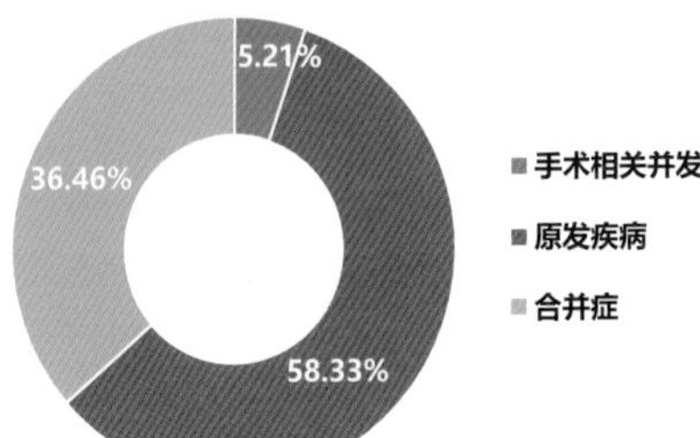


- 急诊危重症患者多
- 老年合并症患者多
- 疑难复杂手术患者多

团结 奉献 求实 创新

以普通外科为例，分析显示：常见的死亡原因中手术相关并发症约占5.2%，原发疾病约占58.3%，合并症约占36.5%

## 外科系统常见死亡原因分析

### 手术相关并发症：例数少 但最值得汲取经验教训

**手术指征**：手术适应证、术式的选择等

外院病例：肿瘤侵犯肠系膜上动脉，扩大手术切除重建血管，术后死于出血并发症

**术前准备**：术前检查、手术规划、备血等

外院病例：消化道肿瘤患者，术前进行洗肠液肠道准备，导致急性肠梗阻

**术中得失**：手术操作、术者资质等

外院病例：胰腺手术，术中误结扎腹腔干，导致严重缺血并发症，二次手术后死亡

**术后管理**：医护配合、并发症、交接班等

外院病例：节假日期间，术后患者出现并发症，处理困难，出现死亡

团结 奉献 求实 创新

其中，手术相关并发症导致的死亡虽然占比最低，但是最值得分析和汲取经验教训。我们要从以上4个方面进行事后反思和评估事前决策。

关于手术指征，需要我们谨慎区分合理的学术争论和不合理的扩大手术，以及适当的超适应证探索和不适当的盲目推广。

关于外科医生最关注的术中得失：需要在科室层面讨论手术资质、不同级别手术的准入和退出，并制订统一的操作规范。

关于术后管理，术后并发症导致的死亡虽不可避免，但是要从科室制度层面反思是否落实了核心制度、医护是否配合得当、流程是否通畅等。

死亡病例讨论记录是患者最后的医学文书，盖棺定论，当我们执行死亡病例讨论制度的时候，可能会涉及所有的医疗质量安全核心制度，包括三级查房制度、术前讨论制度、用血审核制度、会诊制度、值班与交接班制度等

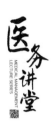

## 外科系统常见死亡原因分析

### 原发疾病：急诊重症为主 涵盖部分恶性肿瘤患者

**疾病诊断**：是否准确、及时，避免“误诊误治”

72岁急腹症患者，发病24h后转诊我院，最终增强CT诊断肠系膜缺血疾病，术后死亡

**紧急流程**：是否通畅、合理，开通“绿色通道”

35岁车祸患者，多发伤、休克，紧急启动创伤中心、紧急输血，进行急诊手术，术后死亡

团结 奉献 求实 创新

原发病导致的死亡在外科系统一般以急诊重症为主，涵盖部分恶性肿瘤患者。

疾病诊断过程中，需要先看患者再看病，对于严重的诊断不明的急腹症，建议积极进行 CT 特别是增强 CT 检查。

此外，我们需要向内科和妇产科学习紧急流程的管理，加强急救“绿色通道”的建设。由科室乃至院级层面制订流程，以面对更加复杂的术前准备和协调工作

## 外科系统常见死亡原因分析

### 合并症：40%~50%的入院患者存在各种伴随疾病

**合并症评估**：是否足够重视相关伴随疾病

82岁消化道肿瘤梗阻患者，既往心肌梗死、脑梗死、糖尿病等合并症，术前死于心血管意外

**合并症处理**：是否依据指南或规范进行处理

86岁急诊嵌顿疝患者，既往脑梗死、长期口服抗血小板药物，术后第2天因大面积脑梗死死亡

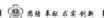


最后是合并症导致的死亡。对于这类患者，需要反思合并症的评估，如术前过多的空腹检查，是否可能会对患者内环境的稳定产生显著影响。另外还有合并症的处理，如合理使用抗血小板药物，对于出血风险在中等程度的手术，围术期不停用阿司匹林

## 外科系统常见死亡原因分析

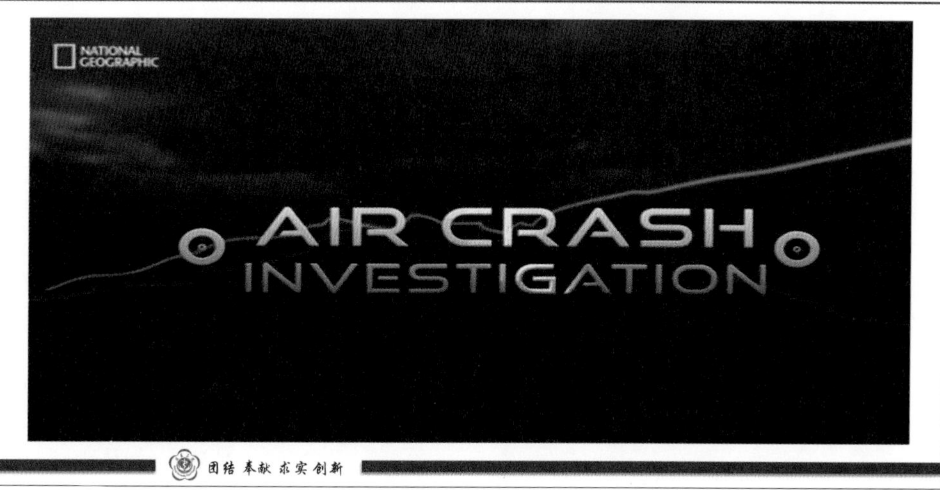


高铁、航空，以及核电站这些具有很高安全系数的行业是我们努力的方向。纪录片《空中浩劫》针对每起空难都做了抽丝剥茧的分析和解读，从而产生出改变整个行业的一些规则和制度，能够从根本上改变问题。这也应该是我们面对死亡病例讨论的态度

## 感谢聆听

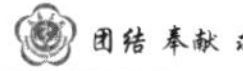
团结 奉献 求实 创新

很多医疗核心制度最终的落脚点都是医疗安全，我们一直在路上

medical management lecture series 医务讲堂

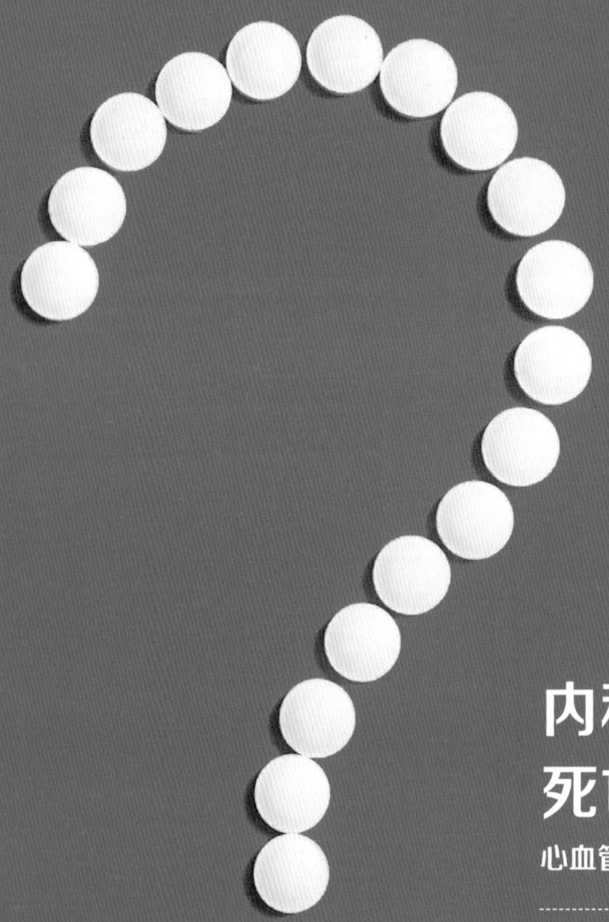

# 内科医师眼中的死亡病例讨论

心血管内科 孙丽杰

死亡病例讨论制度的定义和流程

讨论前的准备工作

讨论中的分工与关注点

讨论后的持续改进

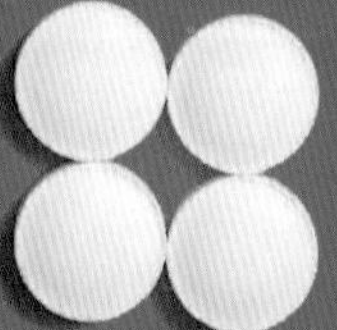

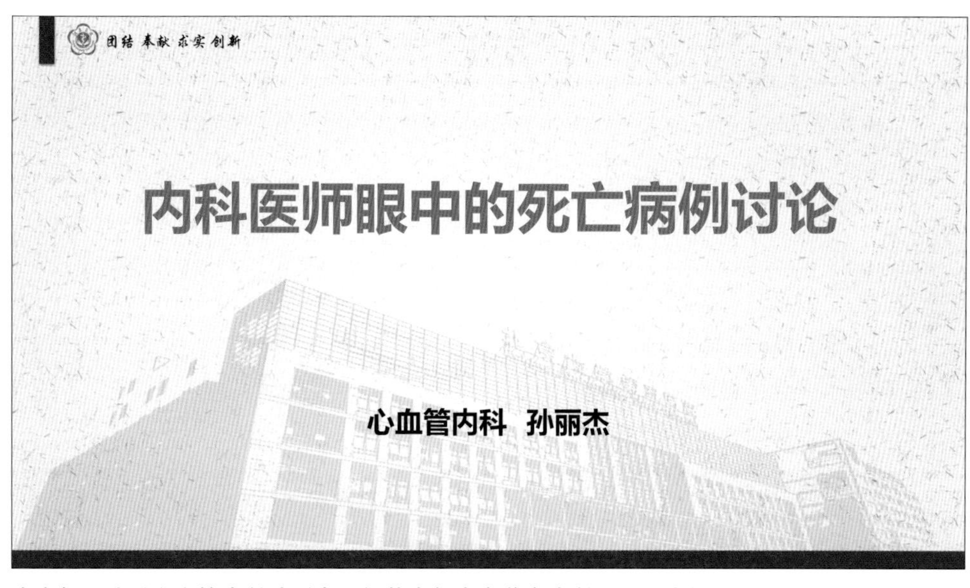


大家好，我是心血管内科孙丽杰，很荣幸与大家分享内科医师眼中的死亡病例讨论制度

死亡病例讨论制度的定义和流程

讨论前的准备工作

讨论中的分工与关注点

讨论后的持续改进

团结 奉献 求实 创新

内容主要包括以上 4 个方面。首先是死亡病例讨论制度的定义和流程

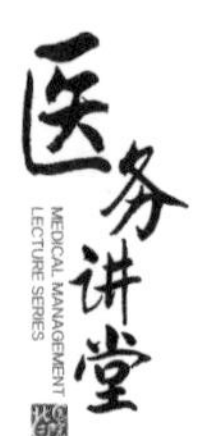




## 定义

- 死亡病例讨论制度是对死亡病例的死亡原因、死亡诊断、诊疗过程进行讨论的制度
- **要求**：应当及时对全部死亡病例进行汇总分析，并提出持续改进意见。
- **死亡病例讨论制度的目的：**
  - **全面梳理诊疗流程**
  - **总结和积累诊疗经验**
  - **不断提高诊疗服务水平**

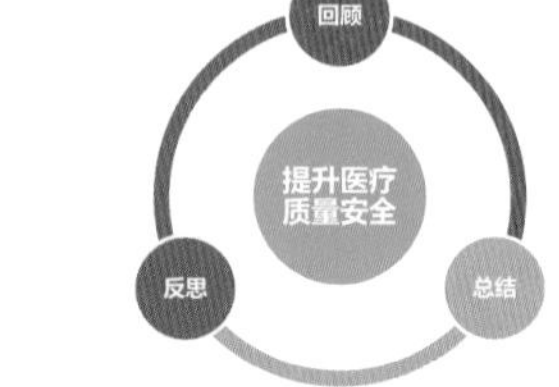


**《医疗质量安全核心制度要点》（国卫医发〔2018〕8号）**

**——第九条：死亡病例讨论制度**

团结 奉献 求实 创新

死亡病例讨论制度的定义、要求和目的如上

## 死亡病例讨论流程

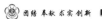

| | |
| --- | --- |
| 病情汇报 | • **主管住院医师**汇报病情<br>• **抢救医师**汇报抢救过程 |
| 补充、分析论证 | • **主治医师**进行补充，强调病史中的重要线索，分析病例特点<br>• 认真分析并发表意见 |
| 发言、讨论 | • **高级职称医师**对诊治、抢救过程进行分析发表意见<br>• **各级医师**补充新意见、发表不同观点并讨论 |
| 总结 | • **主持人**总结一致性意见 |

团结 奉献 求实 创新

以上是死亡病例讨论的流程。首先由主管住院医师汇报病情演变转归过程，抢救医师汇报抢救过程；接下来由主治医师进行补充、分析和论证，发表关于死亡原因的意见；然后是最重要的部分，即各级医师的讨论；最终由主持人总结，写入死亡病例讨论记录

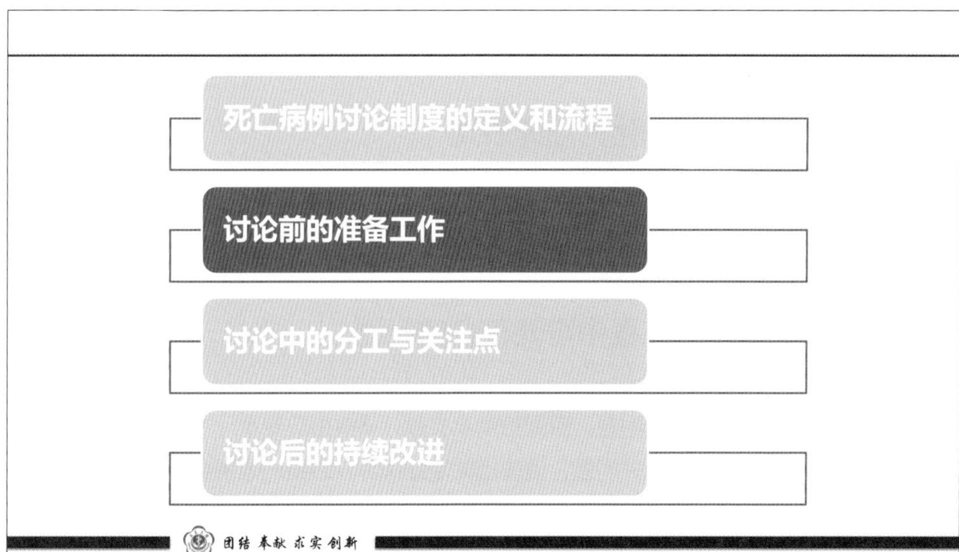


那么在讨论前需要做哪些准备工作？

## 讨论前的准备工作：主管住院医师

- **收集完整病例资料**
  - **入院诊断**：记录患者的发病过程及入院的病情判断
  - **住院经过**：梳理住院后病情诊疗和演变经过，病情突然恶化的具体时间，及临床表现（症状体征，辅助检查）
  - **抢救经过**：病情恶化后抢救的具体措施及相关科室会诊的意见
- **书写病历摘要，完成死亡记录**
  - **提出初步的死亡原因及死亡诊断**：以主管的主治医师审核决定为准，有疑问的应经科室讨论达成统一意见的诊断。
- **回顾病例，反思诊治过程中存在的问题，病情恶化的原因**
  - 相关问题独立思考，复习疾病相关知识及材料，请教上级医师

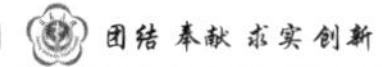


不同身份医生在讨论前需要完成不同的准备工作，首先来了解主管住院医师的工作内容，具体如上

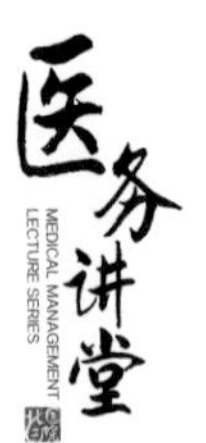




## 讨论前的准备工作：抢救医师

- 回顾病例病情恶化的临床表现
  - 整理抢救过程的临床思路
  - 病情恶化的初步判断依据
  - 处置措施、效果
- 反思指挥抢救过程中可能存在的问题
  - 抢救失败的原因
  - 本专业领域的疑难问题，查阅指南及文献，请教相应专家
  - 非本专业领域的相关问题，请教相关专业医师，必要时邀请参与死亡讨论

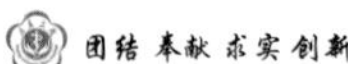


抢救医师的准备工作也非常重要

## 讨论前的准备工作：主治医师

- **指导下级医师书写死亡记录**
  - **梳理**病例从初诊到病情恶化的临床表现
  - **审视**病例诊疗过程中临床思路的正确性
    - 诊疗方案的合理性及其依据
    - 调整诊疗方案的依据及效果评价
- **协助剖析病情恶化的原因**
  - 从主治医师的视角**分析**抢救过程中的相关问题
  - **引导**下级医师在书写死亡记录过程中对相关问题进行思考
  - **解答**下级医师的疑问
  - **协助**下级医师反思诊疗过程中存在的问题及改进措施

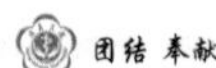


主治医师的准备工作旨在起到承上启下的作用

## 讨论前的准备工作：主治医师

**充分体现主治医师第一责任人的双重身份**

- **诊疗实践者：评价病例诊疗方案及调整**
  - 审视诊疗思路的正确性
  - 反思诊疗方案的合理性
- **质控管理者：发现病例诊疗中存在的质量问题**
  - 医疗文件的完整性、病历书写的规范性
  - 病情观察，监督医嘱执行情况

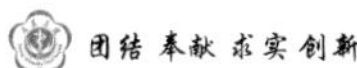


作为第一责任人，主治医师具有双重身份，要同时做好患者诊疗和全过程质量控制两方面的工作

## 讨论前的准备工作：高级职称医师

| | |
|---|---|
| 熟知病例诊治过程 | 明确分析死亡病例的讨论要点 |
| 相关专业领域知识的丰富积累 | 必要时邀请其他相关专业领域的高级职称医师参加讨论 |

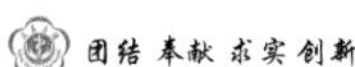


高级职称医师在死亡病例讨论中的意义重大，要在讨论前做好充分的准备

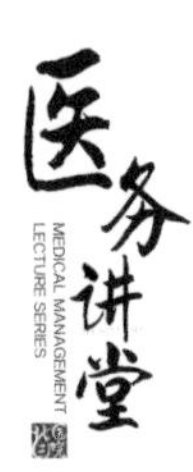




## 讨论前的准备工作：护理团队

护理级别及看护措施是否与疾病状态相符

是否规律巡查及时发现病情恶化的先兆

抢救设备日常管理和维护

抢救药品是否齐备

团结 奉献 求实 创新

护理团队也要进行相关的准备工作

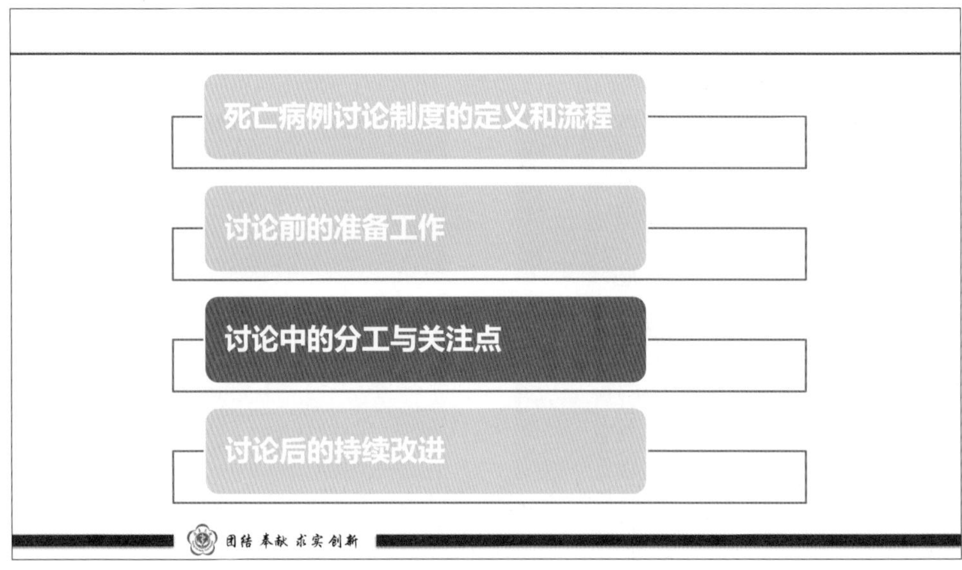


准备工作完成后，进入到讨论环节

## 讨论中：主管住院医师、抢救医师及护理人员

**病史汇报**

- **主管住院医师**汇报病情的诊疗及转归经过
- **抢救医师**汇报病情恶化及抢救过程
- **详细介绍病史，诊断、治疗情况**
- **护理人员**对病程及恶化过程的护理措施做补充
- **初步分析死亡原因、死亡诊断，以及医疗和护理过程中可能存在的缺陷问题**

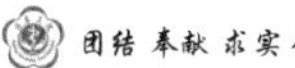


讨论中，病史汇报部分涉及主管住院医师、抢救医师及护理人员

## 讨论中：主管住院医师、抢救医师及护理人员

讨论内容：

住院医师：汇报病例略。

主治医师：患者扩张型心肌病（扩心病）、冠心病诊断明确，扩心病诊断至今已10年，超声心动图示心脏显著扩大、射血分数17%、左室舒张末内径78cm，近10年反复出现心力衰竭，且呈渐进性加重，直至此次静息状态下亦出现呼吸困难，心功能为Ⅳ级。患者入院后第2天起反复出现心律失常，包括房性心动过速、室性心动过速、心房颤动，发生心律失常时血压难以维持，无创呼吸机辅助通气氧合难以维持，予药物、电除颤转复心律，并予气管插管接呼吸机辅助通气，予多巴胺、去甲肾上腺素持续静脉泵入，心律、血压、氧合尚可维持。患者后期持续高热，但反复血培养、痰培养无病原学证据。周日开始，患者血压下降，反复予升压药仍难以维持，且心率逐渐下降，对多巴胺、阿托品无反应，周日19：55宣布临床死亡。患者有血压下降，可见皮肤花斑，考虑直接死亡原因为心源性休克，为心力衰竭终末期表现。

副主任医师：患者扩张型心肌病诊断明确，该病5年存活率仅为50%，唯一治疗途径即心脏移植，患者诊断扩心病至今已10年，超声心动图示心脏显著扩大、射血分数17%、左室舒张末内径78cm，10年间反复出现心力衰竭，呈进行性加重，直至此次静息状态下出现呼吸困难，已为终末期心力衰竭。入院期间反复出现心律失常，包括房性心动过速、室性心动过速、心房颤动，并伴有血压难以维持，前期经药物、电除颤转复心律，多巴胺、去甲肾上腺素持续静脉泵入尚可维持心律、血压，后期血压、心率下降，多巴胺及阿托品治疗无效，直接死亡。原因考虑为心源性休克。患者后期持续高热，但反复血培养、痰培养无病原学证据。周日开始，患者血压下降，反复予升压药仍难以维持，且心率逐渐下降，对多巴胺、阿托品无反应，周日19：55宣布临床死亡。患者有血压下降，可见皮肤花斑，考虑直接死亡原因为心源性休克，为心力衰竭终末期表现。

主任医师：患者扩心病、冠心病诊断明确，既往冠脉造影示前降支单支病变，于2005年植入支架1枚，不符合缺血性心肌病，且当时已发现心室明显扩大，故该病因引起扩心病的可能性不大，也非心力衰竭的主要病因。患者近10年反复出现心力衰竭，此次超声心动图提示心脏明显扩大、射血分数极低，经常规抗心力衰竭治疗不理想，病情逐渐恶化，心力衰竭纠正不良，反复出现各种类型快速型心律失常，包括心房颤动、室性心动过速、房性心动过速，且患者既往即有完全性左束支传导阻滞。患者最终因血压难以维持死亡，同意心源性休克诊断。可吸取的经验教训有：①完全性左束支传导阻滞可植入起搏器，但对该患者可能无效；②患者心脏条件差，唯一治疗手段即心脏移植，但患者由于经济方面考虑及移植供体不足等原因未实行心脏移植治疗，故不是体外膜肺氧合治疗的适应证。

**主管住院医师、抢救医师**

**汇报病情诊疗及转归、抢救过程：略**

**护理人员**

**对病程及恶化过程的护理措施**

**进行补充：缺失**

团结 奉献 求实 创新

以上是一份缺陷病历。从死亡病例讨论的形式看，住院医师需要汇报的病情诊疗及转归和抢救部分，以及护理相关内容都缺失了

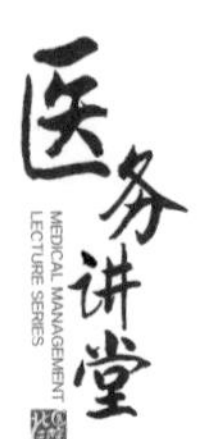




## 讨论中：主治医师

**补充病史、分析、论证**

- 主治医师**对病史中的重要线索进行补充、强调**
- **认真分析诊疗经过，提出依据**
- **对患者的死亡原因、死亡诊断发表意见**
- **指出医疗中存在的质量管理问题**

主治医师：患者扩张型心肌病、冠心病诊断明确，扩心病诊断至今已 10 年，超声心动图示心脏显著扩大、射血分数 17%、左室舒张末内径 78cm，近 10 年反复出现心力衰竭，且呈渐进性加重，直至此次静息状态下亦出现呼吸困难，心功能为Ⅳ级。患者入院后第 2 天起反复出现心律失常，包括房性心动过速、室性心动过速、心房颤动，发生心律失常时血压难以维持，无创呼吸机辅助通气氧合难以维持，予药物、电除颤转复心律，并予气管插管接呼吸机辅助通气，予多巴胺、去甲肾上腺素持续静脉泵入，心律、血压、氧合尚可维持。患者后期持续高热，但反复血培养、痰培养无病原学证据。周日开始，患者血压下降，反复予升压药仍难以维持，且心率逐渐下降，对多巴胺、阿托品无反应，周日 19：55 宣布临床死亡。患者有血压下降，可见皮肤花斑，考虑直接死亡原因为心源性休克，为心力衰竭终末期表现。

**缺乏对医疗质量管理的分析**

团结 奉献 求实 创新

从内容上看，主治医师的讨论过于泛泛，没有对重要线索进行补充、强调和分析，也没有对医疗过程中存在的质量管理问题进行总结，未起到承上启下的枢纽作用

## 讨论中：各级医师、护理意见及讨论

- **发言讨论：**
  - 高级职称医师**对诊断、治疗、抢救中存在的疑点再次确认和梳理流程**
  - 对主治医师的观点表态后**补充新的意见**
  - **剖析病例的重点、诊治抢救中的薄弱环节**
  - **分析死亡原因、总结经验教训**
  - **对如何提高诊疗水平提出合理化建议**

  ✓各级医师及护理人员就诊疗中存在的不同观点进行讨论，达成一致的意见
  ✓会诊医师从其他专业角度评价死亡原因及改进措施

- **总结：**主持人总结一致的结论性意见并签名

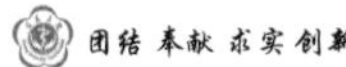


讨论环节，每个受邀参与讨论的人员都有义务针对死亡病例从自身认识角度发表个人见解，包括提出疑问、总结经验教训和提出改进建议

## 讨论中：各级医师、护理意见及讨论

主任医师：患者死亡的直接原因是心源性休克，根本原因是急性广泛前壁心肌梗死。1. 患者高龄女性，合并症多，入院死亡风险高。2. 心脏方面：患者急性广泛前壁心肌梗死明确，起病时间点不明确，患者4月1日于急诊病房出现间断胸闷，并出现惊厥，当时无明显胸痛，此后间断胸闷，4月4日于肾内科住院治疗，发现心电图异常、心肌酶升高，确诊心肌梗死，目前考虑患者心肌梗死发病时间应为4月1日至4月3日之间；患者无典型缺血性胸痛，与合并糖尿病、高龄有关；患者3月27日心电图大致正常，4月4日心电图示 $V_2$~$V_6$ 导联ST段抬高，$V_3$ 导联Q波形成，$V_4$~$V_6$ 导联q波形成，R波保留，ST段持续抬高，ST-T无明显动态演变，4月5日心电图示 $V_3$~$V_6$ 导联ST段与T波融合呈刀锋样改变，之后心电图示ST段仍未完全回落，心电图的动态演变慢，考虑心肌灌注不良；患者4月1日心肌酶、TNI正常，4月4日CKMB54U/L，CK500U/L，TNT 1.140ng/ml，之后心肌酶及心肌坏死标志物逐渐下降，酶峰不清，但根据超声心动图所示梗死面积大；超声心动图示室壁节段性运动异常，LVEF由70%下降至30%，后复查为38%，射血分数明显下降，同时肺动脉压中度升高。心肌梗死并发症方面：①心力衰竭：患者有呼吸困难，肺部有少量湿啰音，BNP升高，胸片示肺淤血，LAP高，LVEF低，心肌梗死后心力衰竭明确，并最终发展为心源性休克。②心律失常：患者频发快心室率型心房颤动，恶化心力衰竭。③机械并发症：根据心脏听诊及超声，无机械并发症。③肾脏方面：患者高血压、糖尿病20年，入院前半年发现肌酐升高，需考虑患者有高血压、糖尿病所致的慢性肾功能不全。根据患者病史，考虑患者因静脉输液唑来磷酸钠出现发热副作用，因口服非甾体抗炎药导致消化道出血，引发肾前性肾损害，同时不除外药物肾损害，导致肌酐显著急性升高。④消化道方面：患者最初因呕血、黑便来诊，根据病史，高度怀疑与服用非甾体抗炎药有关。治疗方面：无PCI条件，药物治疗方案是及时、完善的，向患者家属提出床旁血滤及IABP的治疗措施，患者家属拒绝了IABP，同意床旁血滤。经验教训方面：患者床旁血滤后血压逐渐下降，最终死于心源性休克，若条件允许，应尽可能行持续床旁血滤，减少对血流动力学的影响。

梳理疾病发生发展重要环节

剖析病例的重点、诊治抢救中的薄弱环节

注：TNI，肌钙蛋白I；　TNT，肌钙蛋白T；　CK，肌酸激酶；
CKMB，肌酸激酶同工酶；　LVEF，左心室射血分数；　LAP，左房压力；
PCI，经皮冠状动脉介入治疗；　IABP，主动脉内球囊反搏

点评诊治抢救过程，总结经验教训，提出改进建议

团结 奉献 求实 创新

分享一例书写质量较好的死亡病例讨论记录。

一例急性心肌梗死导致心源性死亡的病例，发生发展过程中涉及多学科问题，如肾功能不全、消化道出血，血滤过程中出现血压下降，导致死亡。死亡病例讨论中主任医师对急性心肌梗死的发病时间进行了非常缜密的推断。而越早期治疗，心肌梗死面积越小，出现梗死后并发症及死亡的概率就越小，即时间就是生命，发生心肌梗死后及时治疗是影响预后的最重要环节。此例心肌梗死病例治疗中时间的延迟，是导致患者死亡的重要因素，需要进行深入梳理。同时，讨论中就肾功能不全问题也做了详细剖析，包括基础疾病，以及加重肾损伤的因素，如口服非甾体抗炎药导致消化道出血引起肾前性肾损伤，以及药物对肾损伤的直接作用等。高级职称医师对于诊疗薄弱环节的剖析，可以对低年资住院医师的诊疗能力起到很大提高作用。讨论最后对诊疗过程进行了总结点评，并提出明确的改进建议

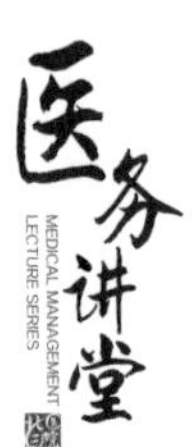




## 各级医师及护理讨论存在的问题

讨论内容：

住院医师：汇报病例略。

主治医师：患者扩张型心肌病、冠心病诊断明确，扩心病诊断至今已 10 年，超声心动图示心脏显著扩大、射血分数 17%、左室舒张末内径 78cm，近 10 年反复出现心力衰竭，且呈渐进性加重，直至此次静息状态下亦出现呼吸困难，心功能为 IV 级。患者入院后第 2 天起反复出现心律失常，包括房性心动过速、室性心动过速、心房颤动，发生心律失常时血压难以维持，无创呼吸机辅助通气氧合难以维持，予药物、电除颤转复心律，并予气管插管接呼吸机辅助通气，予多巴胺、去甲肾上腺素持续静脉泵入，心律、血压、氧合尚可维持。患者后期持续高热，但反复血培养、痰培养无病原学证据。周日开始，患者血压下降，反复予升压药仍难以维持，且心率逐渐下降，对多巴胺、阿托品无反应，周日 19：55 宣布临床死亡。患者有血压下降，可见皮肤花斑，考虑直接死亡原因为心源性休克，为心力衰竭终末期表现。

副主任医师：患者扩张型心肌病诊断明确，该病 5 年存活率仅为 50%，唯一治疗途径即心脏移植，患者诊断扩心病至今已 10 年，超声心动图示心脏显著扩大、射血分数 17%、左室舒张末内径 78cm，10 年间反复出现心力衰竭，呈进行性加重，直至此次静息状态下出现呼吸困难，已为终末期心力衰竭。入院期间反复出现心律失常，包括房性心动过速、室性心动过速、心房颤动，并伴有血压难以维持，前期经药物、电除颤转复心律，多巴胺、去甲肾上腺素持续静脉泵入尚可维持心律、血压，后期血压、心率下降，多巴胺及阿托品治疗无效，直接死亡，原因考虑为心源性休克。患者后期持续高热，但反复血培养、痰培养无病原学证据。周日开始，患者血压下降，反复予升压药仍难以维持，且心率逐渐下降，对多巴胺、阿托品无反应，周日 19：55 宣布临床死亡。患者有血压下降，可见皮肤花斑，考虑直接死亡原因为心源性休克，为心力衰竭终末期表现。

主任医师：患者扩心病、冠心病诊断明确，既往冠脉造影示前降支单支病变，于 2005 年植入支架 1 枚，不符合缺血性心肌病，且当时已发现心室明显扩大，故该病因引起扩心病的可能性不大，也非心力衰竭的主要病因。患者近 10 年反复出现心力衰竭，此次超声心动图提示心脏明显扩大、射血分数极低、经常规抗心力衰竭治疗不理想，病情逐渐恶化，心力衰竭纠正不良，反复出现各种类型快速型心律失常，包括心房颤动、室性心动过速、房性心动过速，且患者既往即有完全性左束支传导阻滞。患者最终因血压难以维持死亡，同意心源性休克诊断。可吸取的经验教训有：①完全性左束支传导阻滞可植入起搏器，但对该患者可能无效；②患者心脏条件差，唯一治疗手段即心脏移植，但患者由于经济方面考虑及移植供体不足等原因未实行心脏移植治疗，故不是体外膜肺氧合治疗的适应证。

**缺乏对病程及恶化过程的护理措施评价**

**发言重复**

**对死因分析较多**

**提出改进建议较少**

团结 奉献 求实 创新

而反观这份缺陷死亡病例讨论记录，发言内容重复、流于形式，对诊疗过程提出的改进建议较少

## 讨论中：重点讨论问题

**分析病情恶化的原因是关键，同时提出改进措施。**

**自然病程**

- 病情自然转归的预见性
- 促发因素的及时发现
- 及时与上级医师沟通，调整方案
- 及时与家属沟通，交代病情

**突发合并症恶化**

- 合并症的评估：系统回顾，与本专业疾病的关联性分析及多学科共同管理
- 病情恶化后快速判断的准确性
- 恶化后的抢救过程中临床思路的合理性
- 处置措施是否得当：与会诊医生讨论

**医源性因素**

- 技术操作缺陷
- 诊疗规范、责任心
- 护理：看护、监测
- 管理：抢救设备的巡检和维护

团结 奉献 求实 创新

根据死亡过程或死亡原因的不同，需要重点讨论的问题也有所不同。以上是不同情况下需要关注的讨论重点

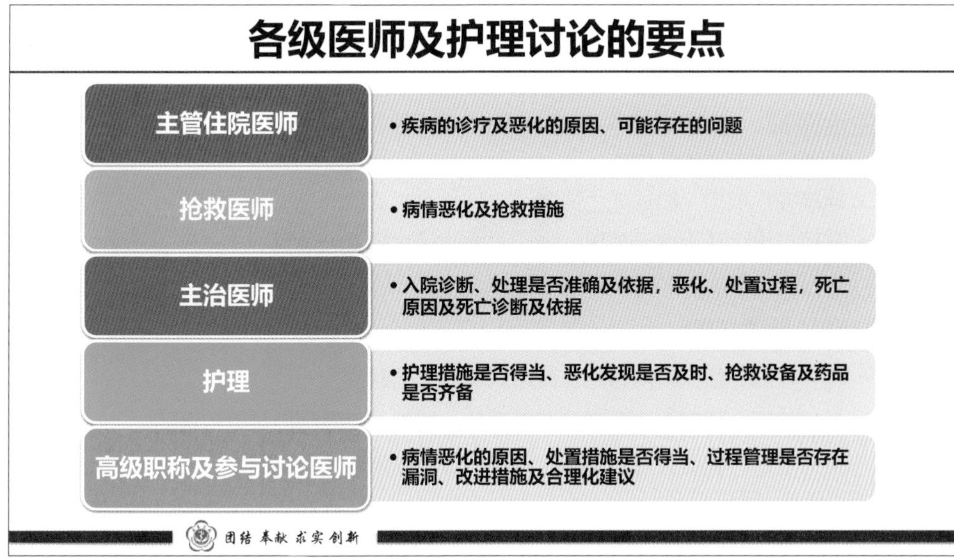


以上是各级医师及护理讨论的要点

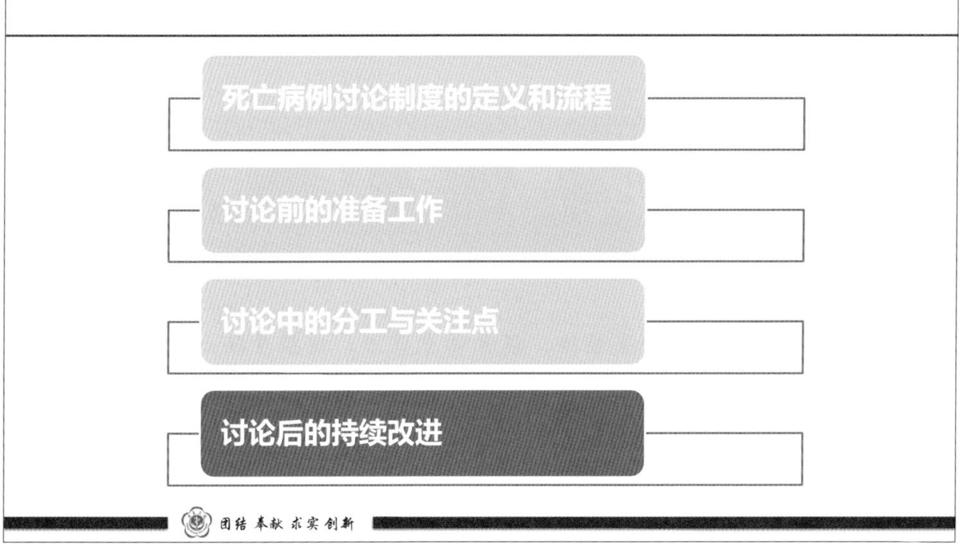


最后是讨论后的持续改进

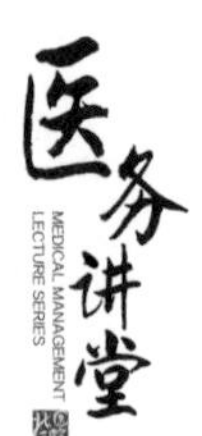




## 讨论后

- **主治医师：指导下级医师书写死亡病例讨论记录**
  - 以前期死亡记录为基础
  - 明确死亡原因、确认死亡诊断
  - 总结讨论达成的统一意见，强调吸取的经验和改进措施
- **科室：共性问题**
  - 流程问题：**组织科内讨论、改进流程、形成制度**
  - 管理问题：**强调主治医师的监管责任，加强住院医师的管理和培训**
  - 技术缺陷：**相关人员的讲座、培训，以及技术考核上岗制度**

团结 奉献 求实 创新

首先要完成死亡病例讨论记录书写，然后要通过梳理问题和得到的改进建议制订持续改进措施，并通过明确责任人的方式确保措施有效落实

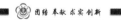

**回顾 反思 总结 成长**

医师个人：积累经验、提升临床能力；增强责任心

科室：抓住重点、薄弱环节，梳理流程，提高诊疗水平

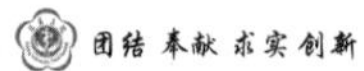


以上是我的分享，希望每一名医护人员都能通过死亡病例讨论中的回顾、反思和总结，最终不断成长

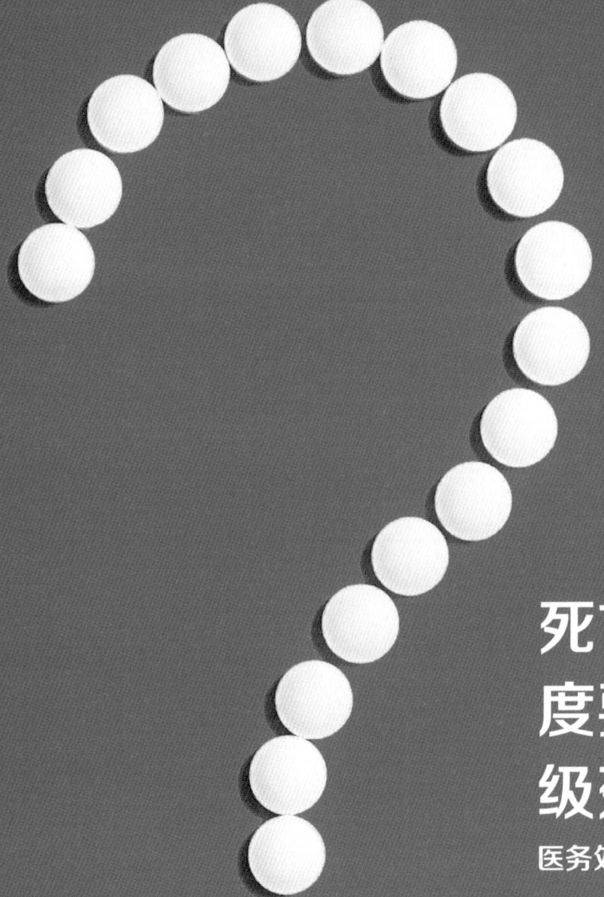

# 死亡病例讨论制度要点及院科两级死亡病例质控

医务处 周庆涛

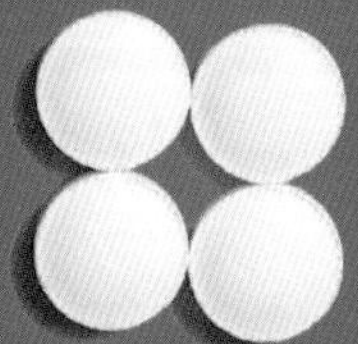

死亡病例讨论制度要点

科室级死亡病例讨论

院级死亡病例审查项目

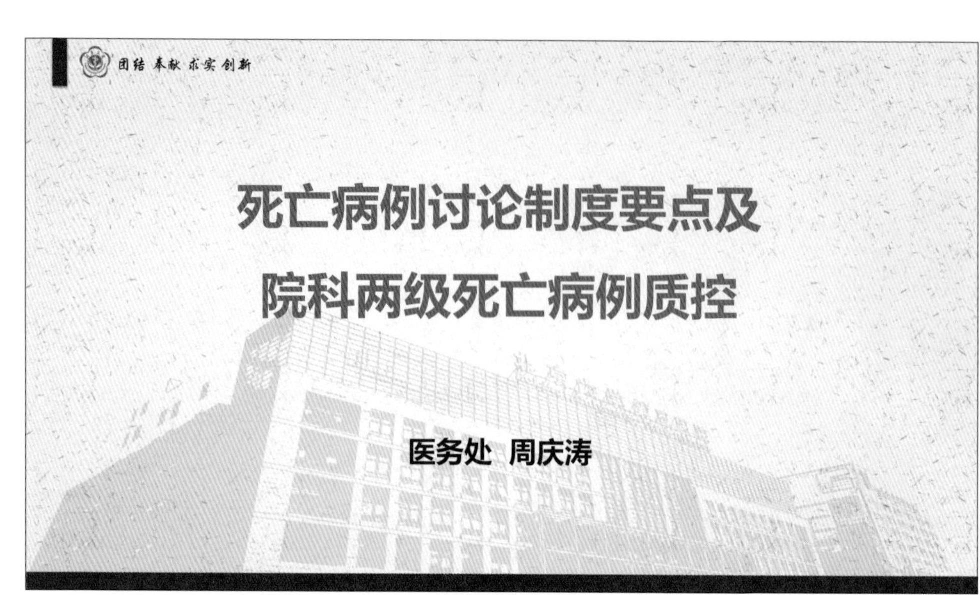
团结 奉献 求实创新
死亡病例讨论制度要点及
院科两级死亡病例质控
医务处 周庆涛

下面从医务处的视角来了解死亡病例讨论制度

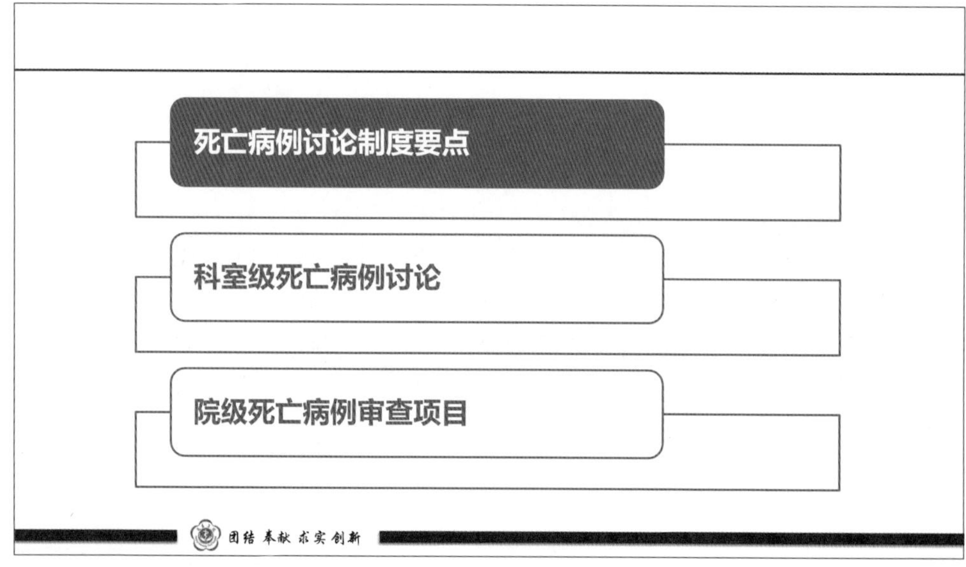
死亡病例讨论制度要点
科室级死亡病例讨论
院级死亡病例审查项目
团结 奉献 求实创新

我的内容分为三个部分，首先是死亡病例讨论制度要点

## 死亡病例讨论制度要点

**定义**

指为全面梳理诊疗过程、总结和积累诊疗经验、不断提升诊疗服务水平，对医疗机构内死亡病例的死亡原因、死亡诊断、诊疗过程等进行讨论的制度。

2018 年《关于印发医疗质量安全核心制度要点的通知》
------国卫医发〔2018〕8 号
2018 年《医疗质量安全核心制度要点释义》
------国家卫生健康委员会医政医管局
2021 年《北京大学第三医院规章制度汇编》

**基本要求**

1. 死亡病例讨论原则上应当在患者死亡1周内完成。尸检病例在尸检报告出具后1周内必须再次讨论。

2. 死亡病例讨论应当在全科范围内进行，由科主任（或科主任授权医疗副主任）主持，必要时邀请医疗管理部门和相关科室参加。

3. 住院死亡患者统一使用电子病历系统中《死亡病例讨论记录》模板书写死亡病例讨论记录。各科室建立死亡病例讨论记录本，用于记录、汇总死亡病例讨论内容；自2020年11月起统一采用住院电子病历系统中“死亡/疑难病例讨论”功能集中调阅、总结住院死亡病例讨论情况。

4. 医疗机构应当及时对全部死亡病例进行汇总分析，并提出持续改进意见。

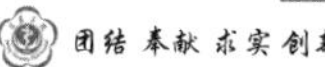


以上是制度定义和基本要求，主要参考文件见图中左下角。需要强调的是，尸检病例在尸检报告出具后 1 周内必须再次讨论。此外，我院自 2020 年 11 月起统一采用住院电子病历系统中“死亡 / 疑难病例讨论”功能集中调阅、总结住院死亡病例讨论情况，请大家使用信息系统完成科室内部的总结和记录

## 死亡病例讨论制度要点

**医疗机构内死亡病例**

所有医疗机构内死亡病例均应在科室内部进行讨论。此范围指在医疗机构门、急诊区域内已有医务人员接诊后发生死亡的患者；和在住院期间发生死亡的患者。

**死亡讨论负责科室**

门、急诊死亡患者由最终接诊医师所在科室完成死亡讨论；住院患者，除危重医学科手术相关死亡患者由手术科室主持完成死亡讨论外，其余死亡患者均由死亡时所在科室完成讨论。

**死亡讨论全科范围内进行**

全科范围是指设置科室主任的临床专科范围。如果死亡病例病情及死亡原因复杂，或涉及其他专科，或经多学科诊治，则需要邀请相关科室副主任医师以上职称医师参加。

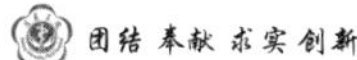


所有医疗机构内死亡的病例均应在科室内进行讨论。当首诊科室和死亡时所在科室不一致时，由后者负责组织完成讨论，但要求首诊科室和首诊医师参加

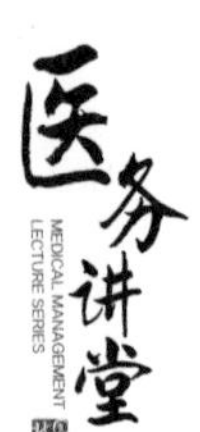




## 死亡病例讨论制度要点

| 死亡病例讨论科室质控要求 | 死亡病例讨论内容 | 死亡病例讨论记录要求 |
| --- | --- | --- |
| 要求1周内完成死亡讨论，即7个自然日内。各临床科室应定期对本科室死亡病例进行汇总分析，并提出持续改进计划，落实执行。 | 由主管医师详细介绍病史、诊断、治疗及抢救经过、死亡原因，及工作中可能存在的缺陷问题，与会人员认真分析并发表意见，着重讨论应吸取的经验教训，由主持人归纳小结。 | 记入病历的死亡病例讨论记录结果包括但不限于讨论时间、地点、主持人、死亡诊断、死亡原因等，详见《北京大学第三医院电子病历书写规范及管理规定》。 |

团结 奉献 求实 创新

北京大学第三医院要求各临床科室定期对本科室死亡病例进行汇总分析，并提出持续改进计划，落实执行

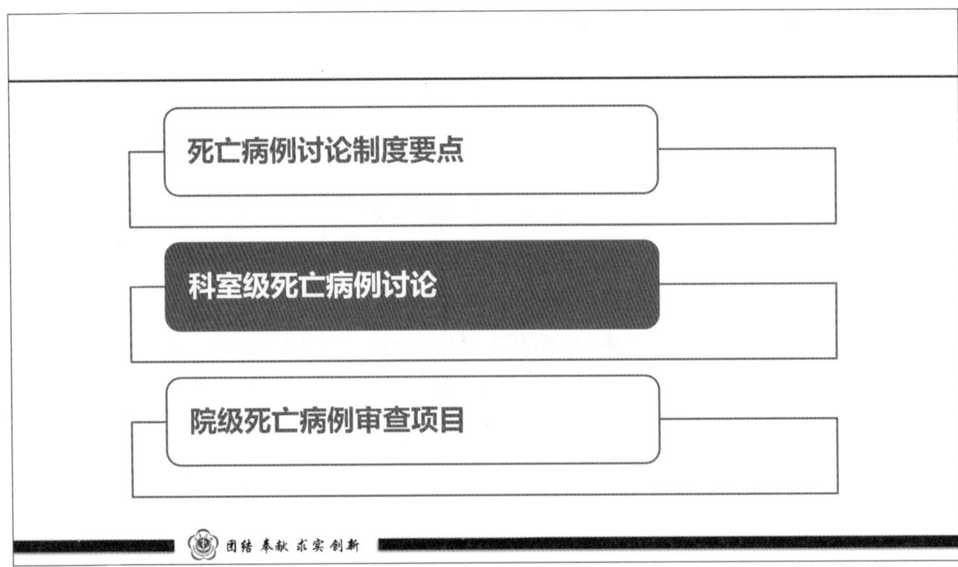


在质量控制方面，首先介绍科室级死亡病例讨论的完成要求

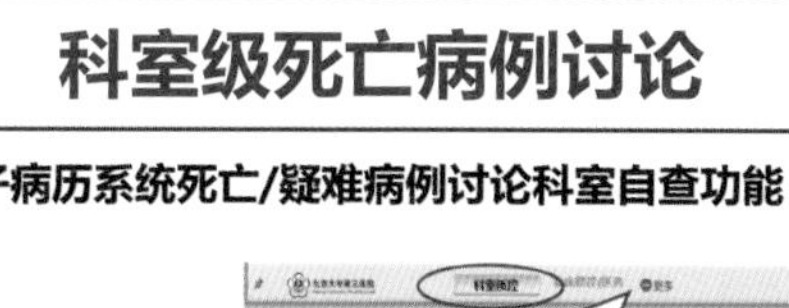


**2020年11月已上线住院电子病历系统死亡/疑难病例讨论科室自查功能：实现科室级死亡病例质控**

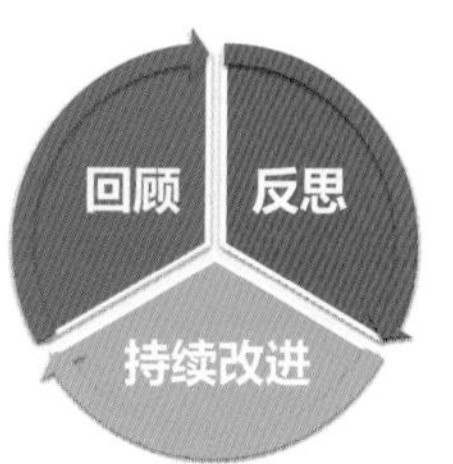


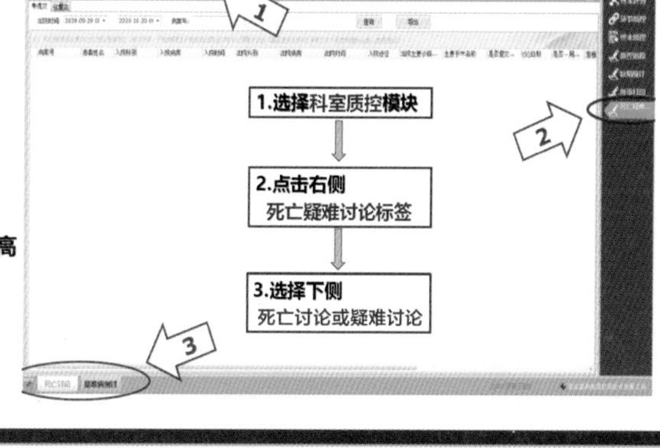


**更具专科针对性：促进医疗质量安全不断提高**

**填写时限要求：**在患者死亡后7日内

**填写人员要求：**由科室质量管理小组决议后，委托行政医师或科室级质控医师填写

团结 奉献 求实 创新

2020 年 11 月起，要求科室借助住院电子病历系统死亡 / 疑难病例讨论模块实现内部死亡病例质控。请关注系统填写时限要求

## 科室级死亡病例讨论

**1 数据查询**

**查询方式：**选择出院时间范围，或填写病案号检索

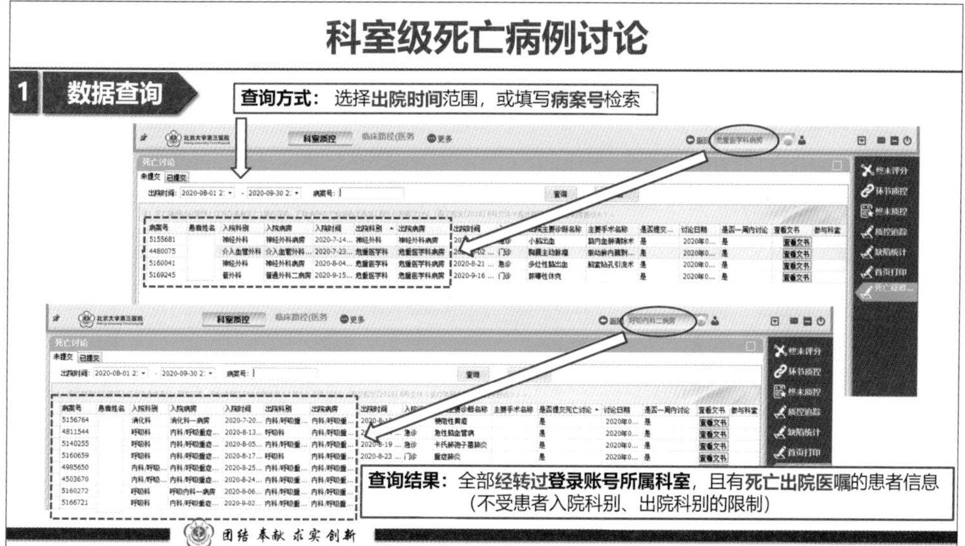


团结 奉献 求实 创新

该模块具有数据查询功能，可根据出院时间或病案号进行检索。医师可查询经治的死亡患者信息，并完成系统填报

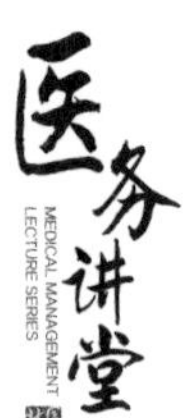
医务讲堂
MEDICAL MANAGEMENT LECTURE SERIES
团结 奉献 求实 创新

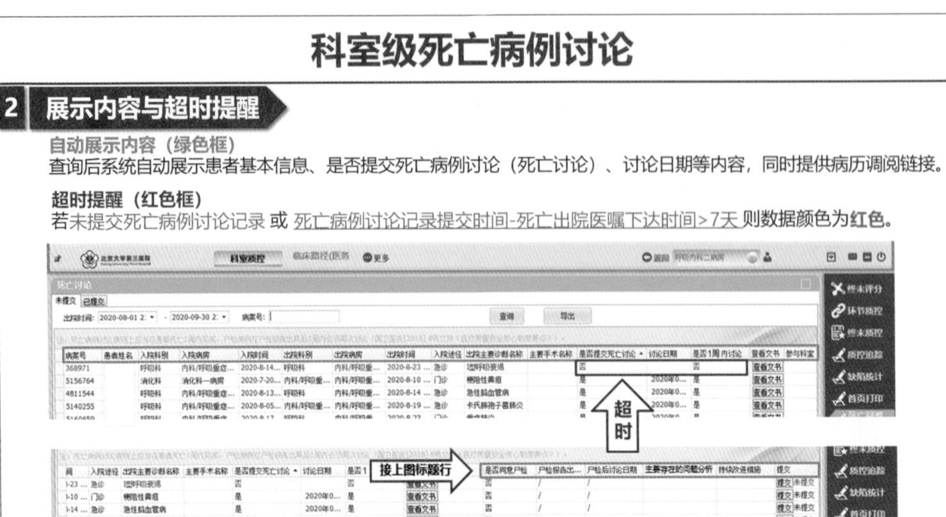
科室级死亡病例讨论
2 展示内容与超时提醒
自动展示内容（绿色框）
查询后系统自动展示患者基本信息、是否提交死亡病例讨论（死亡讨论）、讨论日期等内容，同时提供病历调阅链接。
超时提醒（红色框）
若未提交死亡病例讨论记录 或 死亡病例讨论记录提交时间-死亡出院医嘱下达时间>7天 则数据颜色为红色。
超时
接上图标题行
团结 奉献 求实 创新

医师可通过“查看文书”按钮调阅死亡患者全部病历。如果患者病历中尚未提交死亡病例讨论记录，或死亡病例讨论记录提交延时（超过死亡后7日），则系统界面中该患者信息字体显示为红色

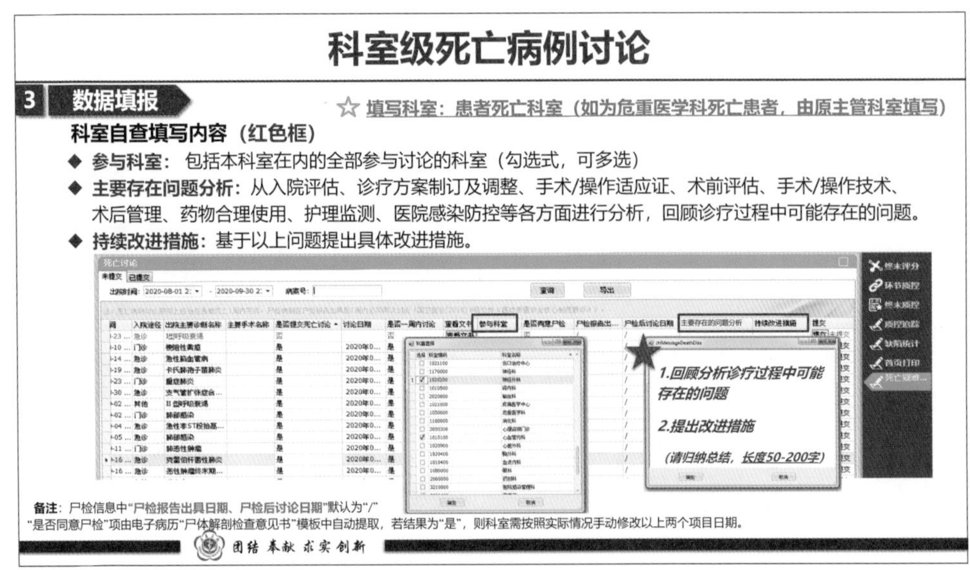
科室级死亡病例讨论
3 数据填报
☆ 填写科室：患者死亡科室（如为危重医学科死亡患者，由原主管科室填写）
科室自查填写内容（红色框）
◆ 参与科室：包括本科室在内的全部参与讨论的科室（勾选式，可多选）
◆ 主要存在问题分析：从入院评估、诊疗方案制订及调整、手术/操作适应证、术前评估、手术/操作技术、术后管理、药物合理使用、护理监测、医院感染防控等各方面进行分析，回顾诊疗过程中可能存在的问题。
◆ 持续改进措施：基于以上问题提出具体改进措施。
1.回顾分析诊疗过程中可能存在的问题
2.提出改进措施
（请归纳总结，长度50-200字）
备注：尸检信息中“尸检报告出具日期、尸检后讨论日期”默认为“/”
“是否同意尸检”项由电子病历“尸体解剖检查意见书”模板中自动提取，若结果为“是”，则科室需按照实际情况手动修改以上两个项目日期。
团结 奉献 求实 创新

科室自查内容由患者死亡时所在科室进行填报，填写内容包括死亡病例讨论参与科室、诊疗中主要存在问题分析和持续改进措施

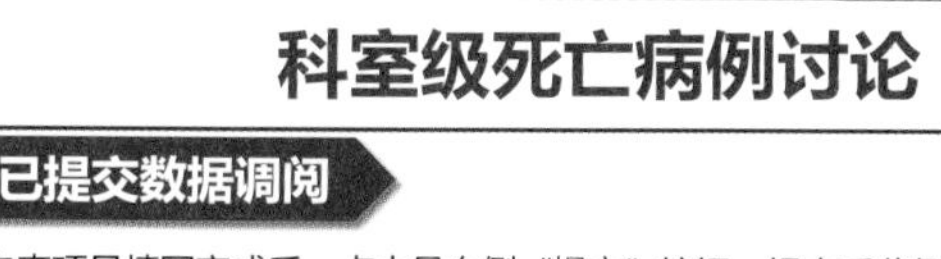
科室级死亡病例讨论
4 数据提交与已提交数据调阅

**数据提交：**全部自查项目填写完成后，点击最右侧“提交”按钮。提交后此例患者信息列从表格中转出

**已提交数据调阅：**选择“已提交”标签，可调阅已完成提交的死亡病例讨论信息，查询结果可导出保存

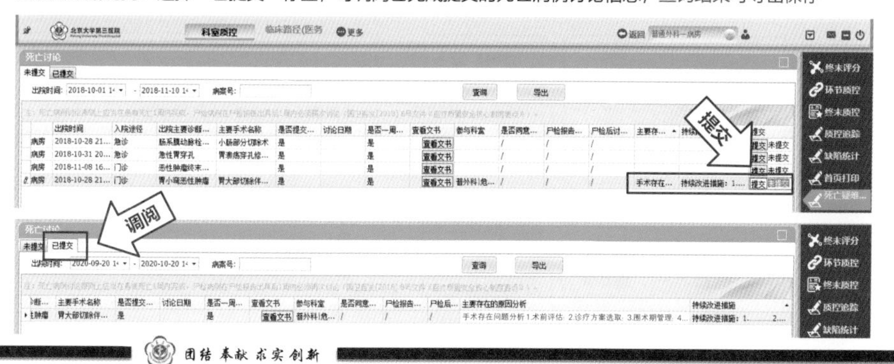


团结 奉献 求实 创新

全部填写完成后需要操作提交。提交完成的自查病例内容可以在“已提交”界面调阅，科室可借助查询、导出功能系统回顾和总结一定时期内的死亡病例情况。希望通过信息系统的支持，帮助各科室便捷、及时、高效地完成自查，并通过反思和总结医疗缺陷实现持续改进

死亡病例讨论制度要点

科室级死亡病例讨论

**院级死亡病例审查项目**

团结 奉献 求实 创新

下面介绍北京大学第三医院的院级死亡病例审查项目

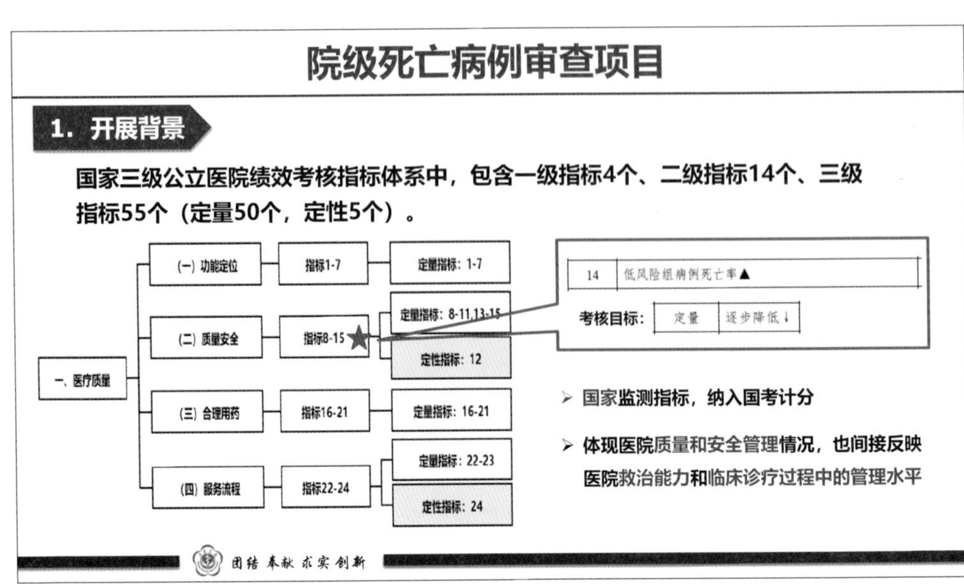


基于医疗质量安全核心制度要求和国家三级公立医院绩效考核指标体系，北京大学第三医院从2021年1月正式启动院级死亡病例审查项目

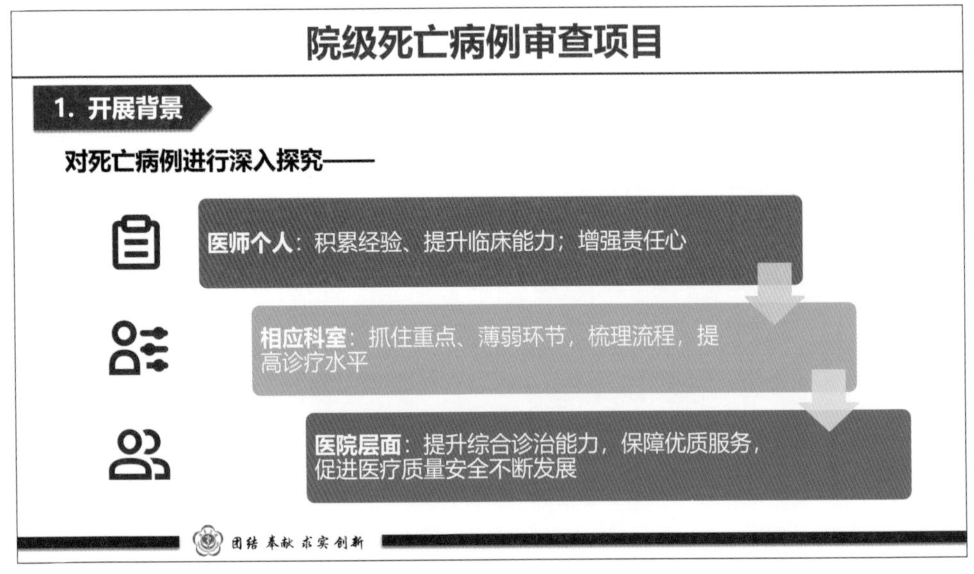


院级死亡病例讨论对医生个人而言可以积累经验、提升临床能力、增强责任心，对于科室和医院层面也有助于定位工作重点，提高诊疗水平

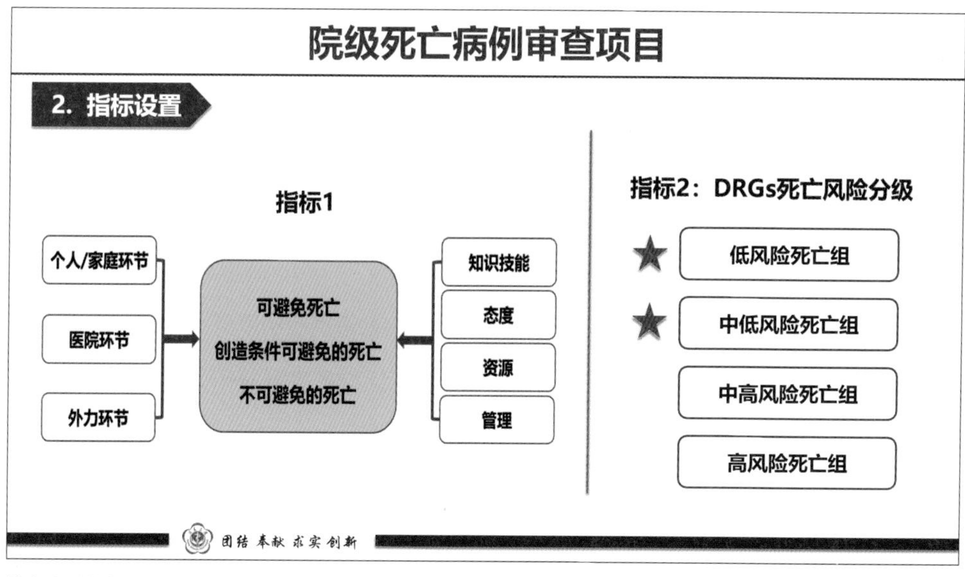


指标设计主要考虑两方面内容：一方面参考北京市层面的孕产妇死亡评审，将评估结果分为可避免死亡、创造条件可避免的死亡和不可避免的死亡三类；另一方面，重点讨论 DRGs 死亡风险分级中的低风险死亡组和中低风险死亡组病例

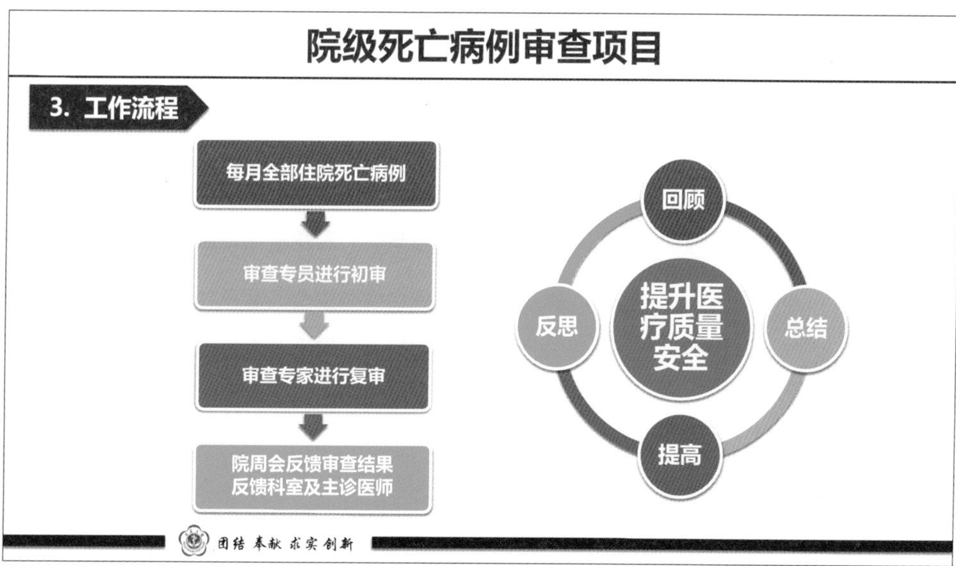


工作流程为审查专员初审后将认为存在问题的病例移交审查专家进行复审，每月组织审查专家进行例会讨论，汇总意见向科室反馈，其中的共性问题于院周会反馈。通过反思、回顾、总结，来提高全院的医疗质量安全

## 院级死亡病例审查项目

**死亡病例审查意见反馈模板（试行）**

| 患者姓名： | 性别： | 年龄： |
| --- | --- | --- |
| 病历号： | 死亡时间： | 涉及科室： |

初审意见：

（医疗/管理/病历书写方面是否存在问题；是否需要提交专家组讨论）

专家审查意见：

您认为该病例属于：

○不可避免死亡

○创造条件或可避免死亡

○可避免死亡

您认为该病例违反了 18 项核心制度中的哪些原则：

| | | |
| --- | --- | --- |
| ○首诊负责制度 | ○三级查房制度 | ○会诊制度 |
| ○分级护理制度 | ○值班和交接班制度 | ○疑难病例讨论制度 |
| ○急危重症患者抢救制度 | ○术前讨论制度 | ○死亡病例讨论制度 |
| ○查对制度 | ○手术安全核查制度 | ○手术分级管理制度 |
| ○新技术和新项目准入制度 | ○急危值报告制度 | ○病历管理制度 |
| ○抗菌药物分级管理制度 | ○临床用血审核制度 | ○信息安全管理制度 |

审查人： 审查时间：

编号：XXX

**死亡病例审查意见**

审查范围：

| 反馈科室： | 涉及科室： |
| --- | --- |
| 病例信息： | 主诊医师： |

反馈意见：

医务处

年 月 日

**死亡病例审查项目**
**第1期审查反馈内容**

死亡病例审查项目于2021年1月正式开展。每月审查专员和审查专家共同对上一月全部住院死亡病例进行评估和审阅，并召开例会及时梳理总结经验、深入剖析医疗行为中存在的缺陷和不足，旨在提高医疗水平，保障医疗安全。

**此次审查存在的主要问题为：**

➢ 1

➢ 2

➢ 3

**反馈内容向科室通报**
**每月在周四院周会上进行反馈**

**审查专员及审查专家在此过程中完成了大量工作**

团结 奉献 求实 创新

审查专员和审查专家在此过程中完成了大量的工作，评审意见非常详尽（亲自整理分析病例检验结果）。这个项目旨在帮助临床科室查找死亡病例中存在的医疗问题，与处罚无关

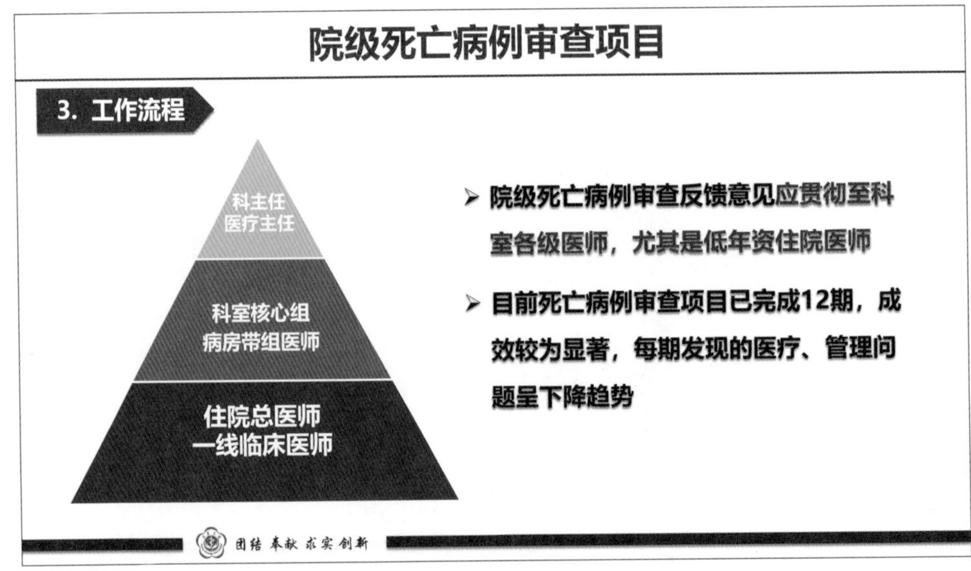

院级死亡病例审查项目
3. 工作流程
科主任
医疗主任
科室核心组
病房带组医师
住院总医师
一线临床医师
➢ 院级死亡病例审查反馈意见应贯彻至科室各级医师，尤其是低年资住院医师
➢ 目前死亡病例审查项目已完成12期，成效较为显著，每期发现的医疗、管理问题呈下降趋势
团结 奉献 求实 创新


我们建议，反馈至科室的意见应贯彻至科室各级医师，尤其关注低年资住院医师的学习和思考，避免以后再发生类似问题。既往 12 期院级死亡病例审查项目成效显著，目前仅存在一些需要优化的细节，医务处也将持续改进

常怀敬畏之心 方能行有所止

医生面对死亡病例，只有不断反思、

总结经验教训，才能不断成长

团结 奉献 求实 创新

最后，希望我们能常怀敬畏之心，方能行有所止

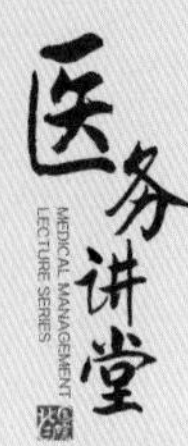



# 培训效果评估问卷

1. 关于死亡病例讨论制度相关的时限要求，描述正确的是：[ 多选题 ]

☐ 死亡病例讨论原则上应在患者死亡 1 周内组织完成

☐ 死亡病例讨论记录要求在患者死亡后 7 日内书写提交

☐ 尸检病例应在尸检报告出具后 1 周内再次讨论，并再次书写死亡病例讨论记录

☐ 对于住院死亡患者，临床科室应于患者死亡后 7 日内在住院电子病历系统中“死亡 / 疑难讨论”模块填报死亡讨论分析情况

2. 死亡病例讨论的范围包括：[ 多选题 ]

☐ 由急救车送入我院的在家中死亡的病例

☐ 在我院门、急诊区域内已有医务人员接诊后发生死亡的病例

☐ 在我院住院期间发生死亡的病例

☐ 曾于我院诊疗，后于外院发生死亡的病例

3. 以下关于死亡病例讨论负责科室描述正确的是：[ 多选题 ]

☐ 门诊死亡病例由最终接诊医师所在科室完成死亡讨论

☐ 急诊死亡病例由首诊医师所在科室完成死亡讨论

□ 住院患者，除危重医学科手术相关死亡病例外，其余死亡病例均由患者死亡时所在科室完成讨论

□ 危重医学科手术相关死亡病例由手术科室主持完成死亡讨论

4. 应参与科室死亡病例讨论的人员包括：[ 多选题 ]

□ 科主任、医疗副主任

□ 死亡病例主管医师和上级医师

□ 死亡病例所属专业组医师

□ 本科室其他专业组医师

□ 死亡病例诊疗涉及的其他科室副主任及以上职称医师

□ 护理人员

□ 于本科室轮转的住院医师、实习医师、进修医师

□ 必要时邀请管理部门人员

5. 对于死亡病例的主管住院医师，在讨论前应完成哪些准备工作？ [ 多选题 ]

□ 收集完整的病例资料

□ 书写病例摘要、完成死亡记录

□ 回顾病例，反思诊疗过程中可能存在的问题和病情恶化的原因

□ 就相关问题，独立思考后请教上级医师

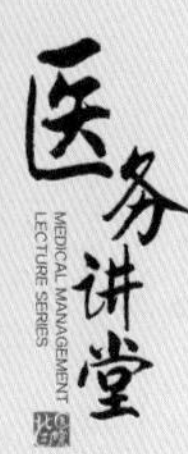

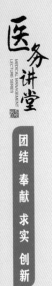

□ 请示确定参与讨论的科室人员、时间、地点，联系相关人员参加讨论

6. 就手术相关死亡病例，讨论中应关注哪些方面内容？［多选题］

□ 手术相关：手术指征、术前准备、术中操作、术后管理

□ 原发疾病：疾病诊断、入院指征、治疗策略

□ 合并症：院前评估、风险意识、疾病处理、医疗常规

□ 诊疗流程：急诊绿色通道、院区间转运流程等是否畅通

7. 死亡病例讨论后应完成的工作包括：［多选题］

□ 完成死亡病例讨论记录

□ 梳理诊疗中可能存在的问题，制订改进计划

□ 完成电子病历系统中“死亡 / 疑难讨论”模块相关内容填报

□ 组织实施针对性培训、优化流程、加强监管和考核等改进措施

8. 以下关于科室级住院死亡病例讨论质控要求，描述正确的是：［多选题］

□ 应统一使用住院电子病历系统中的“死亡 / 疑难讨论”模块集中调阅、总结死亡讨论情况

□ 相关内容应由科室质量管理小组决议后，委托行政医师或科室质控医师填写

☐ 死亡病例诊疗可能存在问题分析和持续改进措施内容，应进行总结归纳后书写提交

☐ 科室可于系统内查阅本科室相关死亡病例汇总信息，并查看死亡病例讨论记录完成及时性

9. 在使用 DRGs 对医疗质量和安全评价的过程中，哪些组别的死亡病例提示临床诊疗或管理中可能存在问题？ [ 多选题 ]

☐ 高风险组

☐ 中高风险组

☐ 中低风险组

☐ 低风险组

10. 北京大学第三医院院级死亡病例审查项目中死亡病例分类不包括：[ 单选题 ]

○ 可避免死亡

○ 创造条件或可避免死亡

○ 不可避免死亡

○ 难以定义的死亡

# 第四讲
# 三级医师查房制度



团结　奉献　求实　创新

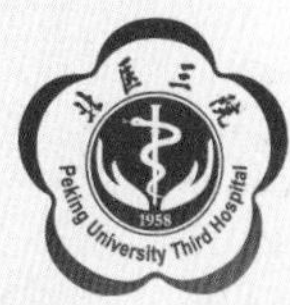


# 三级医师查房

## 医务讲堂

北医三院

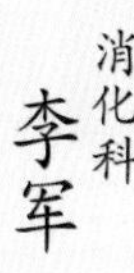

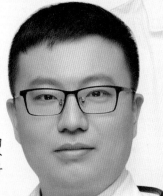

消化科
李军

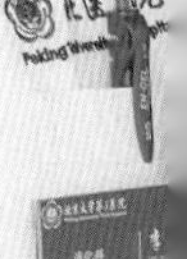

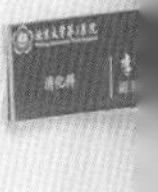

胸外科
金亮

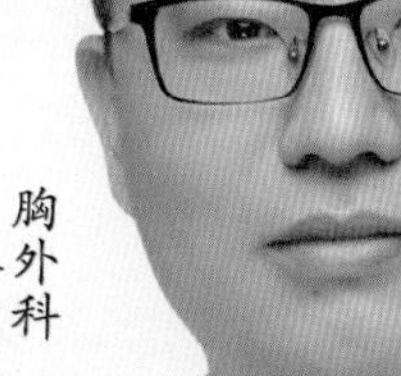

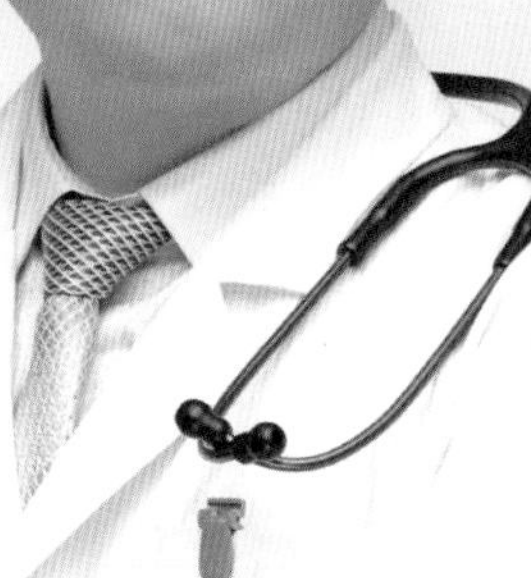

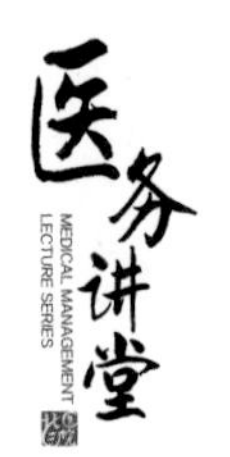




# 引 言

《医疗质量安全核心制度要点释义》中定义：查房是指医护人员在病房里对住院患者实施患者评估、制订与调整诊疗方案、观察诊疗效果、开展医患沟通等医疗活动。三级医师查房，强调对于每一位住院患者都必须有三种不同级别的医师开展查房活动，即分别具有高级、中级、初级三个不同层次或资质的医师，包括但不限于科主任 / 主任医师（副主任医师）– 主治医师 – 住院医师。而三级医师查房制度即指患者住院期间，由不同级别的医师以查房的形式实施患者评估、制订与调整诊疗方案、观察诊疗效果等医疗活动的制度，也是医疗行政部门要求贯彻执行的固有医疗质量安全核心制度之一。

北京大学第三医院 2021 年出院患者达 15.33 万人次，在高强度的临床压力下，如何将三级医师查房制度有效贯彻执行，是职能部门和临床科室共同面临的挑战。制度执行的前提是知晓和理解，因此培训必须先行。我们邀请胸外科金亮主治医师、消化科李军主任医师和医务处董书主任，分别从内外科视角、不同级别医师视角，和职能管理部门的视角解读制度的要点、各级医师的职责、执行过程中存在的问题、需要注意的事项，以及如何通过三级医师查房实现医教协同。

近年来，关于三级医师查房制度和主诊医师负责制度的讨论不断涌现，也有很多文献就二者的异同点和优缺点进行了深入分析。但无论是哪一种制度，其出发点都是保障患者的安全，因此在制度执行过程中明确各级医师职责和权力是保障制度有效执行的核心点。在我们的培训中，对于高级、中级、初级职称医师，以及外科系统特殊的术者角色职责都给予了明确阐述，并就查房的时间、对象、地点、形式、内容等一一说明，更强调了在查房过程中团队协作的重要性。希望通过形象诙谐的比喻和真实的案例分析，帮助大家理解制度制定的目的和要求，并示范如何在实际临床工作中切实有效地执行。

临床药学是北京大学第三医院的优势学科之一，连续 6 年位列复旦大学医院管理研究所医院排行榜首位。借助该学科优势，我们开展了具有北医三院特色的药学联合查房，临床药师分别在呼吸内科、血液内科、神经内科、老年病内科、肿瘤化疗与放射病科等十余个科室固定参与联合查房和疑难危重症病例会诊讨论，围绕临床治疗用药相关问题，应用治疗药物监测和循证药学的专业技术为临床个体化精准用药提供服务，为循证药物治疗决策提供支持。同时临床药师也作为医院多个多学科合作中心的成员参与疑难危重患者的药物治疗方案制订。临床药学的加入，将进一步促进临床诊疗的规范性和有效性，并培养出更多的跨学科复合型人才，持续助力提升医疗质量和患者安全。

日常工作中，我院通过运行病历和终末病历的质量监控评估查房制度的落实情况。自 2009 年医院全面推广使用住院电子病历系统以来，系统即具备文书时限自动提醒和质控功能，会在各类查房记录的要求完成时间点提前给予提示，医师本人、科室质控医师和院级质控医师也可以通过质控报表查阅相关查房记录书写的及时性。2018 年起，我院开始尝试借助人工智能完成病历内涵质量检查和反馈，即通过自然语言分词技术和管理部门制定的逻辑规则，系统在医师提交病历文书时即刻完成内涵质控，并在病历书写界面给予缺陷提示，经过质控医师确认的缺陷问题则会以单独通知的形式在系统登录界面给予再次提醒。但仅依靠病历质控进行的三级医师查房制度监管仍存在很多不足，需要继续探索更加高效的监管机制和实施方案。

北京大学第三医院现拥有 4 个院外机构及直属分院区，多院区协同发展的模式和未来高质量医院的建设，都将对医疗质量管理提出更高的要求。一体化高清视讯终端、5G/4G 通讯模块、远程医疗工作站、移动查房车、手机端移睿医生 APP 等设备和软件的应用，都将帮助我们实现更加及时、便捷、有效的查房。同时，唤醒医护人员的内动力，营造出以患者为中心、自省并专注的患者安全文化，也是我们未来不懈努力的方向。

medical management lecture series 医务讲堂

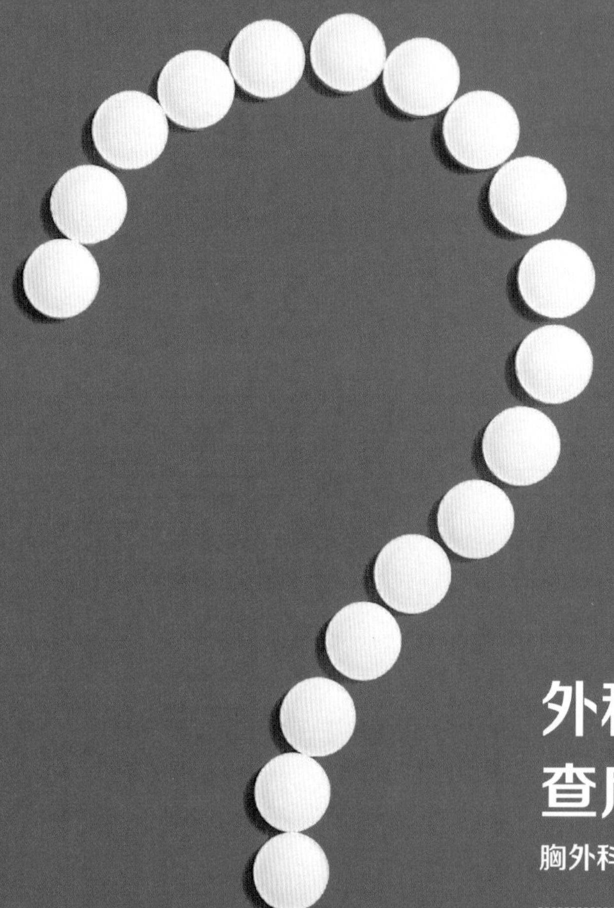

# 外科医师 话说查房

胸外科 金 亮

Why 目的：保障医疗安全

Who 谁：哪三级

When 时间：天天查

Where 哪儿：床旁

What 什么事：细聊

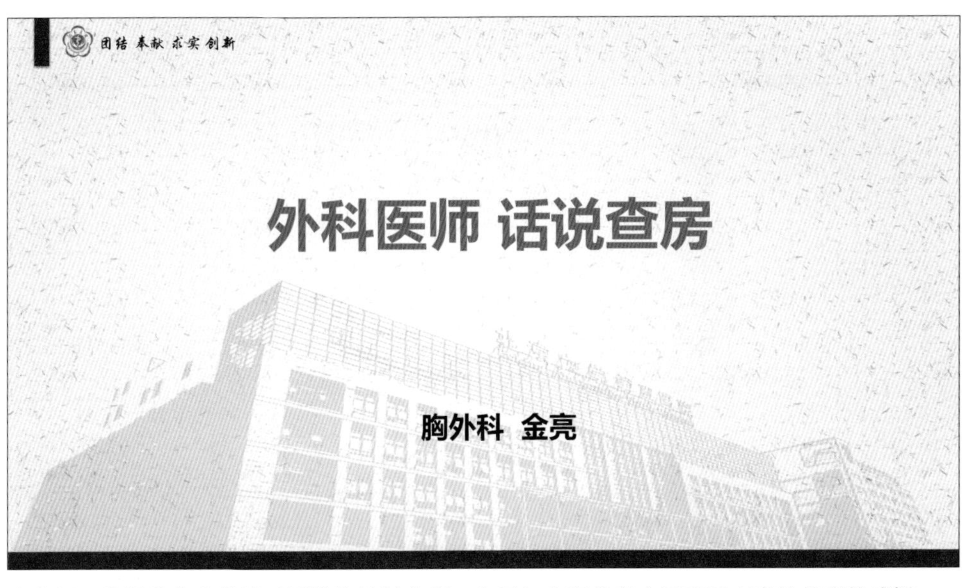
团结 奉献 求实 创新
外科医师 话说查房
胸外科 金亮

大家好，我是北京大学第三医院胸外科金亮，今天与大家分享自己对于查房这件事的感悟

查房这件事我们都做对了吗？

5个“W”

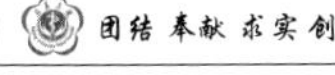
团结 奉献 求实 创新

外科医生可以今天没有手术，也可以今天没有门诊，但是查房却是每天必不可少的。我们每天都做的这件事真的都做对了吗？让我们从5个“W”来详细讲解

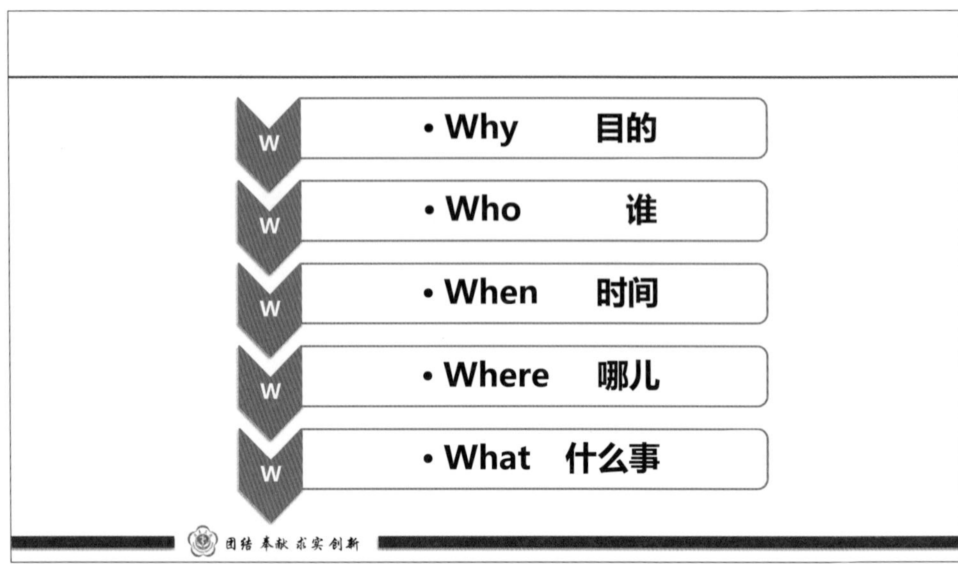

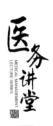

做一件事需要明确 5 个“W”的内容，即 Why—— 目的，Who—— 谁，When—— 时间，Where—— 哪儿，What—— 什么事

**Why 目的：保障医疗安全**

团结 奉献 求实 创新

三级医师查房的核心目的是保障医疗安全

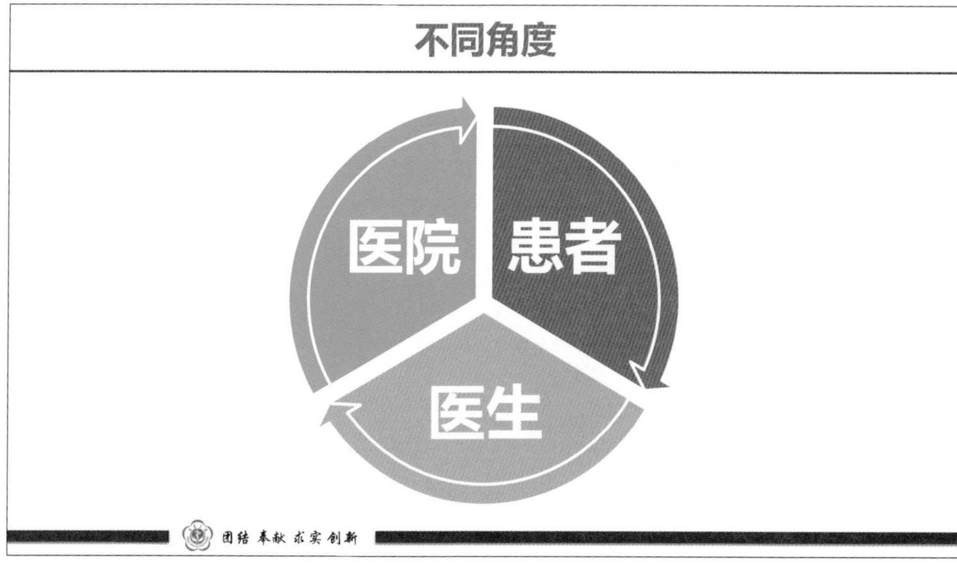


从不同的角度出发，我们的目的也各不相同

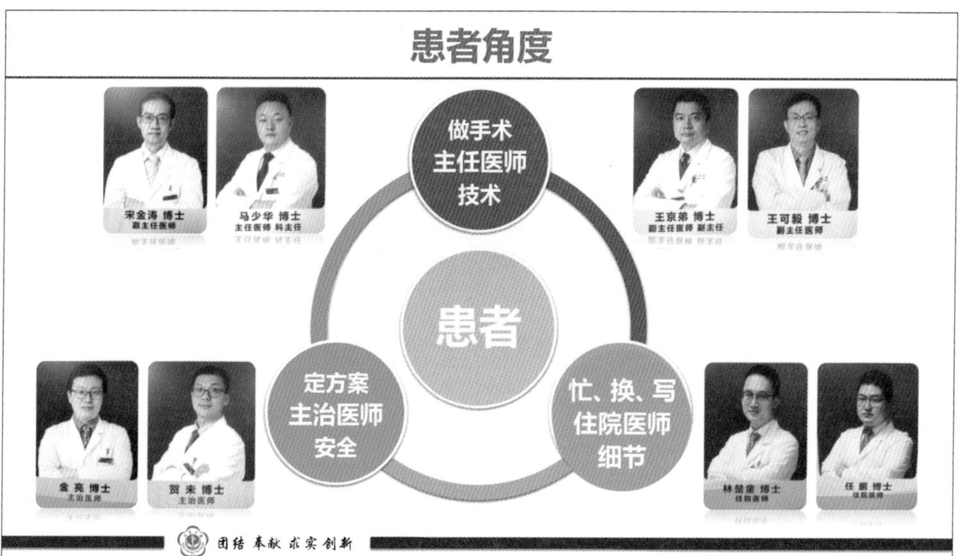


从患者的角度看，三级医师查房制度就是让患者知道，给你做手术的就是这个主任医师，技术是有保证的；给你制订治疗方案的就是这个主治医师，安全也是有保证的；给你忙前忙后换药写病历的就是这个住院医师，细节更是有保证的

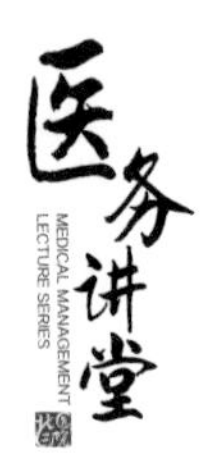




## 医生角度

- 住院医师：训练学习 走向临床 锻炼本领
- 主治医师：教学培训 传承技艺 展现价值
- 主任医师：监督管理 指路明灯 把好关口

团结 奉献 求实 创新

从医生的角度看，三级医师查房制度，是让住院医师得到训练学习的机会，从书本走向临床，锻炼过硬的本领；是让主治医师担负教学培训的义务，传承前辈的技艺，展现自己的价值；是让主任医师扛起监督管理的大旗，做好指路的明灯，把好最后的关口

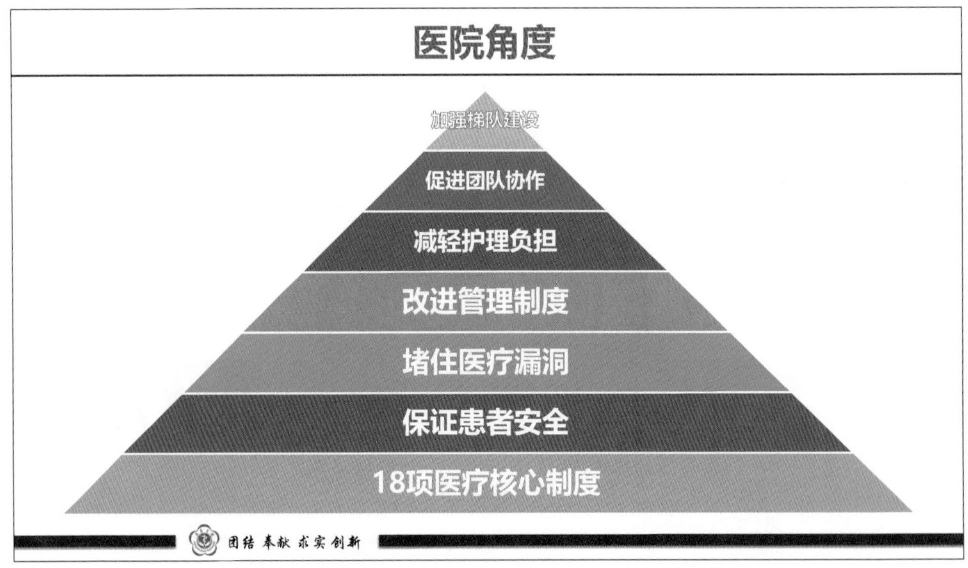
医院角度
加强梯队建设
促进团队协作
减轻护理负担
改进管理制度
堵住医疗漏洞
保证患者安全
18项医疗核心制度
团结 奉献 求实 创新

从医院的角度看，三级医师查房加强了梯队建设，促进了团队协作，减轻了护理负担，改进了管理制度，堵住了医疗漏洞，保证了患者安全。因此这个制度是18项医疗核心制度中最核心的制度

Who 谁：哪三级

团结 奉献 求实 创新

三级查房包括哪三级呢?

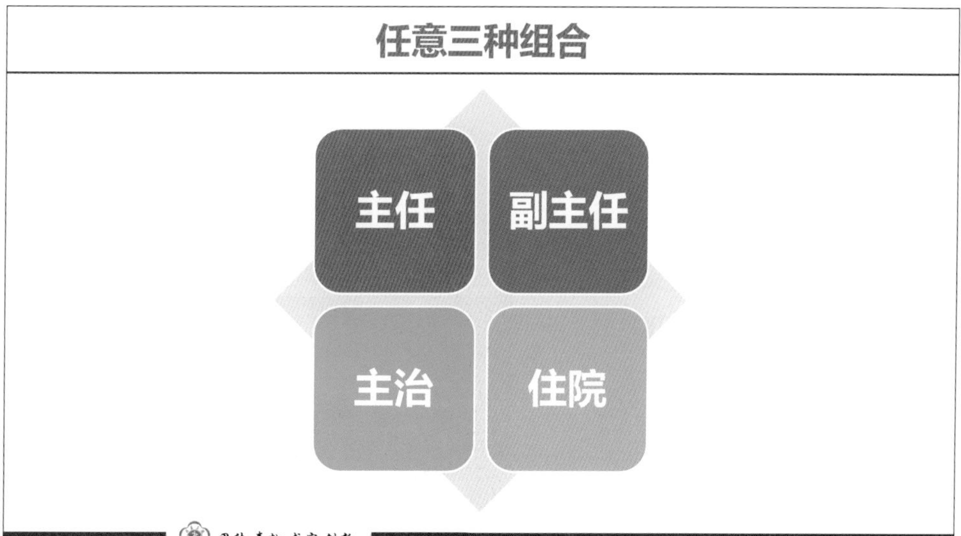


四种职称，主任医师、副主任医师、主治医师、住院医师。任意三种组合都可以

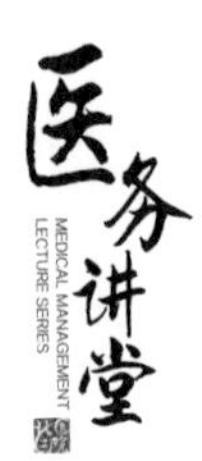



## 标准的三级医师

**2021-08-16 15:31　　　　　　_____主任医师、_____副主任医师、_____主治医师首次查房记录**

患者今日入院，诉颈部疼痛。

查体：体温36.0℃　脉搏60次／分　呼吸18次／分　血压136／83mmHg，腹软，无压痛，双侧下肢不肿。

_____主任医师、_____副主任医师、_____主治医师：患者因颈部疼痛发现宫颈肿物，阴道壁肿物，多发骨肿物，HPV18型阳性，TCT异常，根据PET/CT检查提示宫颈恶性肿瘤可能，骨转移性肿瘤可能，可行宫颈活检术明确宫颈肿物诊断，手术指征明确，告知患者及家属目前病情及治疗方案，术中注意严格止血，告知患者及家属，术后有出血风险，必要时需压迫止血甚至二次手术。宫颈活检术为进一步明确诊断，根据病理情况决定是否需要继续治疗，有二次手术，补充放化疗可能；创面渗血或出血，可能组织糟脆，无法缝合，仅能压迫止血。压迫止血效果差，可能需子宫动脉栓塞，甚至再次手术可能。术后注意严格止血，术后预防感染，注意小便情况。积极完善各项术前检查及准备，签署手术同意书，明日手术。

注：HPV，人乳头瘤病毒；
TCT，液基薄层细胞检测；
PET，正电子发射断层显像；
CT，计算机断层成像

团结 奉献 求实 创新

这是一个标准的三级医师查房

## 只有两个级别：不行

**三个人**
**才能“桃园结义”**
**只有关羽张飞**
**可没法“桃园”**

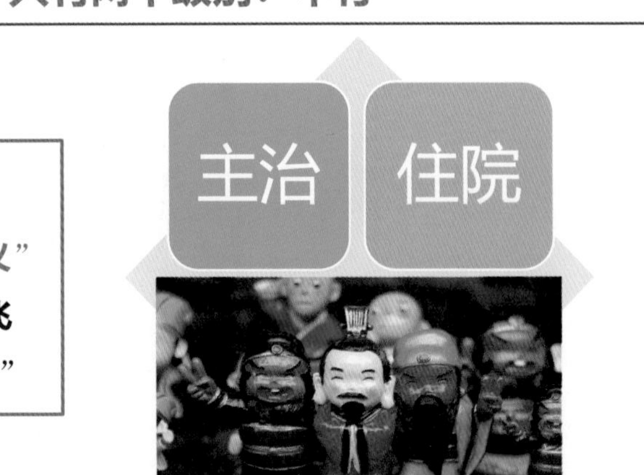


团结 奉献 求实 创新

三级医师查房，需要三个人，只有两个级别查房是不行的。也就是刘备、关羽、张飞三人才算是“桃园”，只有关羽跟张飞算不成“桃园”

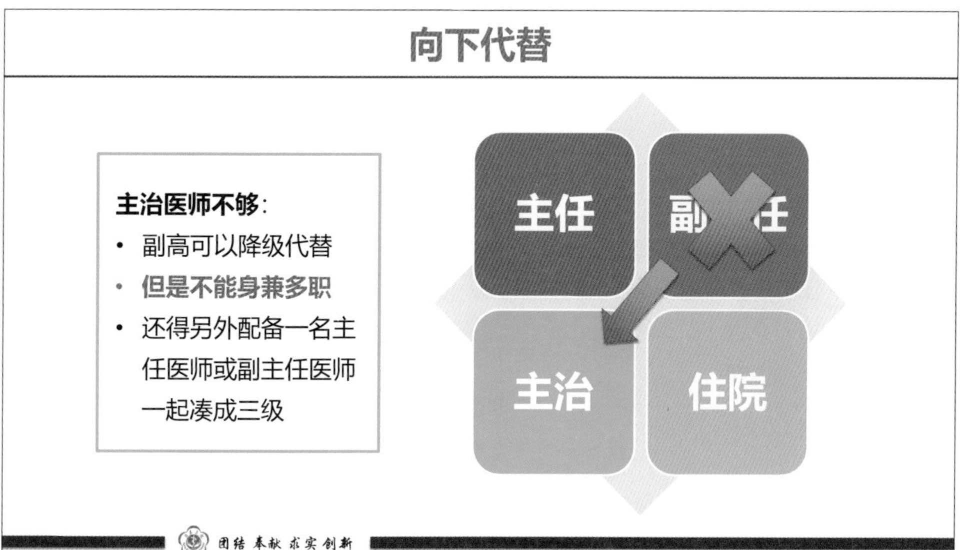
向下代替
主治医师不够：
• 副高可以降级代替
• 但是不能身兼多职
• 还得另外配备一名主任医师或副主任医师一起凑成三级
主任
主治
住院
团结 奉献 求实 创新

主治医师不够的情况下，副主任医师可以代主治医师查房。但同一位副主任医师不能再同时承担副主任医师查房，需要另一位高级医师组成三级查房

**上级代下级**

2021-08-17 09:01 ______主任医师、______副主任医师代主治医师、______住院总医师查房记录

今日患者病情稳定，无肉眼血尿，体温36.0℃，脉搏64次/分，呼吸18次/分，血压121/78mmHg，神志清，精神可，查体：左下腹造瘘口黏膜红润，腹肌软，无压痛及反跳痛。双肾区无隆起及叩痛。

______主任医师、______副主任医师代主治医师、______住院总医师查房，患者现左侧输尿管占位明确，性质不明，可行手术探查，进一步明确诊断。

团结 奉献 求实 创新

这是一个副主任医师代主治医师查房的例子，上级代下级去查房没有问题，符合要求

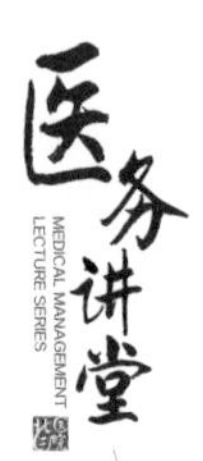




## 向上代替

- 下级代替上级不可
- 住院总医师只是阶段培训要求，本质还是住院医师。

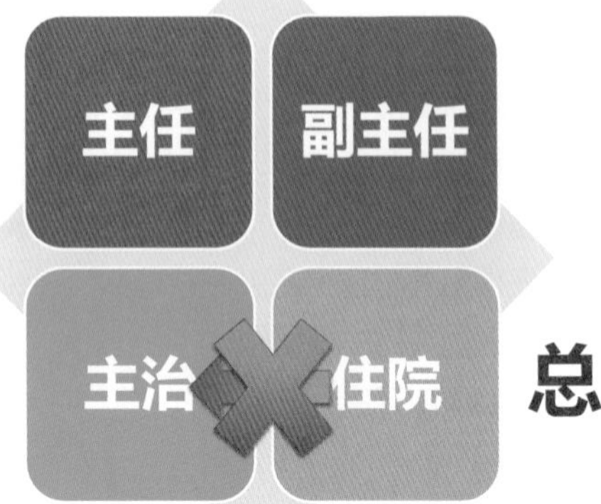


团结 奉献 求实 创新

但是下级医师代替上级医师是不可以的，也就是住院总医师不可以代主治医师查房。住院总医师只是个工作岗，本质还是住院医师

## 下级代上级

**2021-08-19 18:53 ______主任医师、______住院总医师代主治医师、______住院医师查房记录**

今日患者病情平稳，心率73次/分，体温36.6℃。未诉不适，今日继续伤口换药，清理伤口周围纤维素渗出。

______主任医师、______住院总医师代主治医师、______住院医师查房：患者当前病情平稳，继续当前治疗。遵嘱执行。今日出院，出院后每日换药，择期清创缝合。

团结 奉献 求实 创新

这是下级医师代上级医师查房的错误案例

When 时间：天天查

团结 奉献 求实 创新

查房的频率是什么？患者希望每天都能见到医生，而不同级别医师查房的频率要求不同，搭配起来其实是每天都有医师查看患者

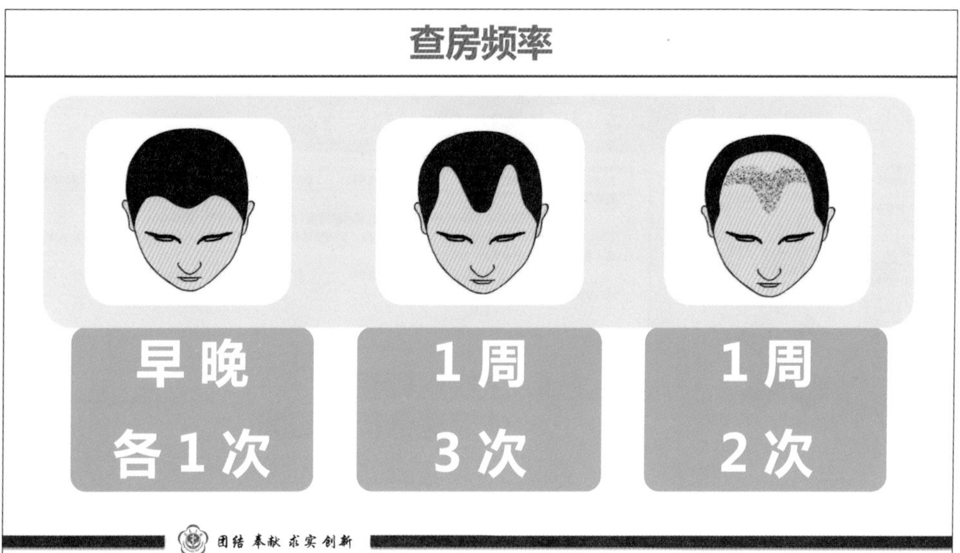


查房的频率要求：住院医师（工作日）每天早晚各1次，主治医师1周3次，主任医师1周2次

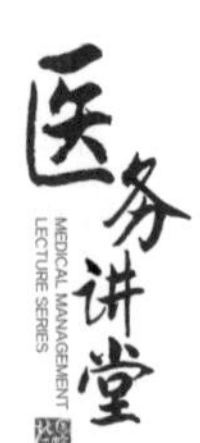




## 查房“潜规则”

福利

比内科多

出院当天

术后24h

手术当天

术前24h

团结 奉献 求实 创新

术前 24h 术者需要查房，手术回到病房后参加手术的医师需要即刻查房，术后 24h 术者仍要查房，出院当天也需要查房交代病情

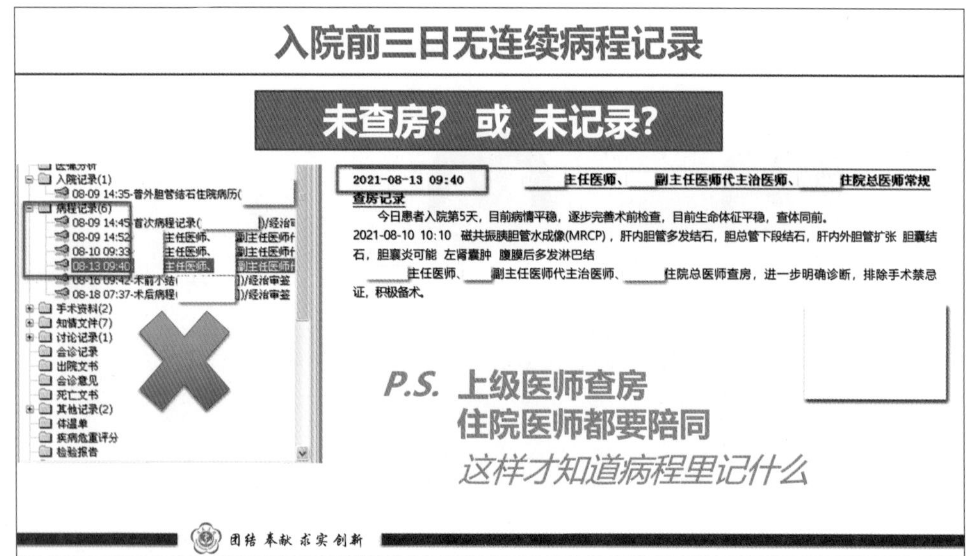


上级医师查房，按照要求住院医师需要陪同，只有这样才能清楚上级医师的指示并做好病历记录。按照病历书写规范，入院前三日需要有连续的病程记录，若不及时书写，则无法体现上级医师的诊疗意见和执行情况

## Where 哪儿：床旁

团结 奉献 求实 创新

在哪儿查房呢?

## 临床医师一定要“到床旁”

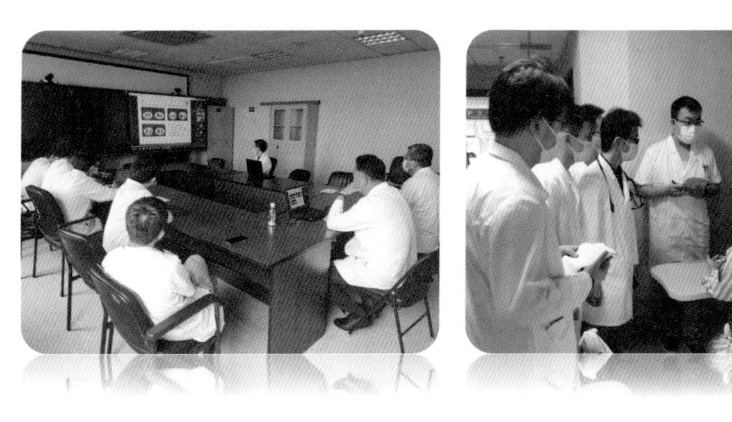

团结 奉献 求实 创新

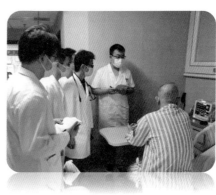

除了在办公室查阅影像资料和检验检查结果、例行讨论，查房还必须到患者床旁，亲自查看患者

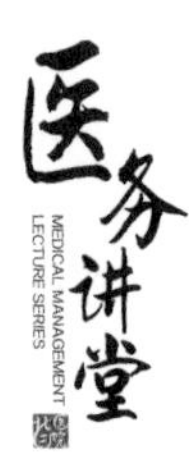


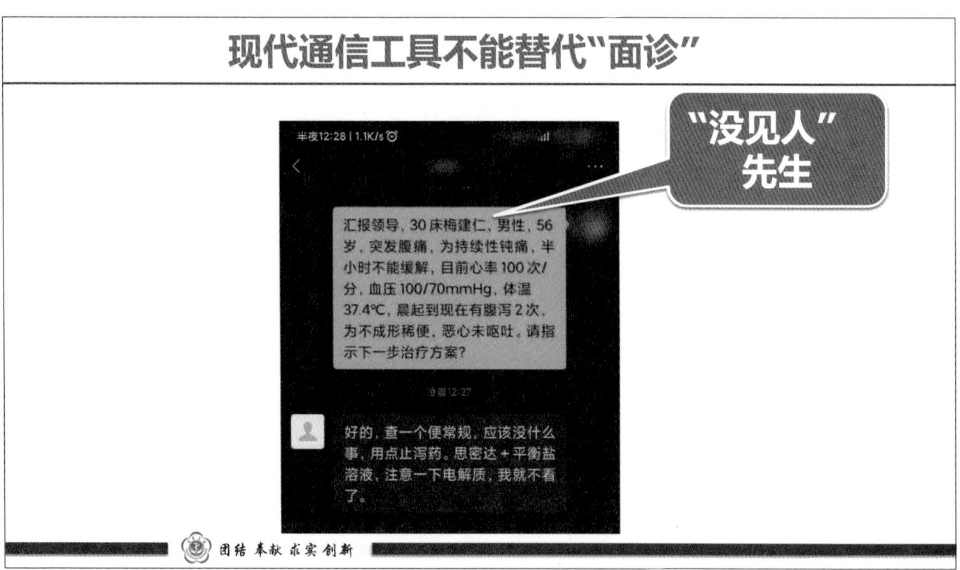


现在通信很方便，但是微信、语音、视频等均绝对不能代替面诊，一定要亲自查看患者，才能完全了解他们的病情变化，做出正确的判断

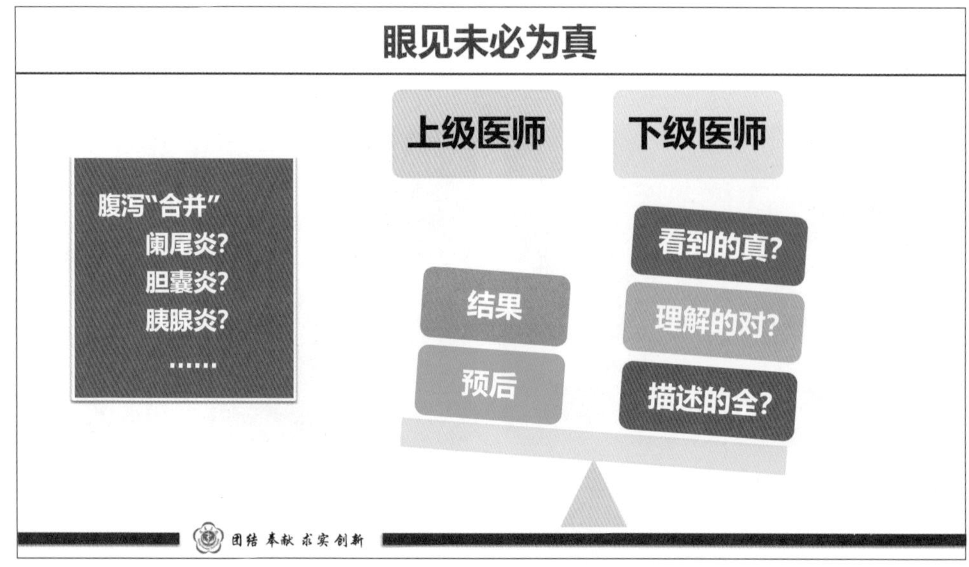


人都有可能出错，下级医师看到的未必就是真的，理解的未必就是对的，描述的也未必就是全的。换一个人看，结果可能就完全不一样，患者的预后也就不一样

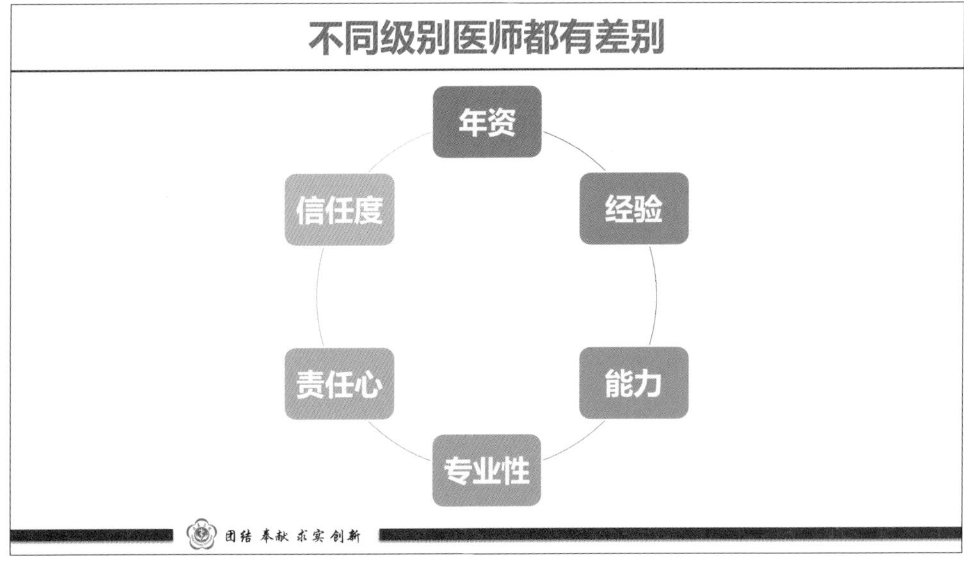


年资、经验、能力、专业性、责任心、患者的信任度，在不同级别医师间都有差别，所以我们才需要三级医师共同管理患者

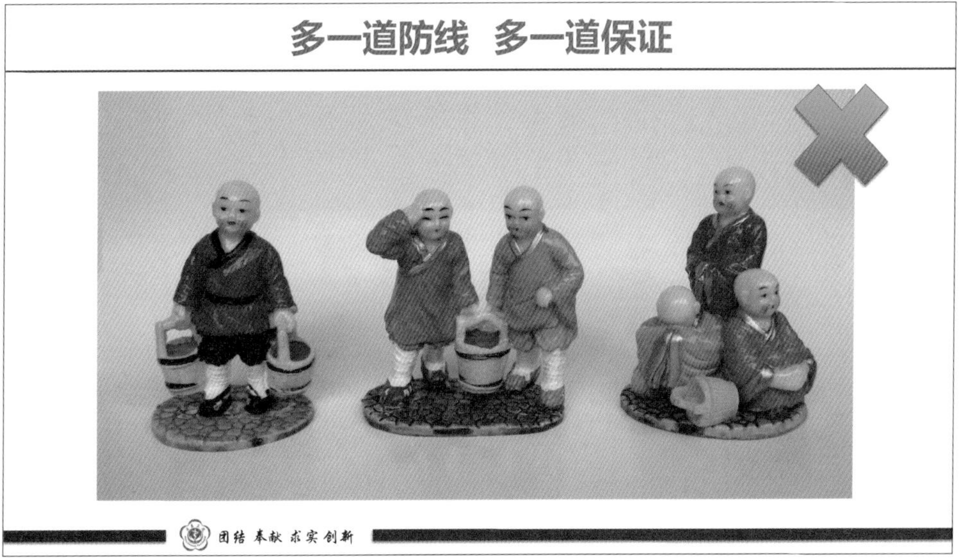


多一道防线，就多一道保证。我们要做到 3 个臭皮匠顶个诸葛亮，而不是变成 3 个和尚没水喝

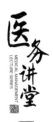

## What 什么事：细聊

团结 奉献 求实 创新

具体应该怎么查房，我们来详细讲解

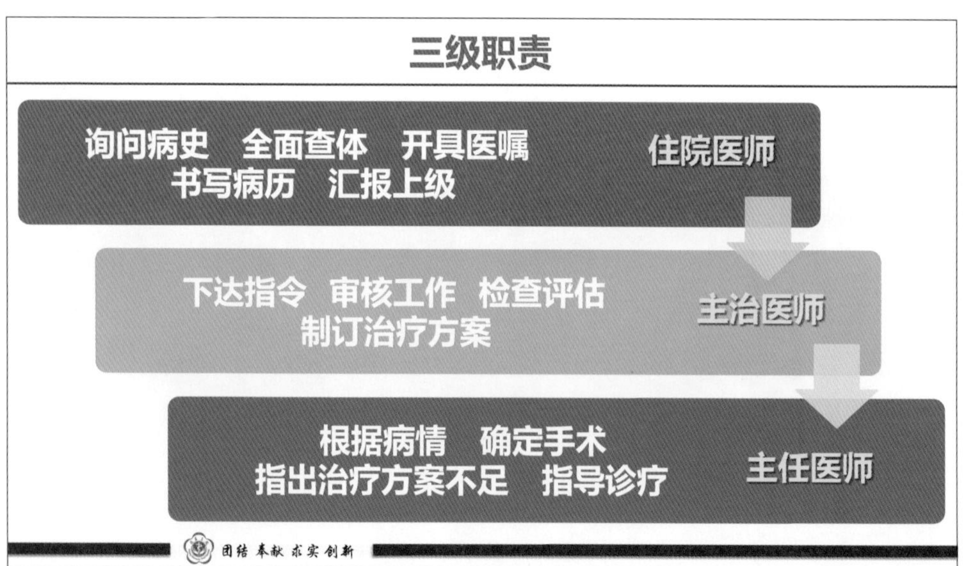


首先，患者入院时，住院医师的职责就是询问病史、全面查体、开具医嘱、书写病历、将病情汇报给上级医师。主治医师要根据病情下达指令，审核住院医师的工作，什么检查必须做，什么检查可以省略，制订初步治疗方案。作为术者的主任医师要根据病情的特殊性，确定手术方式，指出主治医师治疗方案的不足，做出指导

## 住院医师：接诊不细致会怎样？

检查项目：肝胆胰脾彩色多普勒超声检查 检查日期：2021 年 08 月 06 日
检查部位：肝，胆（胆囊及胆管） 报告日期：2021 年 08 月 06 日
临床诊断：右肺上叶恶性肿瘤

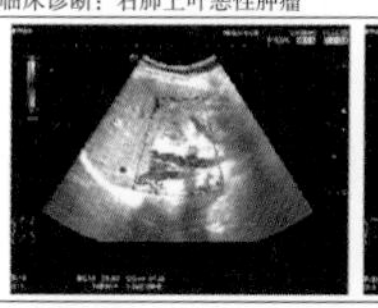

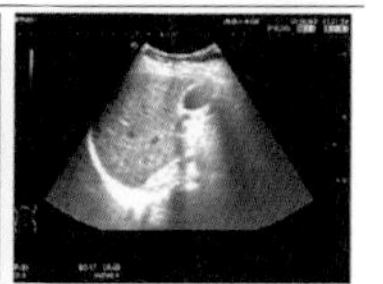

**超声所见：**

肝脏形态大小正常。包膜光滑，边缘锐利，肝实质回声均匀，血管纹理清晰，其内未见占位性病变。

胆囊大小如常，壁光滑，无增厚，腔内未见异常回声。胆管：肝内外胆管无扩张。CBD：0.5cm。

CDI：未见异常血流信号。

**超声提示：**

肝、胆未见明显异常

**胸部CT(平扫+重建)**

征象描述：

右肺下叶（Se301，Im36）可见部分实性结节影，大小约 18mm×15mm，局部胸膜牵拉。右肺中叶（Se301，Im38）另可见磨玻璃结节影，大小约 6mm×5mm。右肺上叶及左肺下叶可见点状钙化灶。双肺见少许条索影。气管及主要支气管开口通畅。肺门、纵隔未见肿大淋巴结，胸腔内未见积液征。

影像诊断：

右肺下叶结节，Ca 待除外，建议进一步检查或密切追查
右肺中叶磨玻璃结节，建议密切追查
双肺少许纤维钙化灶

**颅脑 MR 平扫**

征象描述：

DWI：未见明显异常高信号。
T2*：未见异常低信号影。
双侧侧脑室周围见多发斑点状长 T1 长 T2 信号，边界模糊，FLAIR 呈高信号；脑室系统未见明显扩张，脑沟裂未见明显增宽，中线结构居中。

影像诊断：

脑白质脱髓鞘

**已有超声、CT、MR，重复开**

CBD，胆总管；CDI，彩色多普勒超声显像；DWI，扩散加权成像；FLAIR，磁共振成像液体衰减反转恢复序列

团结 奉献 求实 创新

作为住院医师，要细致认真。患者在门诊已完成所有检验检查，但如果住院医师没有仔细查看既往结果，同时专业能力也不够扎实，就直接按照入院检查模板全部重新开具。这样可能造成患者重复检查，增加经济负担，也存在医疗纠纷风险

## 上下级沟通不到位会怎样？

**胸部CT（平扫+重建）**

征象描述：

右上肺前段见条片影，内见支气管空气征。双肺见微小磨玻璃结节（SE201，IM9，17，30，54）大者直径约 4mm。右中肺见条索影。气管及主要支气管通畅。肺门、纵隔未见肿大淋巴结，胸腔内未见积液征。

扫及肝内见多发囊状影。

**CT需复查，未复查**

影像诊断：

右上肺慢性炎症？建议治疗后复查
双肺微小结节，建议随诊
右肺纤维条索
肝多发囊肿可能

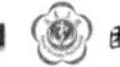

团结 奉献 求实 创新

工作不细致的情况下，也可能出现有必要复查的项目反而漏查的情况。例如可疑炎症，建议患者抗炎治疗 1 个月后复查胸部 CT，对比肺部结节变化，如果住院医师看到是 1 个月以内的结果，未复查而直接手术，就可能出现肺叶切除后阴性探查的医疗差错。这种情况下，上级医师对下级医师进行培训和监管的责任就必不可少

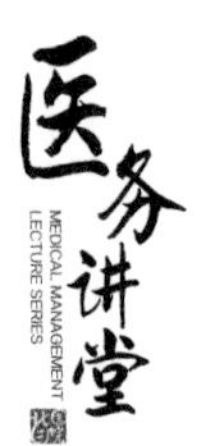




## 上级医师：入院24h内务必亲自看患者

了解病情

亲自查体　核对医嘱　检查结果

初步诊断　病历书写　会诊申请

团结 奉献 求实 创新

因此，患者入院 24h 内上级医师务必亲自看患者，了解病情、亲自查体、核对医嘱、审核检查检验结果，包括诊断是否标准，病历书写是否规范，并在需要会诊的情况下明确邀请会诊的科室

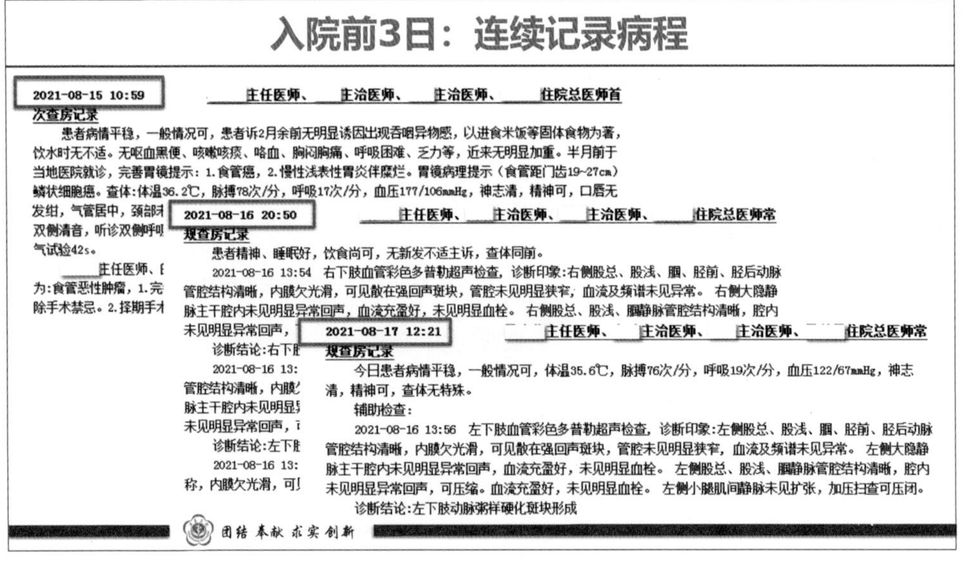


入院前三日连续记录病程，主要关注点包括追查术前检查结果、完善进一步检查、进行手术评估并进入手术程序

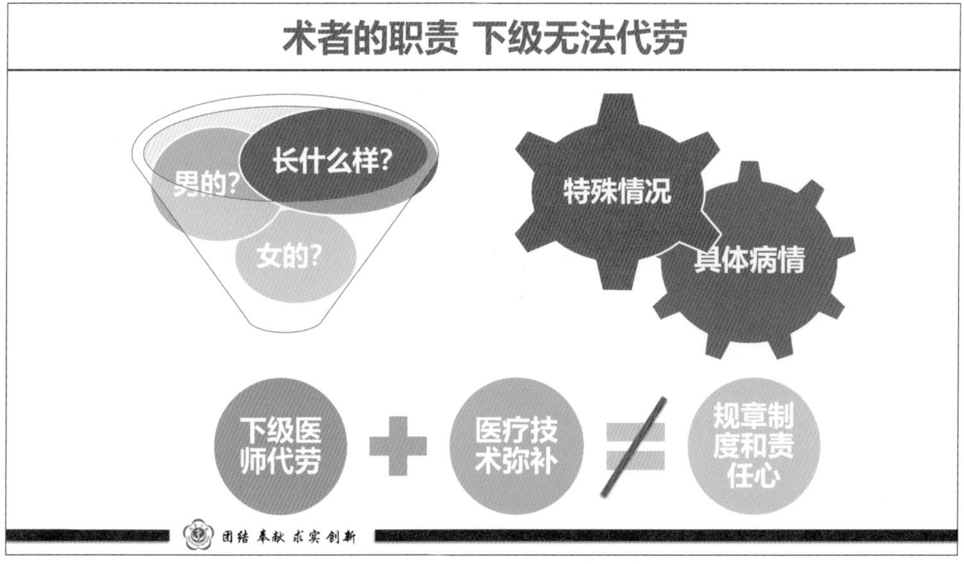


术者必须全面了解患者的具体病情和特殊情况。规章制度和责任心，不能由优秀的下级医师代劳，也无法靠精湛的医疗技术弥补

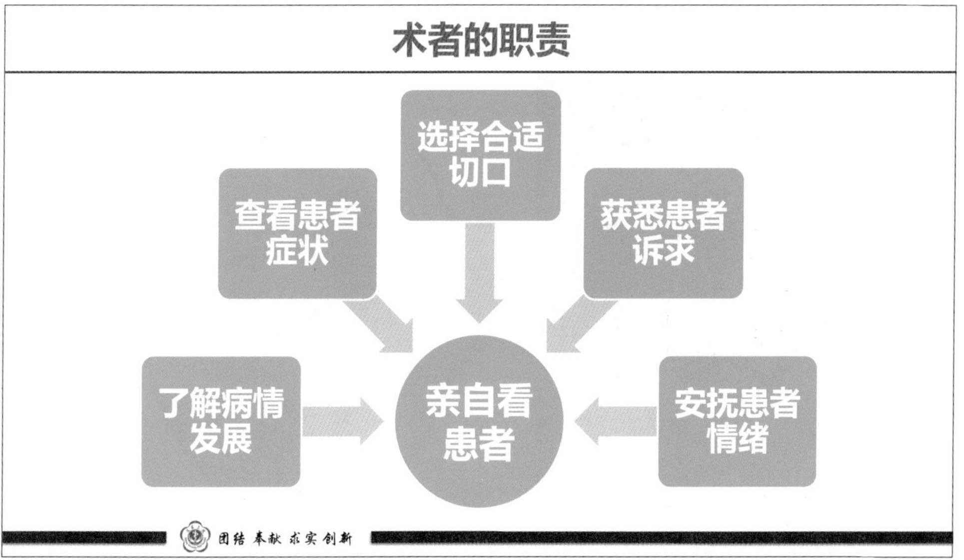


术者要亲自到床旁看患者，了解病情的发展，查看患者的症状，选择合适的切口，获悉患者的诉求，并安抚患者的情绪

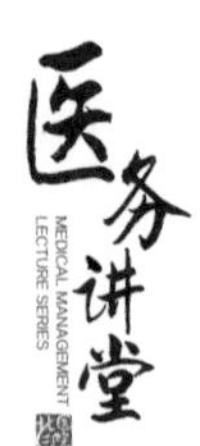



## 术前查房须细致

**术中补充签字是为应对术中突发情况**
**不是为术前查房和手术评估不细致补漏的**

| 个矮 | 胖子 | 双侧 |
| --- | --- | --- |
| 不适合机器人操作空间不够 | 不适合经剑突下活动度不够 | 同期分期不临时增加 |

团结 奉献 求实 创新

患者的身高、体重、病变侧别都会对手术方式产生影响，这些情况都要术前明确，不能术中临时决定。术中补充签字是为了应对手术过程中的突发情况，而不是为术前查房和手术评估不细致补漏的

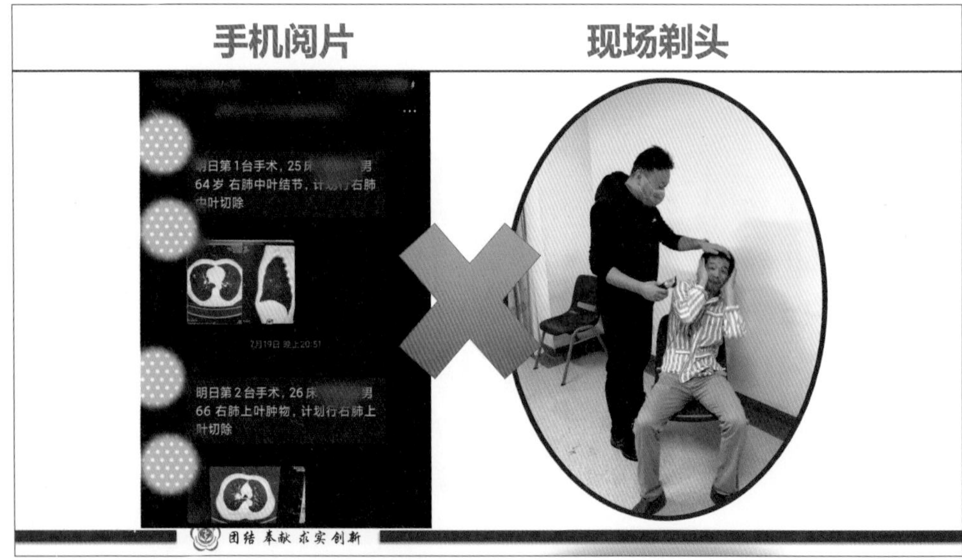


术前的工作细致到位，就可以减少很多不必要的麻烦。手术入路、手术范围、术中注意事项和应对措施等，不能术中临时决定，而是要通过术前的查房充分评估、制订方案

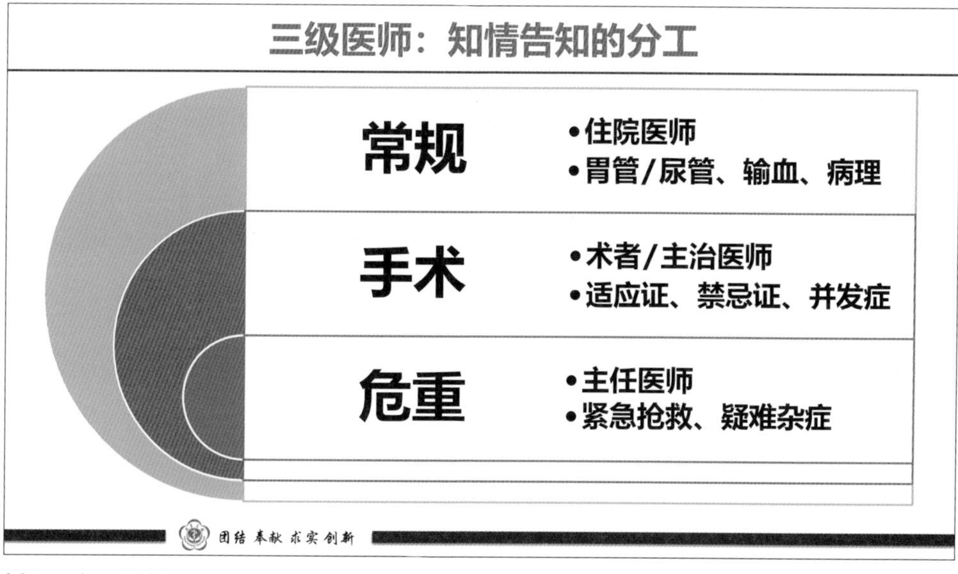


授人以鱼不如授人以渔。一些常规的知情告知，如置胃管/尿管、输血、病理等，可以由住院医师完成，但上级医师要做好示教，强调重点。而手术知情告知，尤其是适应证、禁忌证、并发症等就需要术者和主治医师完成。对于病情紧急危重的患者，一定要术者亲自沟通

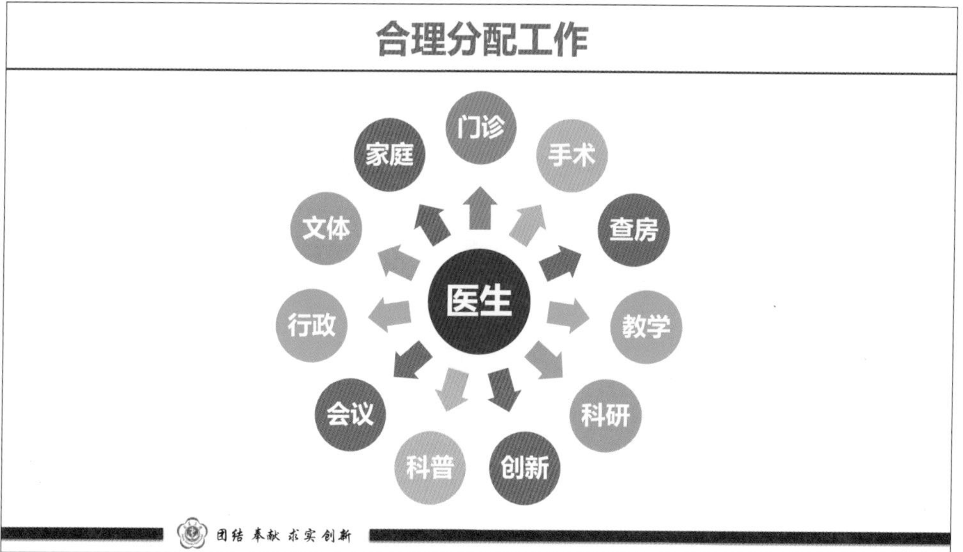


这样工作合理分配，既锻炼了年轻医师，也能减少上级医师的工作量。同时，科室应明确工作流程，来提高工作效率

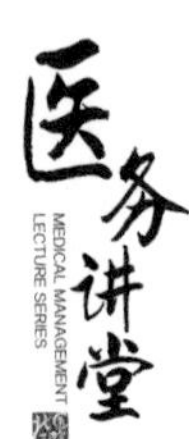


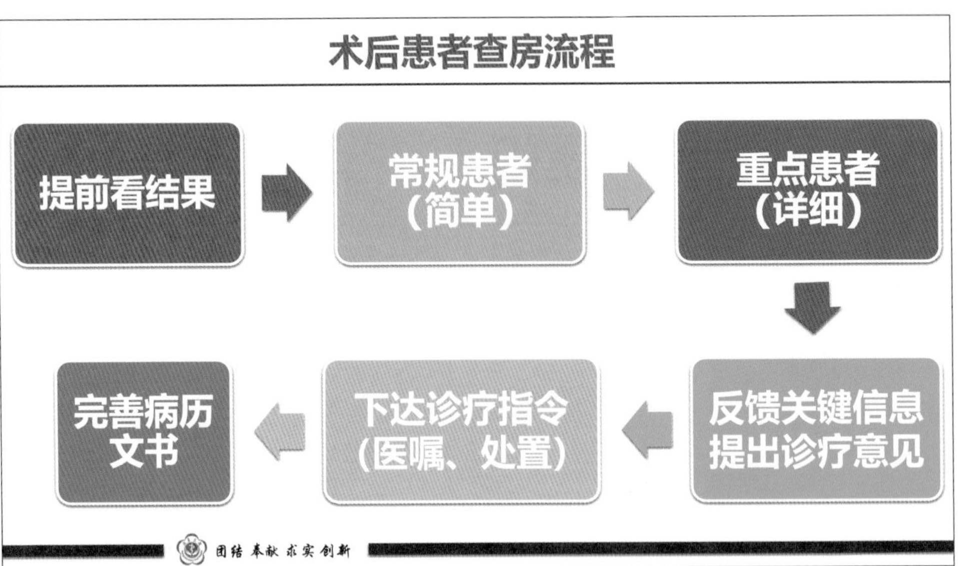


外科术后患者的查房流程：提前查阅检查检验结果，至病房床旁查看患者，将关键信息和提出的诊疗意见反馈给住院医师，下达明确的诊疗指令，最后完善病历文书

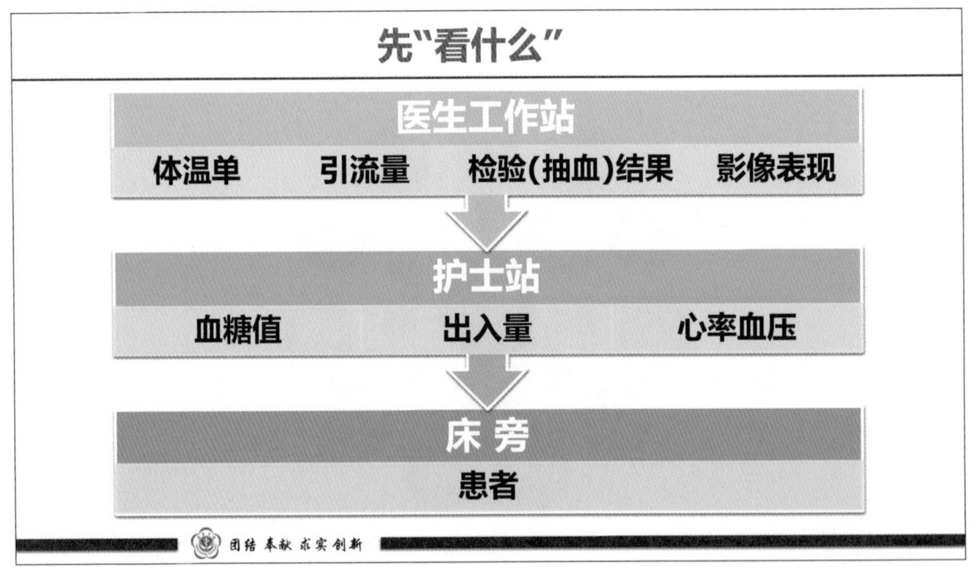


术后查看结果内容主要包括住院电子病历系统中的体温单、引流量、检验结果、影像表现。还包括护理记录单中的血糖值、出入量、心率血压变化等。最后需要到床旁亲眼查看患者

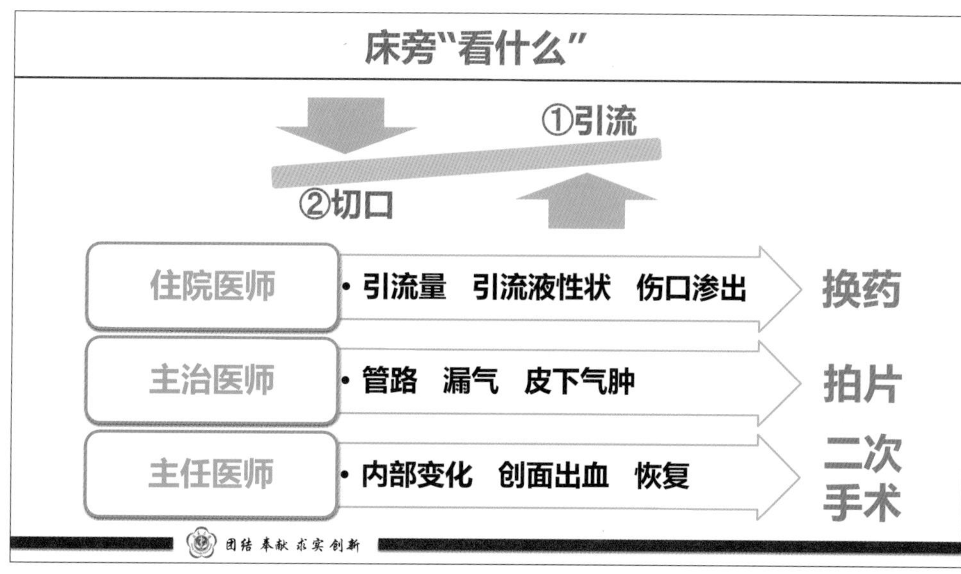


外科术后最关键的查看点是切口和引流。
住院医师可能看到的就是引流量多少，颜色红不红，伤口有没有渗出，是否需要换药。
主治医师会进一步评估，管路通不通，有无漏气破损，有无皮下气肿或感染，是否需要进一步检查。
主任医师则通过外在伤口和引流推测内部变化，创面有没有出血，恢复得如何，有无可能二次手术

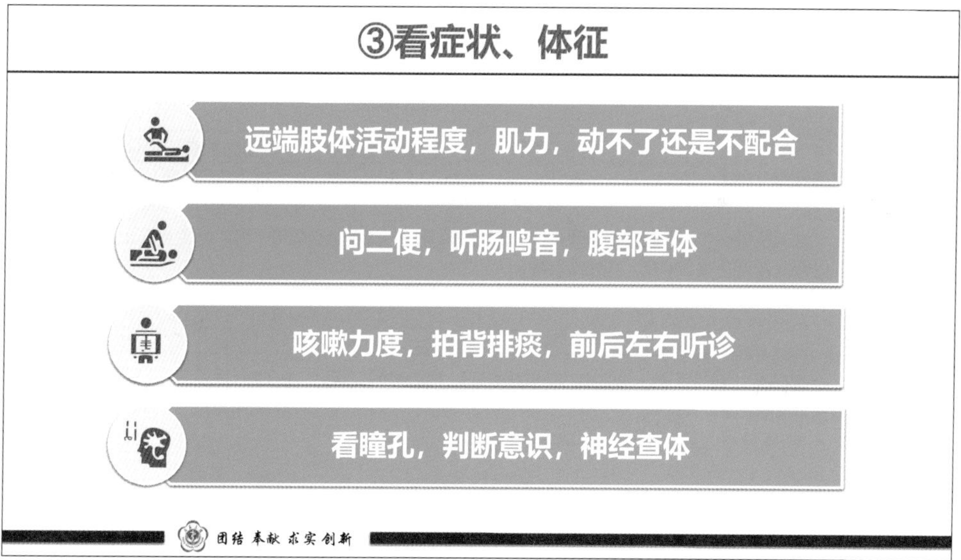


除了查看手术部位，还需要了解术后症状和体征。
骨科术后需要关注远端肢体的活动程度，肌力如何，是否真的存在功能障碍。
腹部术后要问二便，听肠鸣音，做腹部查体。
胸部术后要看咳嗽力度，辅助患者拍背排痰，用听诊器听诊。
颅脑术后看瞳孔，判断意识，并进行全面神经查体。
以上都需要如实记录在病程中

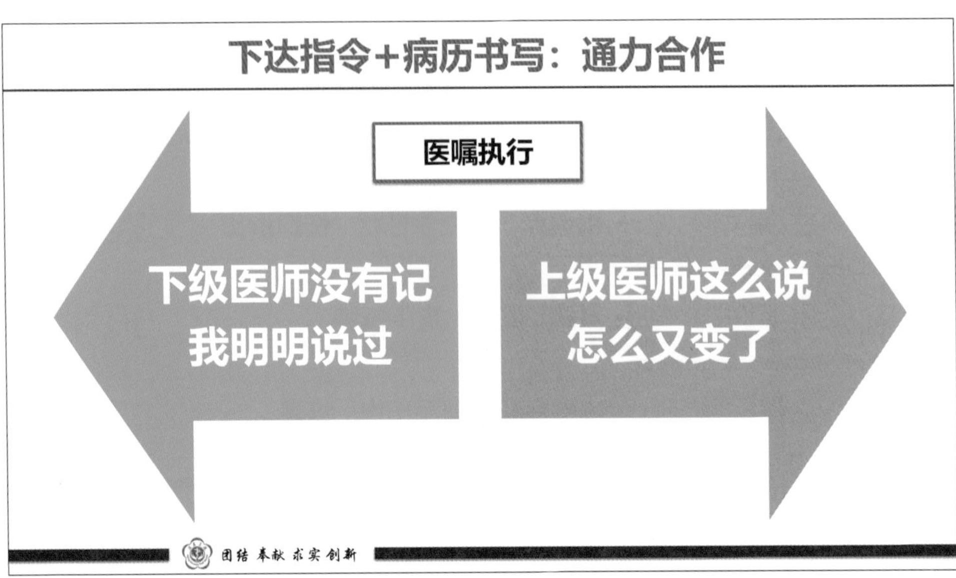


上级医师和下级医师之间可能会发生沟通障碍，甚至产生误会。解决的方法就是做好三查七对，下级医师主动向上级医师请示、确认，上级医师及时向下级医师核实医嘱执行情况，双方通力协作形成闭环管理

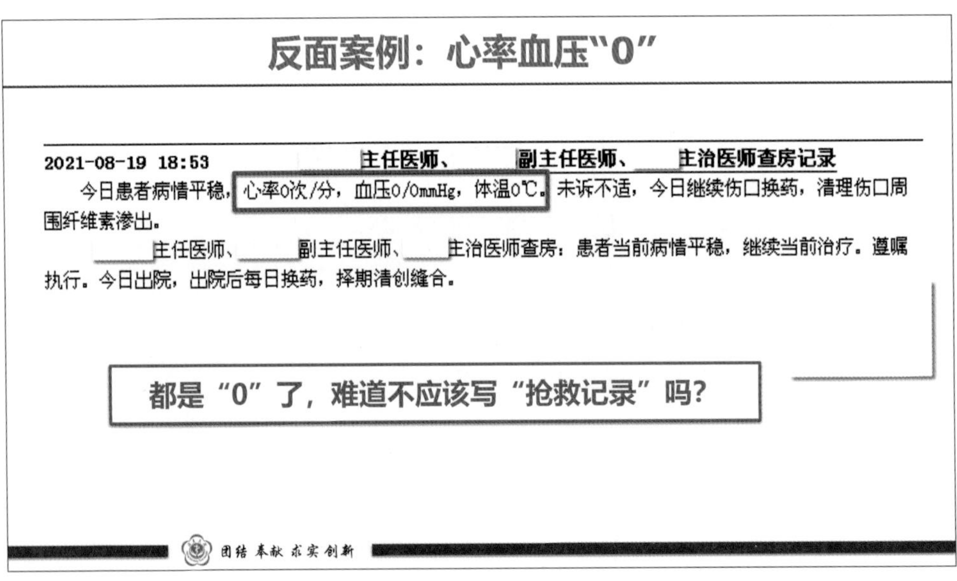


这是术后未及时、完善书写病程记录的一个反面案例，未核实患者生命体征直接提交病历模板，存在极大的医疗安全隐患，需要引以为戒

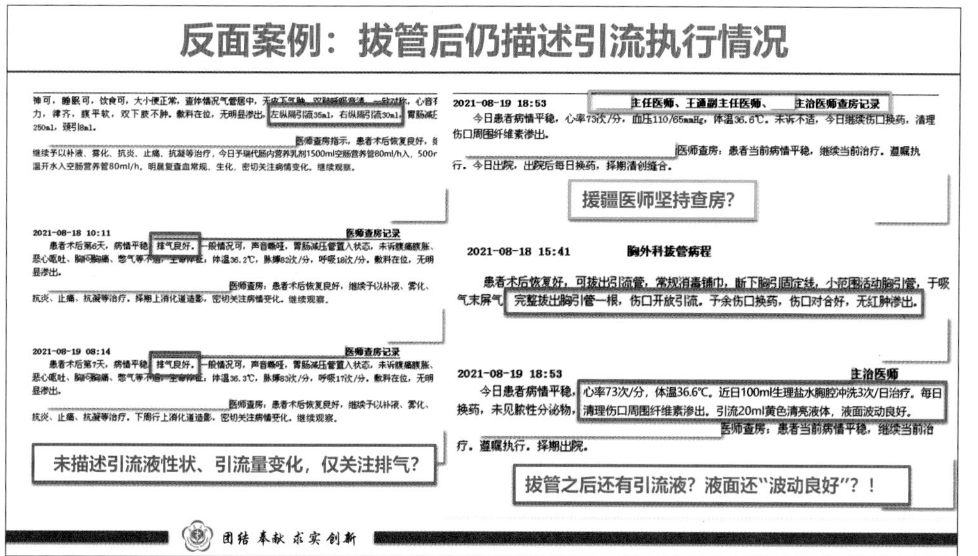


同时，不能随意滥用复制-粘贴功能，而是关注每一天病程记录的真实、准确性，切实查看患者情况，如实记录病情信息

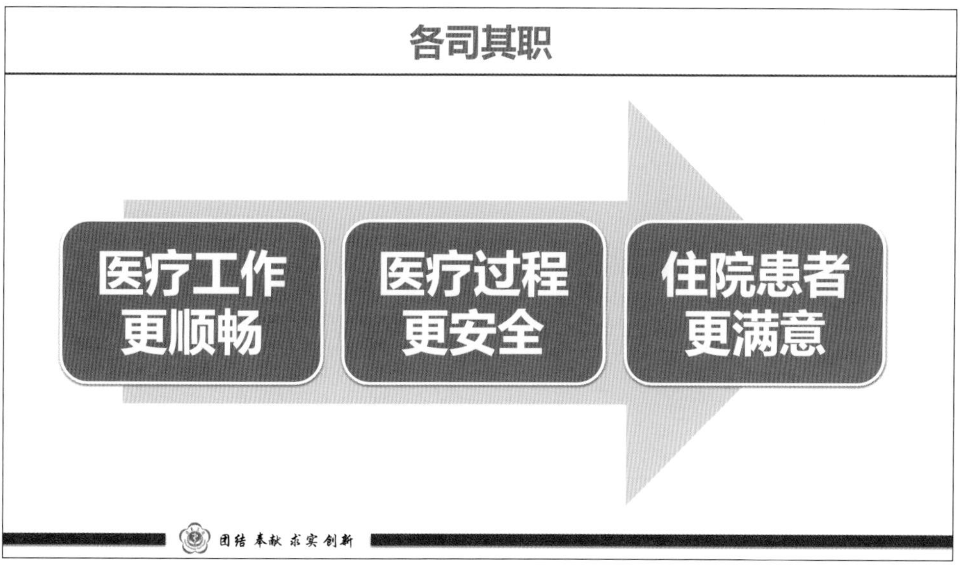


最后，希望通过三级医师查房制度的有效落实，让我们的患者都能够得到及时的照护，下级医师也能在过程中有所收获、日益精进，成长为技艺精湛、医德高尚的上级医师。每一级医师通过各司其职、共同协作，实现医疗工作更顺畅，医疗过程更安全，住院患者更满意

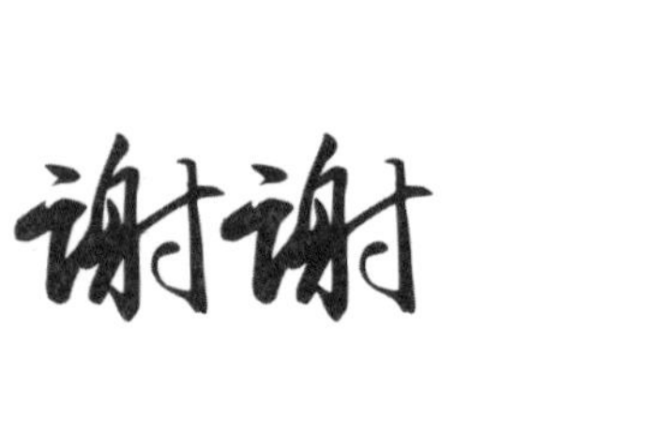


团结 奉献 求实 创新

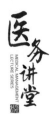

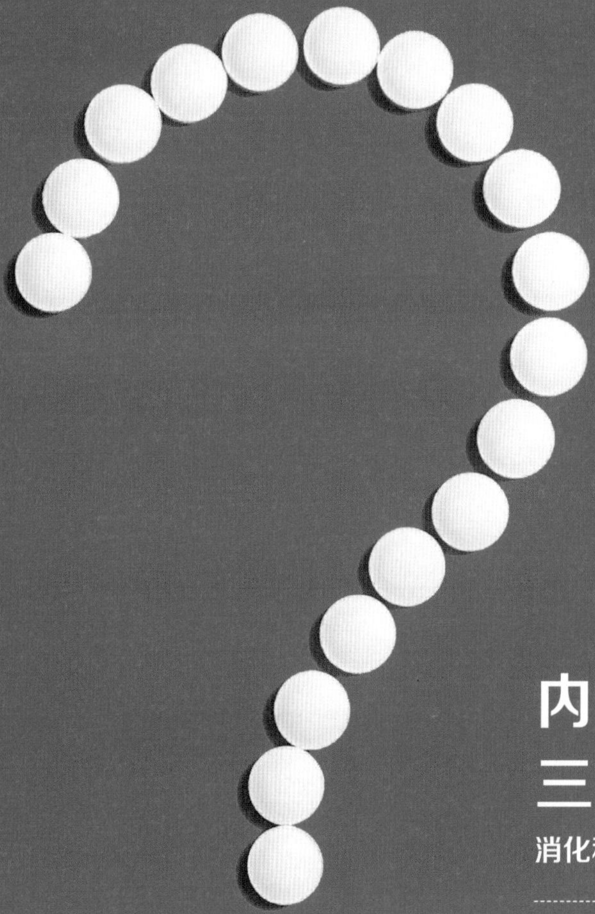

# 内科医师眼中的三级医师查房制度

消化科 李 军

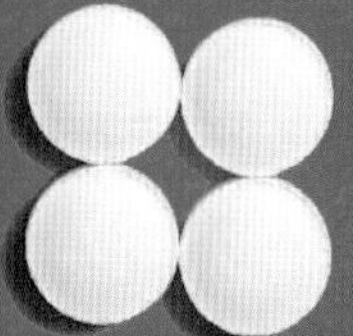

住院医师查房

主治医师查房

副高及以上医师查房

小结

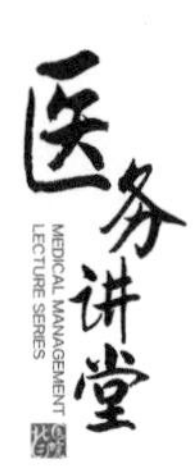


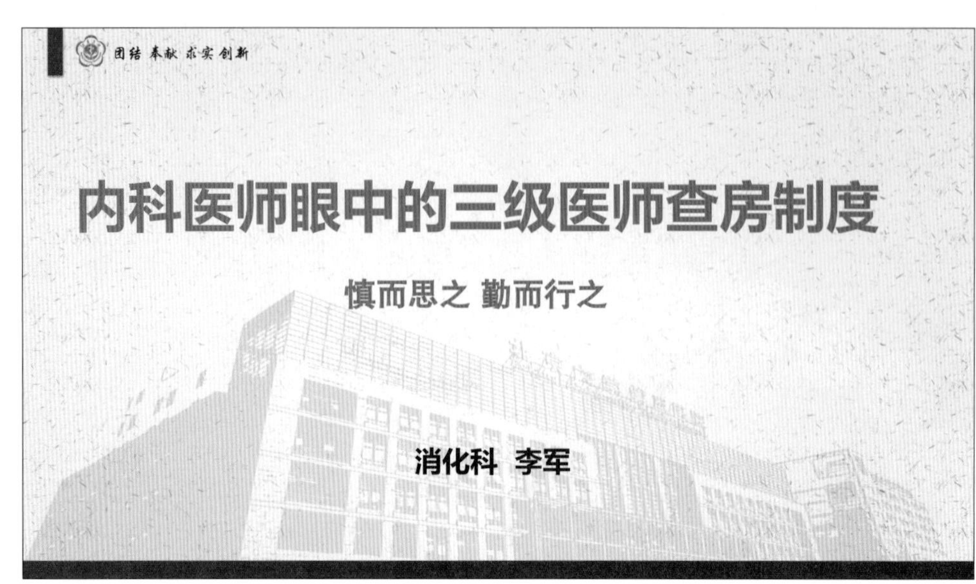

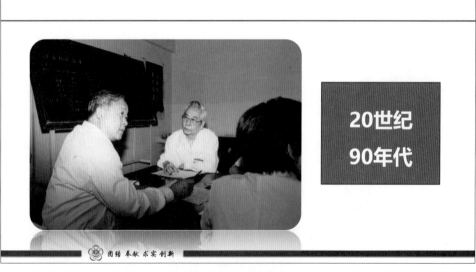


这张照片是我们在20世纪90年代旧病房楼里的查房场景，黑板上摘录了患者重点辅助检查结果

## 三级医师查房制度

**历来是医疗质量安全核心制度之一**

| 三个环节 | 床旁查房，病情汇报，病例讨论 |
|---|---|
| 三个层级 | 住院医师、主治医师、（副）主任医师 |
| 三个行为 | 日常行为，医疗行为，教学行为 |
| 三个频次要求 | 一天2次，一周3次，一周2次 |

**从一定程度上体现对于医疗活动的层次管理和互补管理**

团结 奉献 求实 创新

三级医师查房制度是医疗质量安全核心制度之一。

三个环节：床旁查房、病情汇报、病例讨论。包括上下级医师的沟通、医护的沟通和医患沟通。

三个层级：住院医师、主治医师和副高及以上医师［（副）主任医师］的查房。

三个行为：日常工作，保障医疗安全的医疗行为，也是非常关键的教学行为。

三个频次要求：住院医师查房一天 2 次，主治医师查房一周 3 次，副高及以上医师查房一周 2 次

- 住院医师查房
- 主治医师查房
- 副高及以上医师查房
- 小结

团结 奉献 求实 创新

首先来看住院医师查房

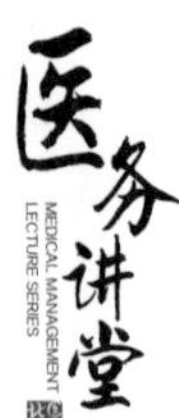



住院医师查房
勤看、勤问、勤查
眼勤
口勤
手勤
腿勤
团结 奉献 求实 创新

住院医师查房的核心要求：勤

住院医师首次查房
查房职责
• 详细询问病史和诊治过程
• 认真细致的查体
• 收集整理院外资料
• 进行初步的诊断和鉴别诊断
• 制订诊疗计划
• 书写病历
• 准备上级医师查房
常见问题
• 不自我介绍
• 只看门诊病历，不仔细询问病史
• 院外资料不全、不追、不整理
• 查体走过场
• 坐等上级医师查房给意见
• 病历书写质量不佳
重视临床：到床旁去问、去查，有时需要反复和患者及家属核实
团结 奉献 求实 创新

住院医师查房分为首次查房和日常查房。首次查房的职责和常见问题如上。

详细询问病史和诊治过程：因肠镜发现结肠息肉入院患者，住院医师要关注整个疾病发展，患者因为什么症状而做肠镜可能比肠镜发现了结肠息肉的结果更重要。

认真细致的查体：查体是基本功，辅助检查无法代替，如果下基层服务时离开辅助检查的支持将可能面临无法诊治的情况。

收集整理院外资料：全面收集，有的放矢，总结重点向上级医师汇报

## 住院医师首次查房

### 查房中须关注的重点

- **患病过程（真实、详细）**
- 如何去做**诊断和鉴别**
- **本次住院目的、目前的重点问题**
- **符合哪些诊疗常规可以马上执行**
- 哪些**特殊情况**需要**提请上级医师注意和处理**
  - **特殊用药史**：抗凝药
  - **特殊的流行病学史**：感染史、接触史
  - **特殊检验检查结果**：危急值

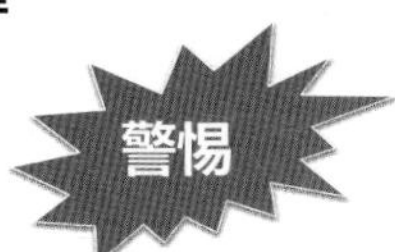


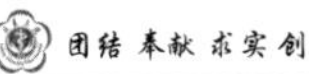


任何疾病，即使是因同一疾病再入院的患者，均需要展开鉴别诊断。每次入院目的不同，要求我们关注不同的重点，安排不同的检查和治疗。

危急值的及时发现和处理需要关注，举例说明：肠镜前胸部X线检查似见膈下积气，需要警惕是否存在消化道穿孔，否则不能按计划进行肠镜治疗。需要提醒下级医师的是，当遇到自己无法判断的辅助检查结果时，要及时请示上级医师

## 常见缺陷问题

二、诊断及鉴别诊断：

1. 直肠肿物 高级别管状腺瘤癌变：患者老年男性，里急后重1月余，肠镜示直肠肿物，病理示高级别管状腺瘤癌变，结合患者既往直肠癌病史，考虑患者直肠肿物，高级别管状腺瘤癌变诊断明确，无需鉴别；
2. 直肠癌术后：由既往史诊断明确；
3. 冠状动脉性心脏病 心界扩大，心律齐，心功能Ⅰ级（NYHA分级），由既往史诊断明确；
4. 高血压2级 很高危：由既往史诊断明确；
5. 2型糖尿病：由既往史诊断明确；
6. 陈旧性脑梗死：由既往史诊断明确。

三、诊疗计划：

1. 予患者低盐低脂糖尿病饮食，监测血糖血压变化；
2. 予患者完善入院常规、生化、感染及肿瘤等相关化验，超声心动图、肺功能及颈动脉超声等术前评估检查，必要时请相关科室会诊，完善术前评估；
3. 予患者完善腹部增强CT等，评估肿瘤病情进展，评估是否存在转移等，是否存在肠黏膜深部浸润，需外科手术。

首程要有鉴别诊断

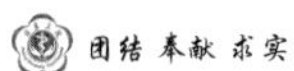


这是一例主治医师修改前的首次病程记录：包括主要诊断在内的全部诊断均描述为诊断明确，但在内科系统并不允许出现无需鉴别的情况

## 住院医师日常查房

- **全面了解所负责住院患者**
  - 几个患者、床号、姓名、年龄、诊断……
  - 症状体征变化、治疗反应及效果、饮食、睡眠、尿便情况……
  - **及时发现重要病情变化、重要预警性检验/检查结果和危急值**……
  - 与医疗活动相关的情况：家庭矛盾、经济情况、宗教信仰……

- **按规定查房是底线**
- 经常深入病房：**了解重点患者病情**
  - 疑难、危重、诊断不清、治疗反应不佳、新收入院患者……
- 眼观六路耳听八方，了解本病区其他重点患者情况
- **关爱患者：尊重、同情、有爱心、注重隐私**

团结 奉献 求实 创新

在日常查房中，需要全面了解主管患者的情况，关注症状体征变化，例如消化科住院医师查房需要重点关注患者大便情况，同时要求了解患者经济状况、宗教信仰等，据此制订个体化治疗方案。同时，也要求住院医师了解本病区其他患者的概况，以应对紧急抢救和值班期间的各种情况

## “没有突然发生的病情变化，只有突然发现的病情变化”

重视患者的主诉和体征变化

对体征、化验检查结果警觉

认真执行上级医师医嘱

有效的医患沟通、病情交代

2021-09-05 07:33　　日常病程记录

患者今晨7:10排少量黑便1次，约50ml，7：30再次出现黑便约300ml，为黑色糊状便，混有黄便，有腥臭味，第二次排便后出现头晕、心慌、盗汗，无腹痛、恶心、呕吐，无胸痛、胸闷，无发热、乏力，查体：腹软，无压痛、反跳痛及肌紧张，肠鸣音亢进5~6次/分。予急查血常规、血生化组合1，请示上级医师，予禁食、禁水，静脉补液（氯化钠500ml），患者因饥饿自行服用早饭（鸡蛋+粥），追检查结果，密切观注患者一般情况。

患者症状提示活动性消化道大出血可能

查体：血压？心率？神志？贫血程度？

上级医师分析：是否存在出血、病因、严重程度、安排检查项目、配血、用药和内镜下止血

医患沟通？

是谁？

团结 奉献 求实 创新

反面举例：消化道出血病例，患者在住院期间突发黑便，而后出现头晕、心慌、盗汗。

错误①：住院医师仅行腹部检查，未评估患者生命体征和全身情况，评估严重不足。

错误②：实际情况为主治医师查看患者后给予了全面指示，但病程仅反映了请示上级医师，未明确所请示人员的姓名职称，记录存在缺陷。

错误③：消化道出血出现休克早期症状的患者，输液仅给予500ml氯化钠是远远不够的，病历中所体现的对疾病的认识、执行上级医师的指示内容均存在问题。

错误④：上级医师指示禁食水，但患者因为饥饿吃早饭，体现医疗过程中未进行很好的医患沟通，未执行医嘱。

错误⑤：此例患者实际情况为上级医师安排了急诊内镜检查，此段病程描述完全未体现术前讨论和准备情况，与实际诊疗过程存在偏差

## 关注患者主诉和症状

需要关注溃疡性结肠炎患者每天腹泻、便血的情况，反映病情程度和疗效的客观指标

2021-08-24 09:01　　　　主任医师、　　　副主任医师查房记录

患者未诉特殊不适，生命体征平稳，双肺呼吸音清，未及明显干湿啰音。心律齐，心音可，各瓣膜听诊区未及明显病理性杂音。腹平软，无压痛、反跳痛及肌紧张，肝脾未及，肠鸣音正常，4次/分。

可以出院了？

2021-08-23 白细胞 6.44 ($\times 10^9$/L)，血红蛋白 86 (g/L) ↓，血小板 385 ($\times 10^9$/L) ↑，中性粒细胞百分数 56.3 (%)；红细胞沉降率 19(mm/h)；丙氨酸氨基转移酶 8 (U/L)，天冬氨酸氨基转移酶 13 (U/L)，总胆红素 8.7 (μ mol/L)，肌酐 60 (μ mol/L)；甲胎蛋白 1.99 (ng/ml)，癌胚抗原 0.35 (ng/ml)，糖类抗原 19-99.9 (U/ml)；C反应蛋白 0.43 (mg/dl)。

主任医师、　　　副主任医师查房记录：患者青年女性，慢性病程，反复黏液脓血便伴腹痛，依据肠镜及病理结果，溃疡性结肠炎诊断明确，既往美莎拉嗪、激素、硫唑嘌呤、沙利度胺、英夫利西单抗（类克）、乌司奴等多种药物治疗效果不佳，患者为难治型溃疡性结肠炎。目前第4次维得利珠单抗治疗后6周余，患者症状仍未见明显缓解，患者自诉肛周疼痛可间断缓解，但综合患者病情，Mayo评分10分，仍属于中度活动期，考虑患者目前情况，既往病理提示异型增生，有癌变风险，外科手术治疗为最佳治疗方案，否则有可能延误治疗，但患者与家属商讨后表示未来会考虑外科手术治疗，但本次入院期间暂不考虑外科治疗，要求提前接受第5次维得利珠单抗治疗。告知患者目前考虑维得利珠单抗治疗效果差，接受治疗也无法保证有任何疗效，且提前接受治疗为超适应证用法，存在医保不报销可能。患者表示知情，仍要求提前输注维得利珠单抗。患者入院检查未见明显用药禁忌，拟签署知情同意书后予第5次维得利珠单抗治疗，并准予今日出院。嘱患者出院2周后消化科李军主任医师门诊复诊，评估维得利珠单抗疗效，并制订下一步诊疗方案。建议尽快进行外科手术治疗。

Mayo评分是评价溃疡性结肠炎病情严重程度的临床评分，0~12分。分值越高，病情越重。

患者Mayo评分10分，提示每日大便次数超过6次，明显血便。

团结 奉献 求实 创新

查房中，要求有的放矢地去关注患者的主诉和症状。

反面举例：一例病情严重的溃疡性结肠炎患者查房记录中，“未诉特殊不适”与后续病情描述、疾病评分记录存在逻辑错误，应真实问诊查体、如实记录

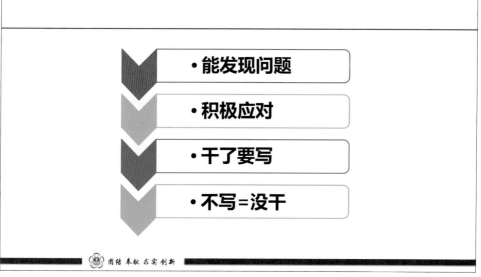

- 能发现问题
- 积极应对
- 干了要写
- 不写=没干

团结 奉献 求实 创新

工作中强调，要能发现问题、积极解决问题，并且完善病程记录

## 主治医师查房

**查房就是最好的"带教"**

团结 奉献 求实 创新

主治医师查房的过程，就是最好的教学示范

## 主治医师首次查房

**查房职责**

- **首次查房入院24h内完成，危重患者随时查房**
- **听取医生、护士、患者陈述**
- **制订诊疗计划**
- **重点疑难问题及时上报**
- 对下级医师的**病历进行检查，及时发现问题并给予具体帮助和指导**

**此时住院医师做什么？**

- 简洁扼要地**汇报病例**
- 提供**整理后的病历资料**
- 提供**初步检查结果**
- **初步诊断和治疗方案**
- 自己发现的**特殊问题**
- **如实记录上级医师意见**
- **书写病程、执行医嘱**

团结 奉献 求实 创新

以上是主治医师首次查房的职责和住院医师应该完成的工作。配合主治医师查房对于住院医师来说也是学习的过程。每次查房时对患者病历资料、初步诊疗方案的整理和汇报都是重要的能力培养过程

## 各级医师有自己的思考

**典型缺陷：首程**诊断和鉴别诊断与**主治医师首次查房**完全一样 

**各级医师的视角不同、关注点不同**

- **住院医师**：
  日常诊疗活动顺利进行
- **主治医师**：
  针对患者具体情况对诊疗进行完善

**住院医师**按照常规安排诊疗计划

三、诊疗计划：

1. 予患者低盐低脂糖尿病饮食，监测血糖血压变化；
2. 予患者完善入院常规、生化、感染及肿瘤等相关化验，超声心动图、肺功能及颈动脉超声等术前评估检查，必要时请相关科室会诊，完善术前评估；
3. 予患者完善腹部增强 CT 等，评估肿瘤病情进展，评估是否存在转移等，是否存在肠黏膜深部浸润，需外科手术。

____主治医师查房，患者老年男性，里急后重1月余，肠镜示直肠肿物，病理示高级别管状腺瘤癌变，结合患者既往直肠癌病史，考虑患者直肠肿物，高级别管状腺瘤癌变诊断明确；

诊疗上：1. 术前准备：患者有内镜下治疗指征，因患者合并冠心病、高血压、糖尿病及脑梗死等多种基础疾病，入院后尽快予患者完善术前评估相关化验检查，必要时请相关科室会诊，协助评估患者麻醉和手术风险；2. 予患者完善腹部增强 CT 评估患者肿瘤是否转移，必要时请外科会诊，向患者家属交代患者病情及内镜治疗相关风险，必要时可能需进一步行外科手术切除病灶等；3. 患者便秘，予患者舒泰清 2 袋 2 次 / 日保持大便通畅。

**上级医师**根据患者主要疾病及合并疾病安排评估检查

 团结 奉献 求实 创新

查房中，各级医师均应体现自己的思考，如住院医师需依据诊疗常规进行诊疗，主治医师则需要根据患者的具体情况进行诊疗方案精细化、个性化的调整。

举例说明，结肠息肉术前患者，住院医师安排常规检查、术前准备，并因患者合并糖尿病安排糖尿病饮食。主治医师则根据患者的多种合并疾病指导安排相关内科系统的会诊，以及安排腹部 CT 和外科的会诊以除外结肠息肉恶变问题

## 主治医师首次查房

**主治医师应该做什么**

- 自身要**有足够的知识储备**
  - 熟悉常见症状的诊疗思路和鉴别诊断
  - 对常见疾病有深刻的理解
- 对常规诊疗方案有理解，不是机械照搬。**根据患者具体情况做出应对和调整**
- **教学意识**，对相关知识进行讲解，问病史、查体示教
- 对下级医生进行**监督指导**
- **医患交流**

**住院医师应该做什么**

- 知其然
- 也要**知其所以然**
- **认真记录**
- **及时执行医嘱**

团结 奉献 求实 创新

查房工作要求主治医师具有足够的专科知识储备，对本科室疾病有深刻的理解，对其他科室疾病也有一定了解，才能准确安排会诊。查房中要有教学意识，不仅是下达指令，还要讲解决策过程。此外，需要花费大量精力完成修改病历等对下级医师的督导工作，过程中也要展示医患沟通的技巧

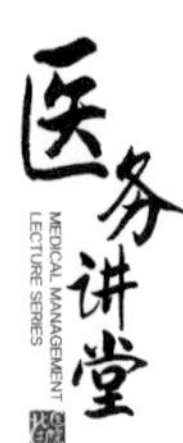




## 应对患者的特殊情况

二、诊断及鉴别诊断：

1. 结肠多发息肉：患者中年男性，无症状，肠镜检查可见升结肠一枚 Isp–Ip 型息肉，1.8cm × 1.5cm，表面分叶，横结肠距肛门 60cm 见一枚 Is 型息肉，0.8cm × 0.7cm，目前考虑结肠多发息肉诊断明确。息肉性质考虑如下：

(1) 结肠腺瘤：最常见的息肉类型，病理可分为管状腺瘤、绒毛状腺瘤、管状绒毛状腺瘤，患者既往阑尾口、肝曲及乙状结肠距肛门 20cm Is 型息肉病理回报管状腺瘤，考虑息肉为该种类可能性大；

(2) 结肠腺瘤癌变：腺瘤具有癌变的可能性，息肉不除外为该类型，可等待肿瘤标志物、息肉病理结果回报明确；

(3) 增生性息肉：多见于老年人，多发生于直肠及远端结肠，息肉表面光滑，质地软，很少癌变，多为正常黏膜拉伸延长所致，需等待病理检查结果回报明确；

(4) 炎性息肉：多继发于肠道炎性疾病，如炎性肠病、肠结核等，但患者既往无肠道炎性疾病病史，考虑该诊断可能性不大，等待病理检查结果回报明确。

2. 慢性浅表性胃炎：根据既往检查结果，诊断明确。

3. 冠状动脉性心脏病，不稳定型心绞痛，心律齐，心界不大，心功能 I 级 (NYHA 分级)：根据既往病史，诊断明确。

4. 阵发性室上性心动过速：根据既往病史，诊断明确。

5. 高血压 2 级很高危：根据既往病史，诊断明确。

6. 双侧输尿管结石体外碎石术后：根据既往病史，诊断明确。

三、诊疗计划：

1. 完善血尿便常规、肝肾功能、电解质、凝血、糖化血红蛋白等化验检查评估患者一般状况；

2. 完善肿瘤标志物等病因学检查；

3. 排除禁忌证，择期行结肠内镜下黏膜切除（EMR）术治疗。

副主任医师、　　主治医师首次查房：患者中年男性，无症状，肠镜检查可见升结肠一枚 Isp–Ip 型息肉，1.8cm × 1.5cm，表面分叶，横结肠距肛门 60cm 见一枚 Is 型息肉，0.8cm × 0.7cm，目前考虑结肠多发息肉诊断明确，具体类型鉴别：（1）结肠腺瘤：最常见的息肉类型，息肉越大、绒毛成分越多，癌变率越高，该患者既往活检病理为管状腺瘤，考虑息肉为该种类可能性大。腺瘤具有癌变的可能性，因此息肉不除外癌变。入院完善肿瘤标志物，待息肉病理结果回报明确诊断。（2）增生性息肉：多见于老年人，多发生于直肠及远端结肠，息肉表面光滑，质地软，组织学改变为腺体增生延长，被覆腺上皮可呈锯齿状，腺上皮细胞无异型性，很少癌变，多为正常黏膜拉伸延长所致。目前无法排除此诊断，需等待病理检查结果回报明确。（3）炎性息肉：多继发于肠道炎性疾病，如炎性肠病、肠结核等，但患者既往无肠道炎性疾病病史，考虑该诊断可能性不大，等待病理检查结果回报明确。（4）家族性腺瘤性息肉病、Gardner 综合征、Turcot 综合征：该病为 APC 基因突变所致的常染色体显性遗传病，表现为结肠多发息肉，密集排列，数量可多达数百乃至上千个，同时可出现胃、十二指肠乃至胆道息肉多发息肉。患者临床特点不符合家族性腺瘤性息肉病不全表型，暂不考虑此诊断。

诊疗计划：1. 完善血尿便常规、肝肾功能、电解质、凝血、糖化血红蛋白等化验检查评估患者一般状况；2. 完善肿瘤标志物等病因学检查；3. 排除禁忌证，择期行结肠 EMR 术治疗。术中、术后警惕并发症如出血、穿孔、感染等。术后追病理结果明确病变性质。

**✖ 上级医师的查房中完全没有体现针对不稳定型心绞痛的相关措施**

**实际情况：主治医师联系麻醉科评估病情，和术者联系，调整麻醉方案**

团结 奉献 求实 创新

遇有特殊情况时，下级医师务必要在病历中详细、如实记录上级医师给予的指导意见

## 千人一面的上级医师查房

### 病例1：有心脑血管基础病，不稳定型心绞痛

　　副主任医师　　主治医师首次查房：患者中年男性，无症状，肠镜检查可见升结肠一枚 Isp–Ip 型息肉，1.8cm × 1.5cm，表面分叶，横结肠距肛门 60cm 见一枚 Is 型息肉，0.8cm × 0.7cm，目前考虑结肠多发息肉诊断明确，具体类型鉴别：（1）结肠腺瘤：最常见的息肉类型，息肉越大、绒毛成分越多，癌变率越高，该患者既往活检病理为管状腺瘤，考虑息肉为该种类可能性大。腺瘤具有癌变的可能性，因此息肉不除外癌变。入院完善肿瘤标志物，待息肉病理结果回报明确诊断。（2）增生性息肉：多见于老年人，多发生于直肠及远端结肠，息肉表面光滑，质地软，组织学改变为腺体增生延长，被覆腺上皮可呈锯齿状，腺上皮细胞无异型性，很少癌变，多为正常黏膜拉伸延长所致。目前无法排除此诊断，需等待病理检查结果回报明确。（3）炎性息肉：多继发于肠道炎性疾病，如炎性肠病、肠结核等，但患者既往无肠道炎性疾病病史，考虑该诊断可能性不大，等待病理检查结果回报明确。（4）家族性腺瘤性息肉病、Gardner 综合征、Turcot 综合征：该病为 APC 基因突变所致的常染色体显性遗传病，表现为结肠多发息肉，密集排列，数量可多达数百乃至上千个，同时可出现胃、十二指肠乃至胆道息肉多发息肉。患者临床特点不符合家族性腺瘤性息肉病不全表型，暂不考虑此诊断。

诊疗计划：1. 完善血尿便常规、肝肾功能、电解质、凝血、糖化血红蛋白等化验检查评估患者一般状况；2. 完善肿瘤标志物等病因学检查；3. 排除禁忌证，择期行结肠 EMR 术治疗。术中、术后警惕并发症如出血、穿孔、感染等。术后追病理结果明确病变性质。

### 病例2：无基础疾病

　　主治医师首次查房：患者中年女性，慢性病程，肠镜可见盲肠、横结肠、乙状结肠及直肠散在息肉，直径约 0.2～0.9cm，目前考虑结肠多发息肉诊断明确，具体类型鉴别：（1）结肠腺瘤：最常见的息肉类型，息肉越大、绒毛成分越多，癌变率越高，考虑息肉为该种类可能性大。腺瘤具有癌变的可能性，因此息肉不除外癌变。入院完善肿瘤标志物，待息肉病理结果回报明确诊断。（2）增生性息肉：多见于老年人，多发生于直肠及远端结肠，息肉表面光滑，质地软，组织学改变为腺体增生延长，被覆腺上皮可呈锯齿状，腺上皮细胞无异型性，很少癌变，多为正常黏膜拉伸延长所致。目前无法排除此诊断，需等待病理检查结果回报明确。（3）炎性息肉：多继发于肠道炎性疾病，如炎性肠病、肠结核等，但患者既往无肠道炎性疾病病史，考虑该诊断可能性不大，等待病理检查结果回报明确。（4）家族性腺瘤性息肉病、Gardner 综合征、Turcot 综合征：该病为 APC 基因突变所致的常染色体显性遗传病，表现为结肠多发息肉，密集排列，数量可多达数百乃至上千个，同时可出现胃、十二指肠乃至胆道息肉多发息肉。患者临床特点不符合家族性腺瘤性息肉病不全表型，暂不考虑此诊断。

诊疗计划：1. 完善血尿便常规、肝肾功能、电解质、凝血、糖化血红蛋白等化验检查评估患者一般状况；2. 完善肿瘤标志物等病因学检查；3. 排除禁忌证，择期行结肠 EMR 术治疗。术中、术后警惕并发症如出血、穿孔、感染等。术后追病理结果明确病变性质。

**两份病历上级医师查房几乎无差别，诊疗计划甚至序号一致，完全体现不出病例1有多种疾病 ✖**
**实际上：针对病例1上级医师指示了完善心血管评估，并请相关科室协助评估病情，在医嘱上有所体现**

**如实记录患者的诊治过程、如实记录上级医师查房的内容**

团结 奉献 求实 创新

反面举例：两例不同患者的查房分析完全相同。实际病例 1 患者有不稳定型心绞痛，上级医师查房意见中相应诊疗计划在医嘱和辅助检查中可以查到，但在病历记录中完全没有体现

## 不同患者查房内容不一样

**待查的患者**

- 完善病史、明确症状变化、查体明确病变部位。针对化验、检查结果回报**综合分析患者病情。**
- **确诊疾病诊断、排除疑似疾病**、确定治疗方案。

**诊断明确的患者**

- 确定**疾病的分级、分期，明确病因，制订治疗方案。**
- 对患者治疗反应性进行**评估、调整用药。**

**恢复期的患者**

- **监测病情变化和不良反应。**
- **健康教育**，告知患者日常生活注意事项、出院后如何服药、如何康复等

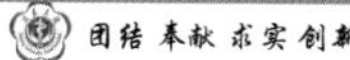


不同患者的查房内容侧重点不同。对于待查患者，应围绕核心症状展开分析，明确重点。对于诊断明确的患者，应重点评估疾病严重程度，制订个体化的治疗方案。对于恢复期患者，应注意治疗后的长期管理，说明用药和随访方案

## 副高及以上医师查房

**体现水平、解决问题**

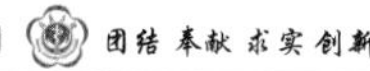


高级职称［副高及以上，（副）主任］医师查房对于大多数患者来说是终极查房，是体现医院水平、解决实际问题的查房

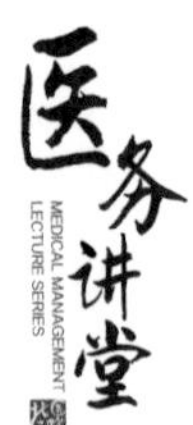




## （副）主任医师查房职责

- **解决**新入院、疑难病例、危重患者诊断和治疗
  - 帮助主治医师解决未能解决的诊疗问题
- 体现出**国内外最新医疗进展**
- 进行必要的**教学工作**
- 抽查**医嘱和护理执行情况**
- 抽查**病历书写质量**

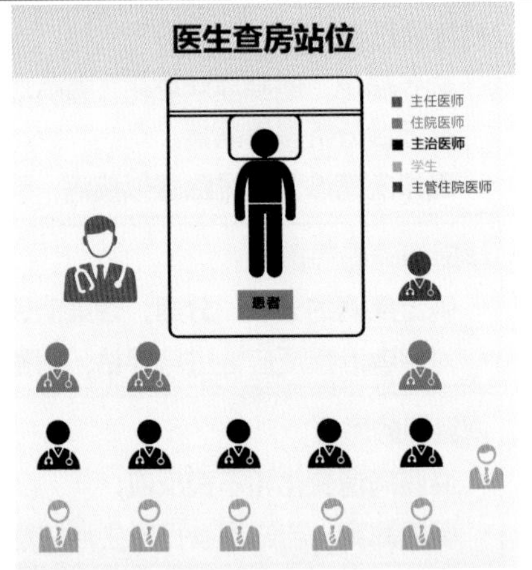
医生查房站位
主任医师
住院医师
主治医师
学生
主管住院医师
患者

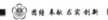

团结 奉献 求实 创新

高级职称医师查房内容和形式均有严格要求。医生查房时的占位如上所示，主任医师应站在患者右侧，方便交流和简单查体，主管住院医师站在患者左侧，汇报病情，方便沟通

## （副）主任医师查房

**上级医师要做什么**

- **"叫上"下级医师陪同**
- 合理分配查房时间
- 对患者进行简要问诊和查体
- **必要的分析、解答临床问题、进行临床决策**
- 针对临床实际情况**讲解相关进展**
- **医患沟通**

**下级医师要做什么**

- **准备要充分**
  - 病历
  - 化验检查报告、影像学资料
  - 必需检查器材
  - 必要的文献复习……
- **全程陪同**
- 汇报病例**简明扼要、有重点**
- 强调需要领导解决的问题
- 查房时**拿笔拿纸记录**上级医师意见
- 及时执行相关医嘱
- 事后**根据记录如实书写**查房内容
- **医患沟通**

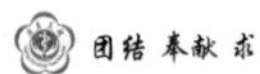


上级医师查房前要通知主治医师或住院医师，这样决策才能得以及时记录和执行。同时统观病房或专业组患者，合理分配每个患者的查房时间，根据病情分析、相关领域研究进展，对治疗给出明确指导。此外，及时进行医患沟通，即向患者和家属交代病情、提出需要完善的特殊化验检查等内容。如有需要在办公室讨论的内容，则回避患者，讨论后再由主治医师或住院医师向患者和家属交代沟通

# （副）主任医师查房互动环节

“不容许犯的错误”

| 对住院医师要求：专业水平——过硬 患者情况——熟悉 | • 使用“大概”“好像”这种**模棱两可的描述**<br>• 念稿、**记不清患者病情**<br>• **冗长、抓不住重点**<br>• **病例资料未准备齐全** |
|---|---|
| 对主治医师要求：个性化 精细化 | • 对患者病情和诊治过程**不熟悉**<br>• 查房前**没有完善相关资料**<br>• 提不出需要上级医师解决的问题 |
| 对高年资医师要求：解决问题 讲解进展 | • 态度不认真、查房**敷衍了事**<br>• 技术不过硬、**不能对重大诊疗措施进行决策和实施**<br>• **缺乏带教意识** |

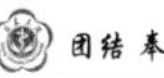


在高级职称医师查房互动环节，要求住院医师专业水平过硬，全面掌握患者情况；主治医师起到监督和承上启下的作用；高级职称医师不但要解决诊疗问题，更要讲解该领域进展

面对患者，不是某个医生负责，而是一个团队，甚至多科室专家共同负责。

这个过程中，需要体现团队精神

## 科查房

• 重点关注诊断不明、治疗效果不明显患者
• 制订**疑难病例、危重患者**的诊疗方案
• 决定**重大、特殊、新开展检查或治疗方案**
• 抽查医嘱、病历、护理质量
• **利用典型、特殊病例进行教学查房**
• 听取医护对医疗、护理工作及管理方面的意见
• **提出解决问题的方法建议、提升管理水平**

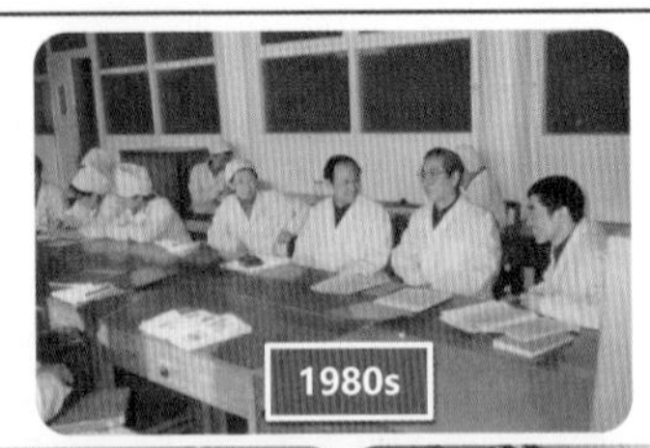


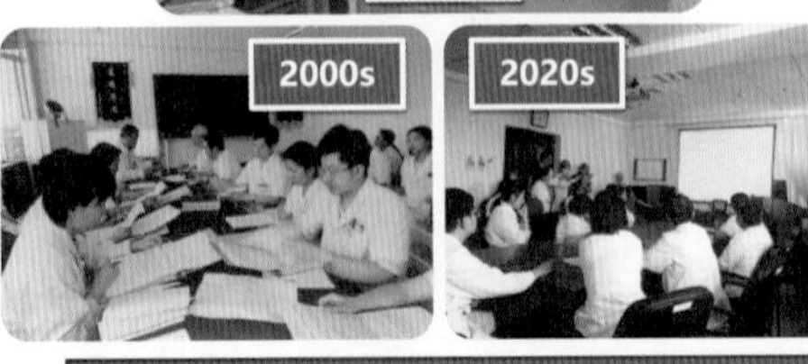


病历检查是全科查房的重要内容

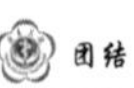
团结 奉献 求实 创新

三级医师查房未能解决的疑难病例则需要提请科查房，从科室层面把控医疗质量、提升管理水平

## 多学科诊疗（MDT）团队会诊

• **体现医院综合实力和担当**
  - 涉及多学科的疑难病例、危重患者诊疗
  - 综合各学科意见的基础上为患者制订出最佳的治疗方案
  - 多学科团队协作
• **提前发布病例摘要、相关专科分别准备**
• **各专科发表意见**，就相关问题进行讨论、解答
• 主诊科室**综合各科意见制订诊疗方案**

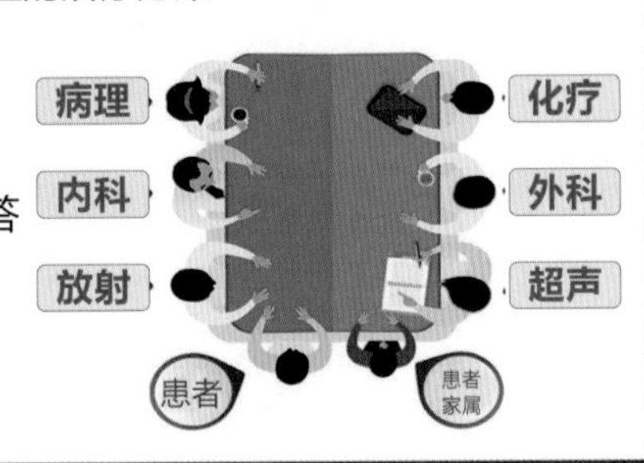


团结 奉献 求实 创新

主诊科室无法处理的复杂病例，则需要提请多学科团队会诊，体现医院综合实力和担当

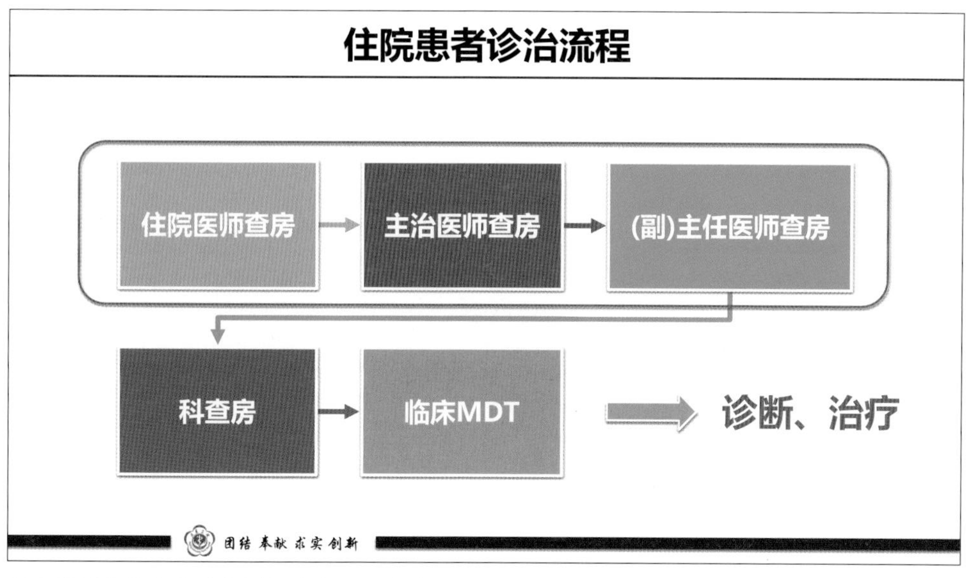


以上即是住院患者诊治过程中各类查房的前后关系，绝大多数患者通过住院医师、主治医师、高级职称医师三级查房即可完成诊疗计划

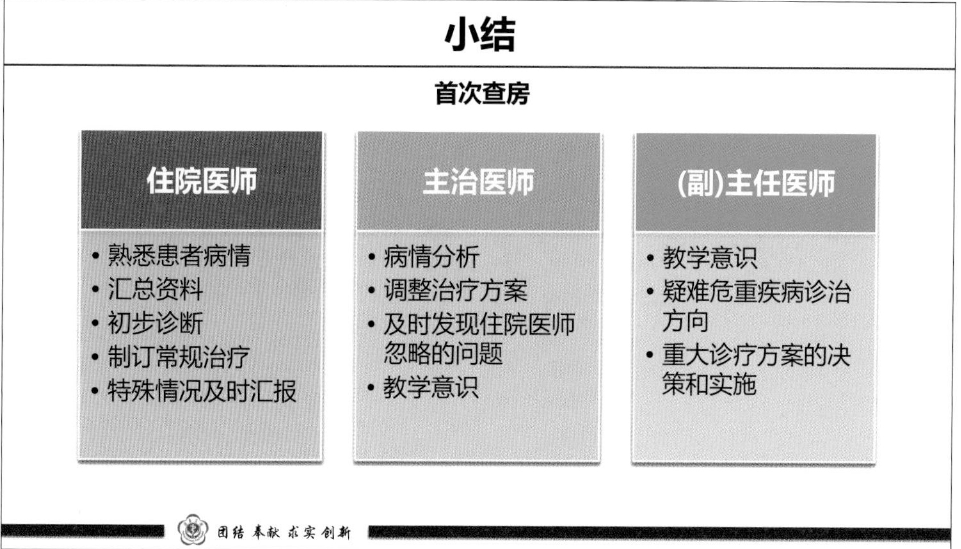
小结
首次查房
住院医师
• 熟悉患者病情
• 汇总资料
• 初步诊断
• 制订常规治疗
• 特殊情况及时汇报
主治医师
• 病情分析
• 调整治疗方案
• 及时发现住院医师忽略的问题
• 教学意识
(副)主任医师
• 教学意识
• 疑难危重疾病诊治方向
• 重大诊疗方案的决策和实施
团结 奉献 求实 创新

针对各级医师首次查房总结要点如上。其中熟悉患者病情为最关键的内容，然后各级医师各司其职，通力协作

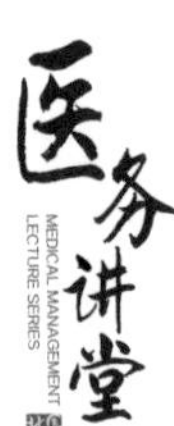




## 小结

**日常查房**

| 住院医师 | 主治医师 | (副)主任医师 |
| --- | --- | --- |
| • 每天查看患者<br>• 独立思考<br>• 及时追结果<br>• 调整常规治疗<br>• 认真体检<br>• 如实记录病程 | • 及时发现住院医师忽略的问题<br>• 汇总资料<br>• 及时调整诊治方向<br>• 教学意识 | • 教学意识<br>• 疑难危重疾病诊治 |

**重视临床**

团结 奉献 求实 创新

日常查房总结要点如上。通过重视日常查房，各级医师查漏补缺，共同完成诊疗工作

安全 传承 创新

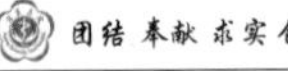


三级医师查房最终解决三个问题：一是医疗安全、医疗质量，二是传承，高级职称医师言传身教如何制订诊疗方案、进行医患沟通；三是创新，医学的创新植根于临床，解决临床实际问题的创新才会迸发出蓬勃的生命力

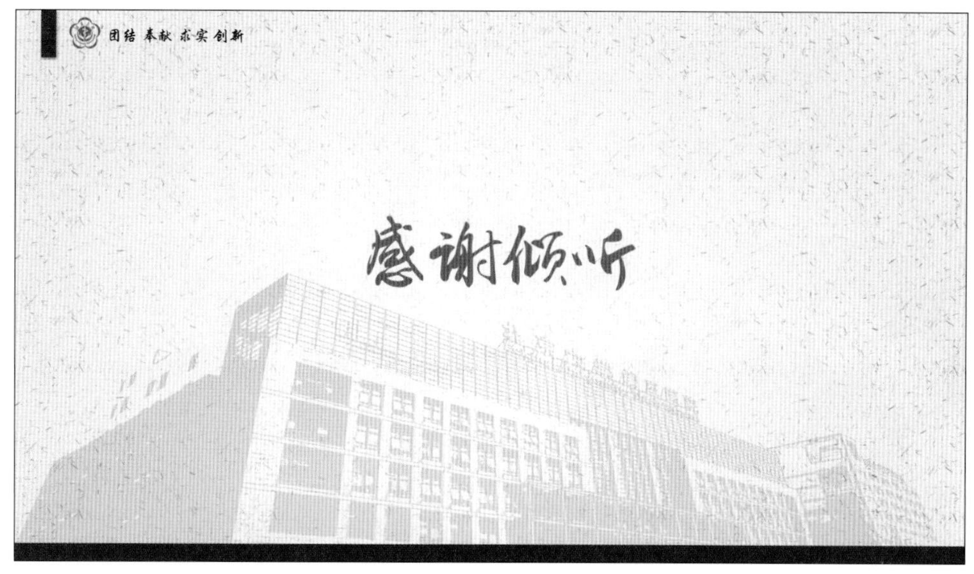
团结 奉献 求实 创新
感谢倾听

medical management lecture series 医务讲堂

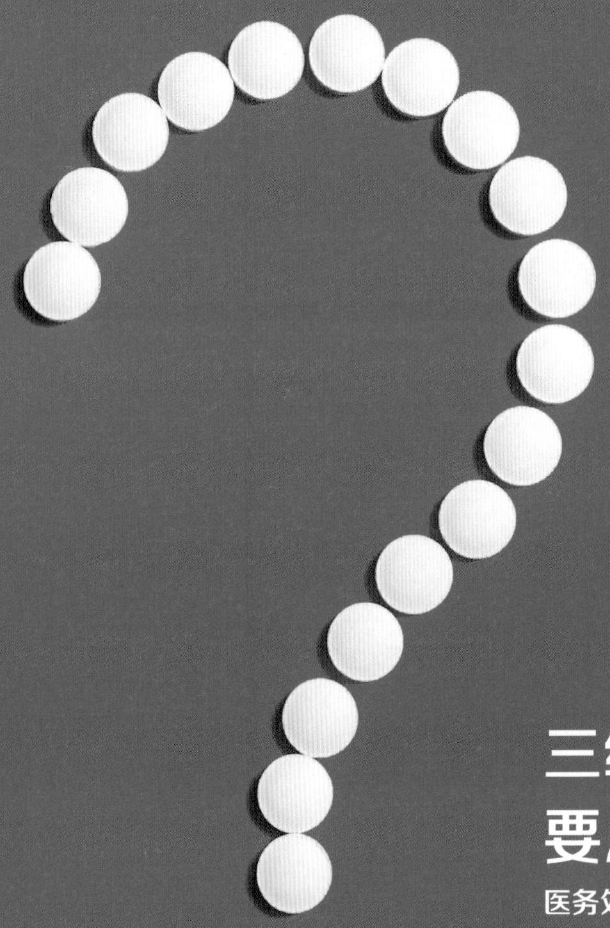

# 三级医师查房制度要点及注意事项

医务处 董 书

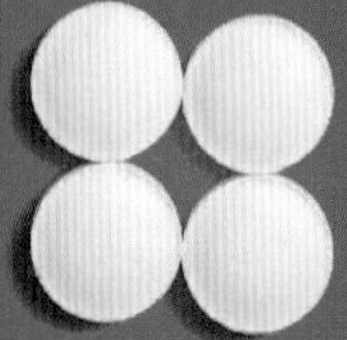

制度定义和要点

各级医师查房职责要求

查房注意事项

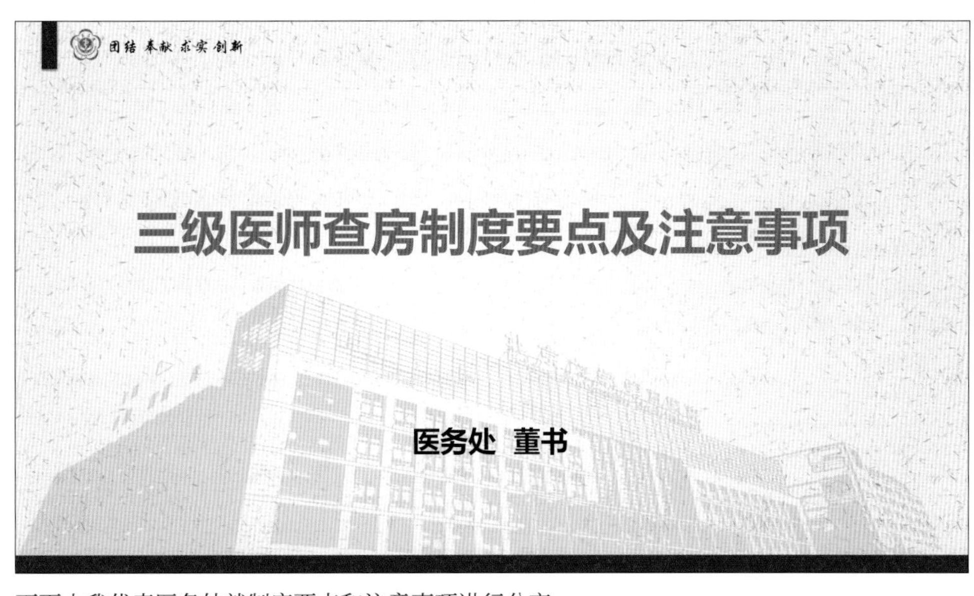
团结 奉献 求实 创新
三级医师查房制度要点及注意事项
医务处 董书

下面由我代表医务处就制度要点和注意事项进行分享

制度定义和要点

各级医师查房职责要求

查房注意事项

团结 奉献 求实 创新

首先来看制度定义和要点

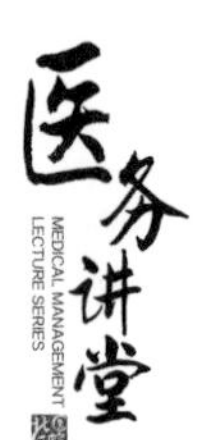




## 三级医师查房制度要点

**定义**

**指患者住院期间，由不同级别的医师以查房的形式实施患者评估、制订与调整诊疗方案、观察诊疗效果等医疗活动的制度。**

相关内容出处：

2018年《关于印发医疗质量安全核心制度要点的通知》 ——国卫医发〔2018〕8号

2018年《医疗质量安全核心制度要点释义》 ——国家卫生健康委员会医政医管局

2021年《北京大学第三医院规章制度汇编》

**基本要求**

1. **我院实行科主任领导下的三个不同级别的医师查房制度。三个不同级别的医师可以包括，但不限于主任医师或副主任医师-主治医师-住院医师。**
2. **遵循下级医师服从上级医师，所有医师服从科主任的工作原则。**
3. **上级医师查房时，下级医师、护士长和有关人员须参加。**
4. **查房周期：**

   **住院医师工作日每天至少查房2次，非工作日每天至少查房1次。**

   **三级医师中最高级别的医师每周至少查房2次，中间级别的医师每周至少查房3次。术者必须亲自在术前和术后24h内查房。**
5. **各临床科室医师应遵守查房行为规范，尊重患者、注意仪表、保护隐私、加强沟通、规范流程。**

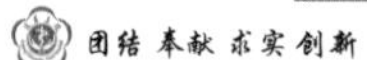


本部分内容出自国家级文件和结合我院实际情况由医疗管理委员会审议通过的医院规章制度。三级医师查房制度的定义强调两点：①不同级别的医师；②在查房中要评估、制订与调整诊疗方案、观察诊疗效果。查房的周期也有明确的规定，需要各级医师参照执行

## 三级医师查房的含义

三级查房，重在表明对于每一位住院患者，**都必须有三种不同级别**的医师开展查房活动。

即：分别具有**高级、中级、初级**三个不同层次或资质的医师。

当科室三级医师人员不完备时，**上级医师可以降级负责下级医师工作**，但**下级医师不可替代负责上级医师工作。**

**国家卫健委医政医管局《医疗质量安全核心制度要点释义》**：对不能满足每一位住院患者必须有三个不同级别医师进行诊疗管理的科室，**可采用专业类别相同或相近的专科合并进行的模式**，或实行大外科、大内科管理体制开展诊疗活动。确无法满足要求的，应当停止提供相关住院诊疗服务。

团结 奉献 求实创新

文件中对于三级医师查房的规定可以说十分严格，并明确指出：确无法满足要求的，应当停止提供相关住院诊疗服务

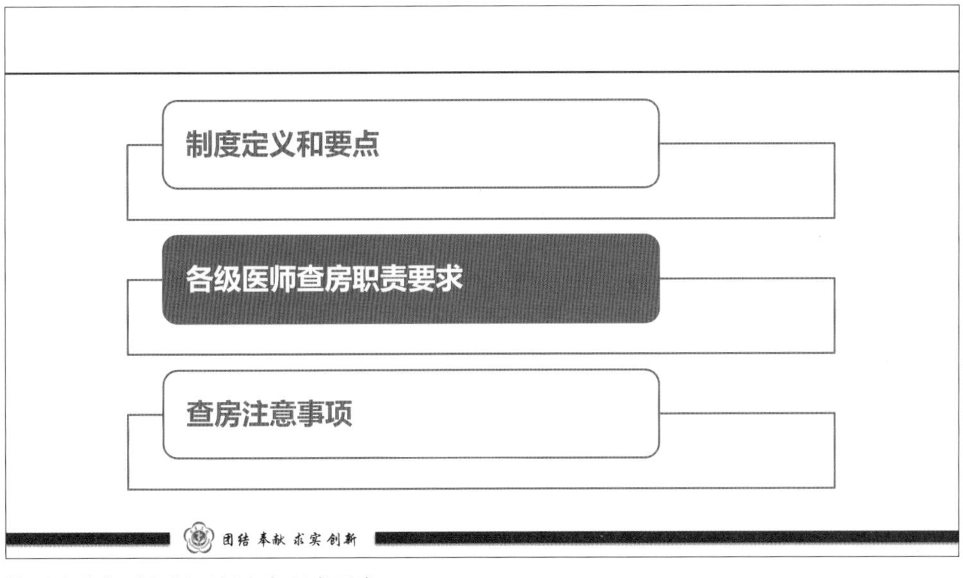


接下来我们看各级医师查房职责要求

## 各级医师查房职责要求

**科主任、主任医师或副主任医师：**

**对新入院患者必须在72h内完成首次查房，并在病历中体现查房意见。**

- 认真听取各级医师的汇报，检查医疗工作中的重点问题，**明确疑难、危重患者的诊断及治疗计划**；
- **决定重大手术及特殊检查和治疗**；
- 介绍国内外的新进展、新观点、新疗法，解答下级医师的疑问；
- **随机检查医嘱、病历**（病历内涵+病案首页）、**护理质量**；
- 听取下级医师和护士对诊疗护理的意见，进行**必要的医疗、教学指导工作**。

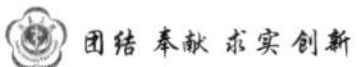


患者住院期间不可避免地可能出现病情的变化甚至恶化，定期或根据病情不定期查房是随时、及时了解患者病情变化的基本措施。由于医师的个人专业知识及行为倾向，难以避免存在病情观察遗漏或片面等情况，多人、多次查房是尽量避免这类情况发生的重要手段。

高级职称医师查房随机抽查病历包括两个方面：①病历内涵质量，是整本病历质量的基础和核心；②病案首页质量，是整个诊疗过程的归纳和概括，也是评价医师诊疗工作量和质量，以及学科和医院整体水平的重要依据。编码员编码时，也将依据病历内涵质量来判断病案首页质量是否达到标准。因此一定要重视日常查房过程中对于病历内涵质量的把控，夯实基础

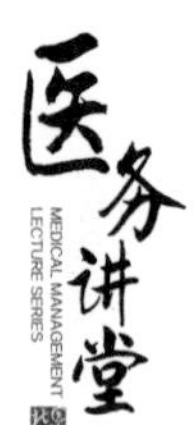



## 各级医师查房职责要求

**主治医师：**

**对新入院患者必须在24h内完成首次查房，并在病历中体现查房意见。**

- 对患者分组进行系统查房，认真听取下级医师汇报，检查指导下级医师工作；
- 对**新入院、危重、诊断未明、治疗效果不佳、有潜在医疗纠纷**的患者进行重点检查和讨论；
- 倾听患者的陈述；听取主管医师和护士反映的情况；了解患者病情变化；
- **检查医嘱执行情况及治疗效果**；**确定患者的诊断及治疗原则**；**决定患者会诊、出院等事宜**（不可由住院医师越级决定）；
- 遇有**危重及疑难病例**及时向上级医师汇报、请示；
- **审核所有病历的质量**并及时纠正错误记录、提交病历。

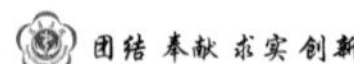

对于主治医师首次查房记录的时限要求，北京大学第三医院为入院24h内完成，较北京市和国家要求的48h缩短了一倍，主要原因为北京大学第三医院住院患者周转非常快，2021年全年的平均住院日已经低于5天，为保障医疗质量和患者安全，必须及时查看新入院患者并制订诊疗计划。同时强调，主治医师这一级别才有资格决定患者是否申请会诊、能否出院，这部分职责是不能够下放到住院医师级别的

## 各级医师查房职责要求

**住院总医师：**

- 指导**新入院及危重患者**的诊断和处理；
- **检查上级医师医嘱的执行情况**；
- **检查病历书写和护理质量**；
- 遇到不能解决的问题及时向上级医师汇报、请示。

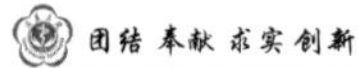

住院总医师位于主治医师级别之下，并承担了相当一部分的医疗管理工作，但是其本质仍是住院医师，不能替代主治医师行使职责

## 各级医师查房职责要求

**住院医师：**

**工作日每日查房2次或2次以上，非工作日每日至少1次。**

- **及时准确掌握患者的病情变化**；
- 对**危重患者、手术后患者**须**随时观察病情变化**，根据病情申请各项化验和检查，分析检查结果，采取相应的措施，**主动向上级医师汇报**；
- **检查当天医嘱执行情况**；给予必要的临时医嘱；
- 了解患者的心理及饮食情况；主动征求患者对医疗、护理、生活等方面的意见；
- 为上级医师查房准备好有关资料，准确汇报病历，**提出诊疗方案及需要上级医师解决的问题，汇报上级医师指示的执行情况。**

团结 奉献 求实 创新

住院医师的任务最为繁重，并且需要事无巨细，认真负责

制度定义和要点

各级医师查房职责要求

**查房注意事项**

团结 奉献 求实 创新

最后讲一下查房的注意事项

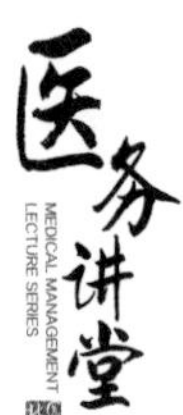




## 查房注意事项

### 查房的行为规范

- 上级医师查房须有下级医师陪同；
- 查房前，医师应当了解患者病情变化和检查、检验结果；
- 首次查房时，医师应当对患者做自我介绍；
- 医师要仪容端正、衣着整齐；
- 查房时，仅限于谈及医疗及与该患者疾病诊疗相关的话题。

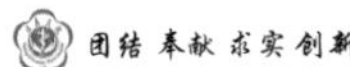


首先是行为规范。上级医师查房时不能临时起意、直奔患者，要提前通知下级医师跟随；而下级医师在得知上级医师要进行查房的情况下一定要及时陪同，并仔细记录、切实执行上级医师的查房意见

## 患者评估

| 患者评估的内容 | 患者评估的提供者 | 评估结果的使用 |
| --- | --- | --- |
| 患者评估重点内容包括：<br>• 住院患者评估（入院、诊疗效果）<br>• 手术/介入治疗前评估<br>• 麻醉风险评估<br>• 危重患者评估（如入出ICU）<br>• 危重患者营养评估<br>• 住院患者再评估（如超30天）<br>• 手术/介入治疗后评估<br>• 出院前评估等 | • 由在本院注册的执业医师和注册护士，或经本院授权的其他岗位卫生技术人员（如临床药师等）实施对患者的评估工作<br>• 鼓励有条件的科室开展医师、护士和药师联合查房 | 患者的评估资料供直接负责患者诊疗、护理工作的医师、护士合理使用，为制订诊疗（手术）方案（计划）和会诊、讨论提供支持，使用过程中应注意保护患者隐私 |

团结 奉献 求实 创新

其次是患者评估，这部分也是查房工作中最核心的内容。需要注意评估的各个时间点、人员资质，并注意保护患者隐私。北京大学第三医院鼓励开展医师、护士和药师的联合查房

## 尊重患者

- **尊重患者知情权和隐私权**
- **尊重患者诊疗选择权，明确进行特殊风险告知，主动提供替代医疗方案并陈述优缺点，供患者或其法定代理人选择时参考**
  （特殊风险、替代方案内容均须在知情同意书中体现）
- **不得有侮辱、歧视性语言**
- **在患者心理、家庭承受能力可及的范围内实施诊疗活动，以保护患者的尊严**

北 京 大 学 第 三 医 院

手术知情同意书

姓名　　　　第 2 页　　　　住院号:4805247

**特殊风险或主要高危因素：**

根据患者个人病情，针对本次手术，其可能出现以下特殊并发症或风险：

患者目前不排除膀胱肿瘤复发、转移可能，穿刺道亦存在肿瘤通道种植风险，向患者及患者家属交代病情。

一旦发生上述风险和意外，医生会采取积极应对措施，但不能保证取得期望效果。

**其他的治疗方案：**

1.保守治疗并严密随诊、2.透析治疗、3.输尿管支架管置入、4.其他：如开放手术等

根据我们对您病情的分析，建议您采用我们向您推荐的治疗方案。

手术医师：________　经治医师：________　签名日期：______年____月____日

**患者知情选择：**

我的医生已经针对我的疾病就可以采取的替代医疗方案及风险向我进行了详细告知，我也就我想了解的信息向医生进行了充分咨询并得到满意答复。

我的医生已告知我将要进行的操作方式、此次操作及操作后可能发生的并发症和风险，并解答了我关于此次操作的相关问题。

▲我同意在操作中医生可以根据我的病情对预定的操作方式做出调整。

▲我理解我的操作需要多位医生共同进行。

▲我并未得到操作百分之百成功的许诺。

▲我授权医师对操作切除的病变器官、组织或标本进行处置，包括病理学检查、细胞学检查和医疗废物处理等。

▲我对可能存在的各种治疗方法的优缺点及手术治疗术中和术后可能发生的并发症及其严重性已充分了解，愿意 选择应用手术方法治疗目前疾患。

在手术当中，医生需要向我进行知情告知时，如果我本人因麻醉等原因不能向我征求意见时，应当征求________（系我的________）的意见。

团结 奉献 求实 创新

我们在进行知情告知时，除了常规风险，一定要针对患者可能存在的特殊风险进行个性化的告知，如既往有腹部手术史的患者，可能因腹腔内粘连严重而面临更大的术中出血、内脏损伤风险等。同时，医师应该主动提供可替代的医疗方案，陈述各种方案的优缺点，供患者和法定代理人参考并做出选择。我院目前所有手术知情同意书、诊疗相关知情同意书的电子病历模板都设置了特殊风险告知和替代医疗方案栏目，提醒大家，一定要将相关沟通内容如实地体现在书面知情同意文件上

## 保护患者隐私

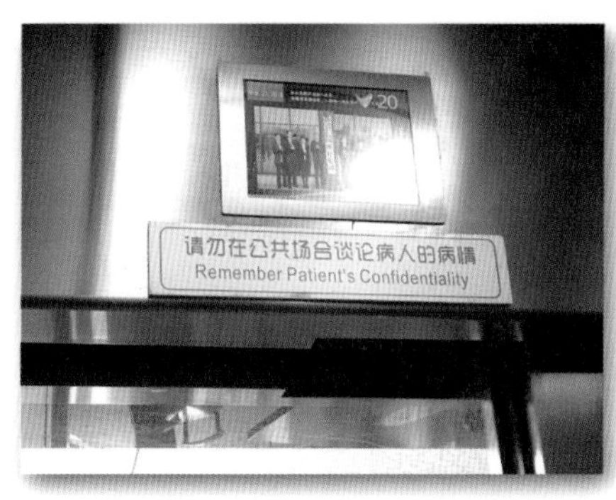
请勿在公共场合谈论病人的病情
Remember Patient's Confidentiality

2019年 摄于浙医二院滨江院区 电梯内

- **检查患者身体时，应当适当遮挡，避免无关人员窥视**
- **不可在公开场所讨论患者相关信息**
- **患者病情、治疗及预后等情况应与其本人或其法定代理人沟通，并予以说明，不得向其他无关人员泄露**

团结 奉献 求实 创新

在保护患者隐私方面，也有一些需要注意的事项。作为教学医院，北京大学第三医院承担着大量带教任务，在带教、施教前，应该适当征求患者意见。此外，浙江大学医学院附属第二医院（浙医二院）的做法也非常值得借鉴，他们的门诊和住院电梯中都有这样一个提醒牌："请勿在公开场合讨论病人的病情"。也希望在大家的共同努力下，使患者的隐私得到最大程度的保护

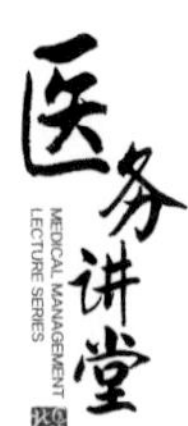




## 查房相关病历书写要求

查房过程或结果，原则上应当在**当天的病历**中有所体现

- 病情稳定时可以每2~3天合并记录一次
- **病情不稳定时应随时记录**
- **首次查房记录：主治医师——24h内，副高及以上医师——72h内**

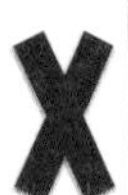

除上级医师履行管理职责、审核病历中补录或修改的内容外

**不允许倒记**（先前的病程记录提交在后发生的病程记录之后）

**不允许随意补记**（***抢救记录除外***）

医嘱作为病历的一部分，也可以体现诊疗行为的可追溯性，但**重要的医嘱（如抢救患者、主要诊疗措施、与现有诊疗规范不一致的治疗或操作、涉及诊疗方案变更的医嘱）应当在病程记录中说明其合理性和必要性。**

团结 奉献 求实 创新

最后，讲一下查房相关病历书写的要求，具体如上。这里需要解释的是，首次查房记录中入院时间的开始点是患者进入病房，护士在系统中操作“入科”这一时间点开始计时。

此外，重要的医嘱，如涉及抢救患者、给予的主要诊疗措施、与现有诊疗规范不一致的治疗或操作，或涉及诊疗方案变更等情况时，都应该在病程记录中说明相关医嘱内容的合理性和必要性，这也是我们日常检查的重点

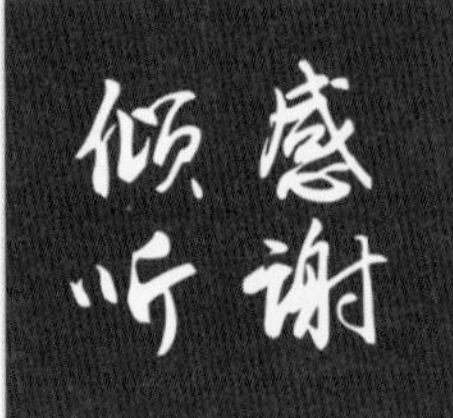


团结 奉献 求实 创新

三级医师查房制度是一项最基本也是最重要的医疗质量安全核心制度，希望通过各级医师的通力协作，来共同保障每一位患者的医疗安全

# 培训效果评估问卷

1. 关于三级医师查房制度相关的频率和时限要求，描述错误的包括：[ 多选题 ]

 - ☐ 住院医师：工作日每天至少查房 2 次，非工作日每天至少查房 1 次
 - ☐ 中间级别医师：每周至少查房 2 次
 - ☐ 最高级别医师：每周至少查房 1 次
 - ☐ 术者：亲自在术前 24h 内、术后 24h 内查房
 - ☐ 首次查房：主治医师须在 24h 内完成，高级职称医师须在 72h 内完成

2. 查房的行为规范包括：[ 多选题 ]

 - ☐ 上级医师和下级医师应分别单独查房，并侧重不同的查房重点
 - ☐ 查房前，医师应了解患者病情变化和检查、检验结果
 - ☐ 首次查房时，医师应当对患者做自我介绍
 - ☐ 医师要仪容端正、衣着整齐
 - ☐ 查房时，仅限于谈及医疗及与该患者疾病诊疗相关的话题

3. 查房所涉及的患者评估重点内容包括：[ 多选题 ]

 - ☐ 住院患者评估与再评估（入院评估、诊疗效果评估、住院超 30 天评估等）
 - ☐ 手术或介入治疗前、后评估
 - ☐ 麻醉风险评估
 - ☐ 危重患者评估（转入 / 转出 ICU 评估、营养评估等）
 - ☐ 出院前评估

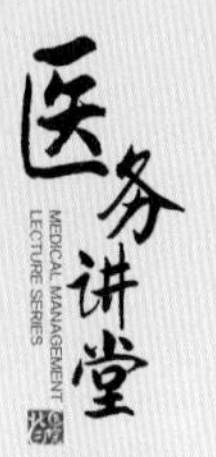



4. 在保护患者隐私方面需要注意的事项包括：[ 多选题 ]

☐ 检查患者身体时，应当适当遮挡，避免无关人员窥视

☐ 不可在公开场所讨论患者相关信息

☐ 在患者拒绝提供流行病学史信息时，不坚持进行信息采集

☐ 患者病情、治疗及预后等情况应与其本人或其法定代理人沟通，并予以说明，不得向其他无关人员泄露

5. 关于查房相关的病历书写要求，错误的包括：[ 多选题 ]

☐ 查房过程或结果，原则上应当在当天的病历中有所体现

☐ 病情稳定时可以每 2~3 天合并记录一次

☐ 病情不稳定时应 1 天记录一次

☐ 在医嘱中已经体现的诊疗内容，无须在病程中进行记录说明

☐ 病程记录不允许倒记和随意补记

6. 关于病程记录书写要求，以下正确的包括：[ 多选题 ]

☐ 入院前 3 日须有连续的病程记录

☐ 术前 1 日须有病程记录

☐ 术后须连续 3 日书写病程记录

☐ 出院当日或前 1 日须有病程记录

7. 以下关于三级医师查房制度，描述错误的包括：[ 多选题 ]

☐ 当科室三级医师人员不完备时，上级医师可以降级负责下级医师查房，并同时履行两个级别医师职责

☐ 下级医师不可替代上级医师查房

☐ 三级医师必须由住院医师、主治医师、副主任医师 3 个级别构成

☐ 节假日期间，住院总医师可替代主治医师查房

8. 术后患者查房流程中，以下各环节所标注的执行顺序正确的是：[ 多选题 ]

- ☐ ⑤及时、完整书写术后病程记录和查房记录
- ☐ ②床旁查看患者切口和引流执行情况，以及是否有其他症状或体征
- ☐ ④归纳总结关键信息，提出具体诊疗意见
- ☐ ①查看电子病历系统中的检验检查结果、体温单等信息
- ☐ ③开具医嘱，给予患者必要的处置

9. 住院医师在首次查房时应完成的工作包括：[ 多选题 ]

- ☐ 详细询问病史和诊治过程
- ☐ 认真细致查体
- ☐ 收集整理院外资料
- ☐ 进行初步的诊断和鉴别诊断
- ☐ 制订初步诊疗计划
- ☐ 及时、完整书写病历

10. 主治医师的查房职责不包括：[ 多选题 ]

- ☐ 对患者分组进行系统查房，认真听取下级医师汇报，检查指导下级医师工作
- ☐ 决定重大手术及特殊检查治疗
- ☐ 亲自查体，对新入院、危重、诊断未明、治疗效果不佳、有潜在医疗纠纷的患者进行重点检查和讨论
- ☐ 介绍国内外的新进展、新观点、新疗法，解答下级医师的疑问
- ☐ 检查医嘱执行情况及治疗效果；确定患者的诊断及治疗原则；决定患者会诊、出院等事宜
- ☐ 审核所有病历的质量并及时纠正错误记录、提交病历

# 第五讲
# 分级护理制度

引言

分级护理制度解析——护理部

分级护理制度的执行——内科

分级护理制度的执行——外科

分级护理制度的执行——妇产科

分级护理制度的执行——儿科

培训效果评估问卷

**团结　奉献　求实　创新**

北医三院
Peking University Third Hospital
1958

# 分级护理制度

医务讲堂

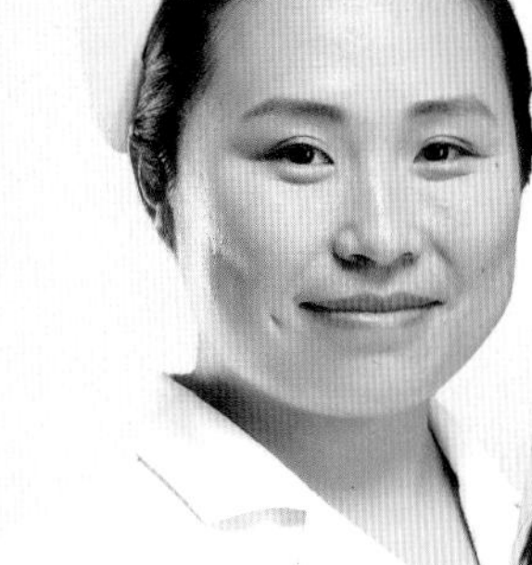

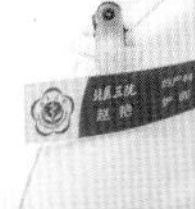

呼吸内科
赵东芳

儿科
王晶

骨科
金姬延

护理部
童素梅

妇产科
赵艳

北医三院

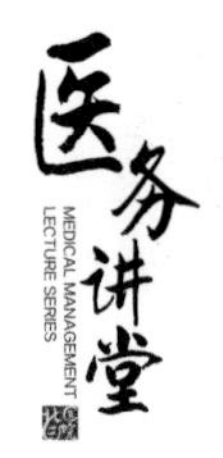



# 引 言

分级护理制度是医疗行政部门要求贯彻执行的 18 项医疗质量安全核心制度之一，在保证护理服务质量、确定临床护理人员编制、合理配置护理人力资源、制定护理服务收费标准等方面发挥着重要的作用。

分级护理制度是指医护人员根据住院患者病情和（或）自理能力对患者进行分级别护理的制度。护理级别依据患者病情和自理能力分为特级护理、一级护理、二级护理和三级护理四个级别，不同级别须给予对应的标识提示。

最初的分级护理制度是根据患者病情决定级别，但在实施过程中发现，护理级别所涵盖的内容不应仅是病情程度的轻重，还应涵盖患者的自理能力和需要照顾的程度。2009 年 7 月原卫生部医政司颁发《综合医院分级护理指导原则》，在护理级别确定的原则、依据、护理要点等方面进行了较大的改动和突破，完善了分级护理制度，并规定实施分级护理所要遵循的三条原则：一是确定护理级别的主体为医护人员，二是确认护理级别的依据为病情和自理能力，三是明确了分级护理内容和工作任务。该文件首次将患者的自理能力引入分级护理之中，但是就如何确定患者的自理能力未提出统一的标准。2013 年原卫生计生委颁布了护理分级的行业标准，依据日常生活活动能力评定总分划分住院患者自理能力等级，这使得分级护理中自理能力的评定有了客观科学的指标。医护人员将病情的等级和（或）自理能力的等级进行评定，确定患者的护理分级，同时也需要根据患者的病情和自理能力的变化，动态调整护理级别。2016 年《医疗质量管理办法》正式颁布实施，分级护理制度被纳入 18 项医疗质量安全核心制度。2018 年《医疗质量安全核心制度要点释义》发布，分级护理制度的执行依据和具体要求也得到进一步明确。

分级护理标准对临床医疗、护理工作内涵起着规范和指导性作用，是保证医疗安全的重要内容。在临床执行分级护理标准工作中，强调医护合作，保障医护之间良好的沟通和配合，是使护理级别落实到位的必要基础。

作为委属委管综合医院，北京大学第三医院 2021 年度出院患者 15.33 万人次。护理级别正确有效执行到位是保证护理质量的重要基础，也是保证医疗质量和患者安全的必备条件。在日常管理中，护理部参照国家分级护理制度及相关细则要求，严格巡查，借助检查数据定位问题，确定护理级别措施到位的正确性和有效性，并将其列入护理质量安全管理绩效考核中，通过每月护理质量检查反馈会对检查情况分析展示，同时将绩效考核的结果反馈给科室，以帮助科室和个人了解不足，持续改进。

制度流程的建立和明确是临床工作有序进行的基础，而正确有效地执行需要更多细节上的把控。临床工作中医疗和护理是密不可分的，为加强医务人员对分级护理制度标准的正确理解和重视，并促进双方的共同协作，医务处联合护理部对全院医师、护理人员进行分级护理专题培训。培训中，邀请护理部主管质量安全的童素梅副主任、内科系统赵东芳护士长、外科系统金姬延护士长、妇产科赵艳护士长、儿科王晶护士长担任讲者，分别从制度的管理以及内、外、妇、儿四大疾病系统的临床护理执行角度，进行制度的解析。培训中，我们展示了临床各类疾病护理级别划分的典型病例，告知临床医护人员分级护理制度制定的背景、重要性、医护人员承担的责任、各护理级别临床的关注点、护理级别不当可能导致的质量安全问题，以及护理监管方法及绩效考核标准。以此帮助临床医护人员更加深入地理解制度，有效落实制度，从而最大程度保障患者的护理安全。

希望依托“医务讲堂”培训平台，能够将“以人为本”的人性化服务理念贯穿于对患者全程、整体的照护中，医护携手，用优质的医疗和护理为患者安全保驾护航。

medical management lecture series 医务讲堂

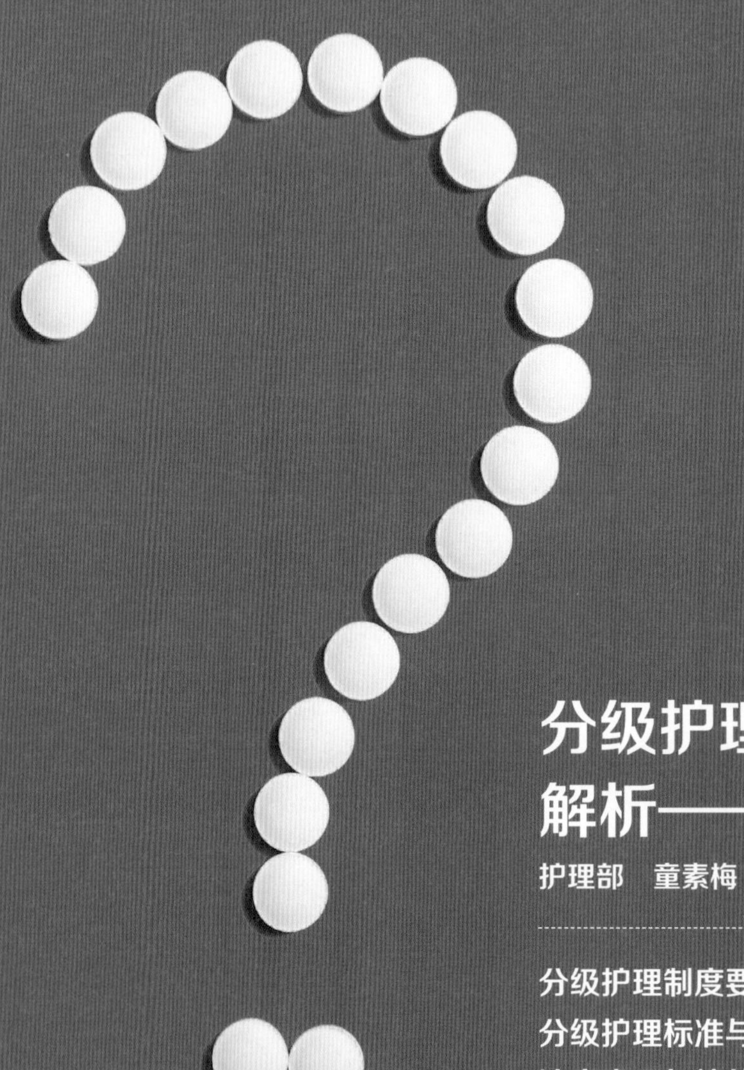

# 分级护理制度解析——护理部

护理部　童素梅

---

分级护理制度要点与背景

分级护理标准与要求

注意事项与绩效管理

---

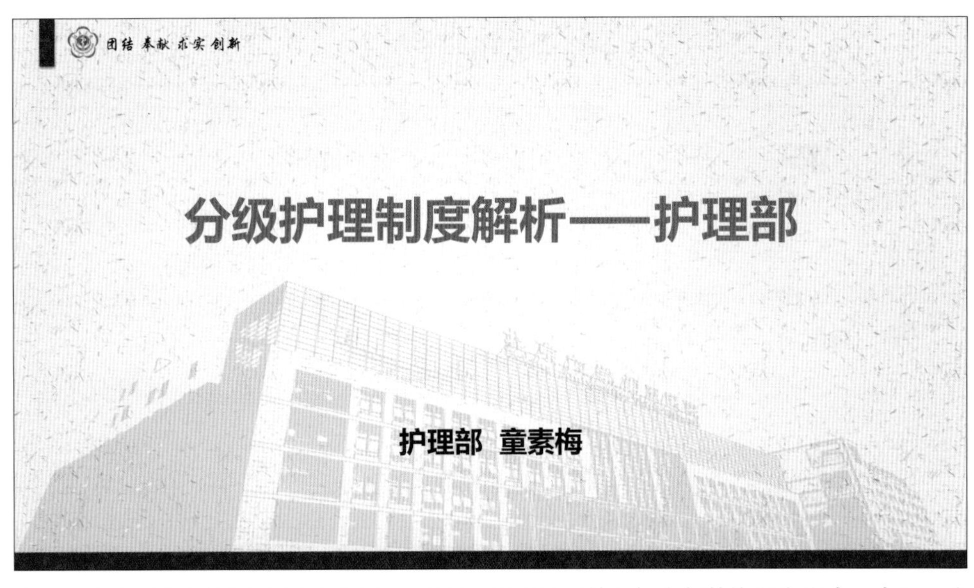


临床工作中医疗和护理是密不可分的，做好工作需要医护之间良好的沟通和配合。今天，我将从护理部的角度讲解分级护理制度

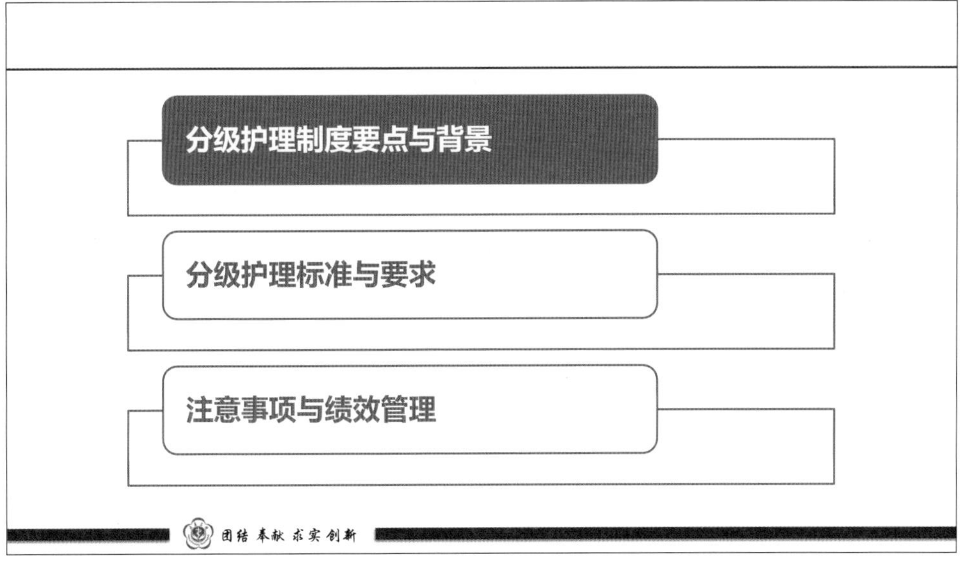


首先介绍分级护理制度的要点与背景

## 分级护理制度要点

### 定义

指医护人员根据住院患者病情和（或）自理能力对患者进行分级别护理的制度。

### 基本要求

1. 医疗机构应当按照国家分级护理管理相关指导原则和护理服务工作标准，制定本机构分级护理制度。
2. 原则上，护理级别分为特级护理、一级护理、二级护理、三级护理4个级别。
3. 医护人员应当根据患者病情和（或）自理能力变化动态调整护理级别。
4. 患者护理级别应当明确标识。

相关内容出处：

2018年《关于印发医疗质量安全核心制度要点的通知》
——国卫医发〔2018〕8号

2018年《医疗质量安全核心制度要点释义》
——国家卫生健康委员会医政医管局

2021年《北京大学第三医院规章制度汇编》

团结 奉献 求实 创新

这里我们强调护理的级别是由医生和护士共同决定的，并且应该根据患者的病情和（或）自理能力来动态调整

## 分级护理制度要点

### 背景概述

1982年原卫生部下发卫医字第10号《全国医院工作制度与人员岗位职责》，将分级护理制度作为基本的医院管理制度，根据病情决定护理分级：特级、一级、二级、三级护理**四个**级别

- 对每个级别的护理内容作了明确的规定

### 背景概述

2005年8月在全国护理工作会议上，时任原卫生部副部长马晓伟在会上指出问题：“护士仅注重治疗性措施的落实，注重执行医嘱，忽视了主动观察病人病情变化、巡视病房和基础护理工作”

- 中国护理事业发展规划纲要（2005—2010年）中提出了：“树立以病人为中心的服务理念提高医院临床护理服务质量”

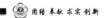


最初的分级护理制度是根据患者病情决定级别，但在实施过程中发现护理级别所涵盖的内容不应仅是病情程度的轻重，还应涵盖患者的自理能力和需要照顾的程度

## 分级护理制度要点

**背景概述**

2009年7月原卫生部医政司颁发《综合医院分级护理指导原则》：

在护理级别确定的原则、依据、护理要点等方面进行了较大的改动和突破，完善了分级护理制度，并规定实施分级护理所要遵循的**三条原则**

**三条原则**

- 确定护理级别的主体：**医护人员**
- 确认护理级别的依据是**病情和自理能力（较客观）**
- 明确了分级护理内容和工作任务

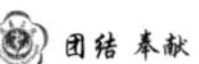


2009年7月卫生部医政司颁发《综合医院分级护理指导原则》，在护理级别确定的原则、依据、护理要点等方面进行了较大的改动和突破，完善了分级护理制度，并规定实施分级护理所要遵循的三条原则：① 确定护理级别的主体为医护人员；② 确认护理级别的依据是病情和自理能力；③ 明确了分级护理内容和工作任务

## 分级护理制度要点

**背景概述**

2013年，国家卫生和计划生育委员会首次将《**Barthel指数评定量表**》纳入护理级别评定之中，颁布了护理分级行业标准。即，依据日常生活活动评定总分划分住院患者自理能力等级，使得分级护理中自理能力的评定有了**客观科学的指标**。

| 项目 | 完全独立 | 需部分帮助 | 需极大帮助 | 完全帮助 |
|---|---|---|---|---|
| 进食 | 10 | 5 | 0 | - |
| 洗澡 | 5 | 0 | - | - |
| 修饰 | 5 | 0 | - | - |
| 穿衣 | 10 | 5 | 0 | - |
| 控制大便 | 10 | 5 | 0 | - |
| 控制小便 | 10 | 5 | 0 | - |
| 如厕 | 10 | 5 | 0 | - |
| 床椅转移 | 15 | 10 | 5 | 0 |
| 平地行走 | 15 | 10 | 5 | 0 |
| 上下楼梯 | 10 | 5 | 0 | - |

Barthel指数（BI）评定量表

**背景概述**

- 患者入院后应根据病情严重程度确定病情等级
- 根据患者的BI指数得分（生活自理能力评分），确定**自理能力**的等级
- 将病情的等级和（或）自理能力的等级进行评定，**确定患者护理分级**
- 医护人员应根据患者的病情和自理能力的变化**动态调整护理分级**

| 自理能力等级 | BI 得分范围 | 需要照护程度 |
|---|---|---|
| 重度功能障碍 | ≤ 40 分 | 完全不能自理，全部需要他人照顾 |
| 中度功能障碍 | 41~60 分 | 部分不能自理，大部分需要他人照顾 |
| 轻度功能障碍 | 61~99 分 | 极少部分不能自理，部分需要他人照顾 |
| 生活自理 | 100 分 | 完全能自理，无需他人照顾 |

日常生活活动能力（ADL）评估结果

团结 奉献 求实创新

2013年原卫计委颁布了护理分级的行业标准，将日常生活活动进行评定所得总分，划分住院患者自理能力等级，这使得分级护理中自理能力的评定有了客观科学的指标。医护人员将病情的等级和（或）自理能力的等级进行评定，确定患者的护理分级；也应根据患者的病情和自理能力的变化，动态调整护理级别

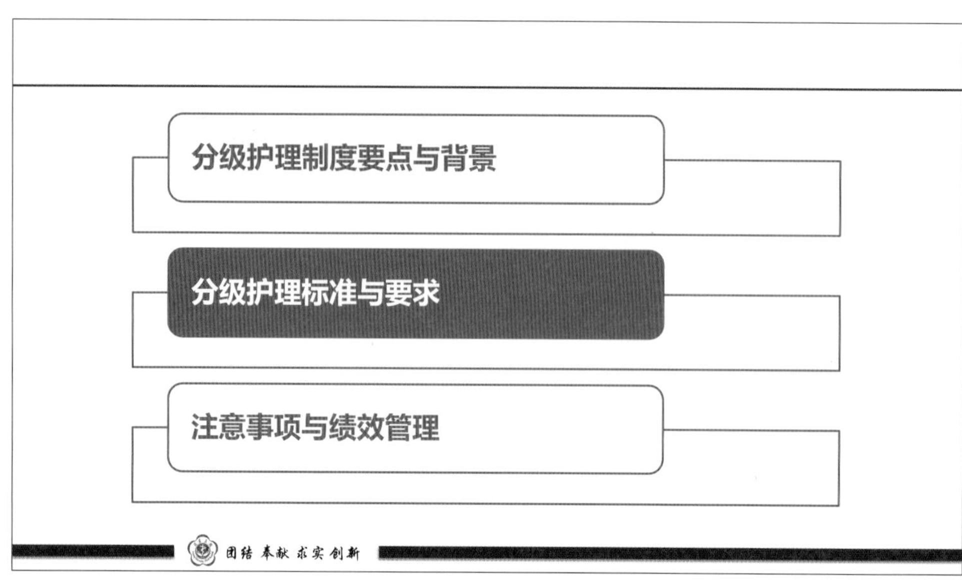


接下来介绍分级护理的标准与要求

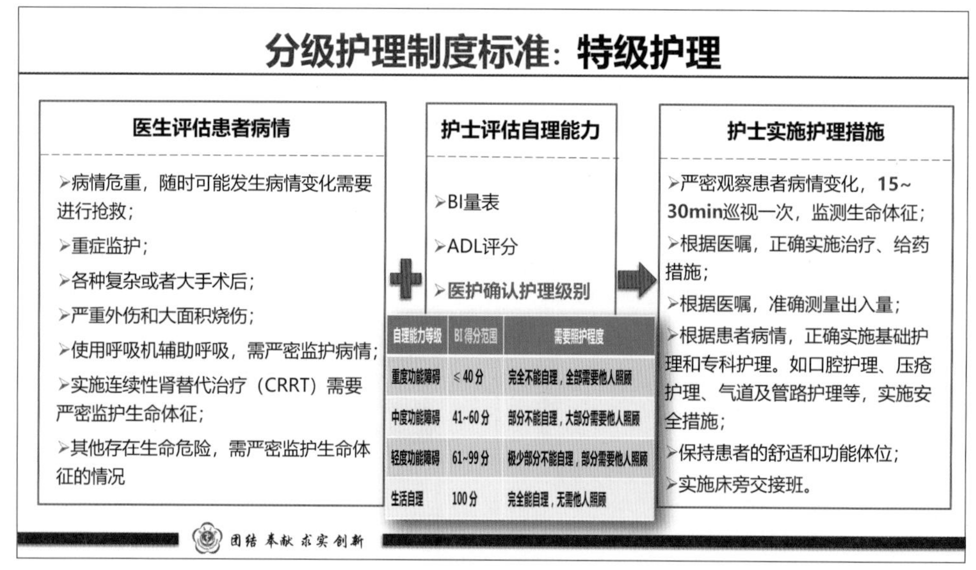

分级护理制度标准：特级护理
医生评估患者病情
➢病情危重，随时可能发生病情变化需要进行抢救；
➢重症监护；
➢各种复杂或者大手术后；
➢严重外伤和大面积烧伤；
➢使用呼吸机辅助呼吸，需严密监护病情；
➢实施连续性肾替代治疗（CRRT）需要严密监护生命体征；
➢其他存在生命危险，需严密监护生命体征的情况
护士评估自理能力
➢BI量表
➢ADL评分
➢医护确认护理级别
自理能力等级 | BI得分范围 | 需要照护程度
重度功能障碍 | ≤40分 | 完全不能自理，全部需要他人照顾
中度功能障碍 | 41~60分 | 部分不能自理，大部分需要他人照顾
轻度功能障碍 | 61~99分 | 极少部分不能自理，部分需要他人照顾
生活自理 | 100分 | 完全能自理，无需他人照顾
护士实施护理措施
➢严密观察患者病情变化，15~30min巡视一次，监测生命体征；
➢根据医嘱，正确实施治疗、给药措施；
➢根据医嘱，准确测量出入量；
➢根据患者病情，正确实施基础护理和专科护理。如口腔护理、压疮护理、气道及管路护理等，实施安全措施；
➢保持患者的舒适和功能体位；
➢实施床旁交接班。
团结 奉献 求实 创新


特级护理中重要的一点是巡视患者的时间一定是15~30min一次，这样才能及时发现患者出现的任何重要病情变化

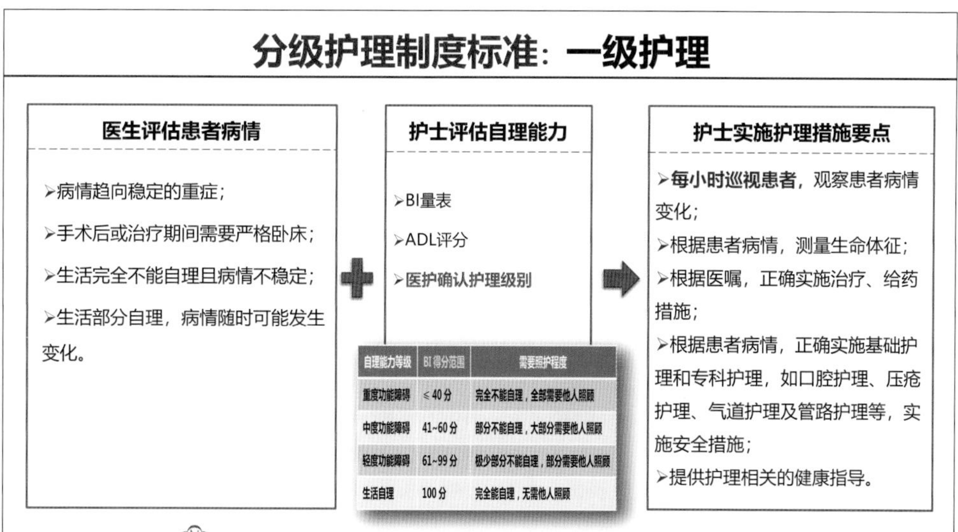
分级护理制度标准：一级护理
医生评估患者病情
➢病情趋向稳定的重症；
➢手术后或治疗期间需要严格卧床；
➢生活完全不能自理且病情不稳定；
➢生活部分自理，病情随时可能发生变化。
护士评估自理能力
➢BI量表
➢ADL评分
➢医护确认护理级别
护士实施护理措施要点
➢每小时巡视患者，观察患者病情变化；
➢根据患者病情，测量生命体征；
➢根据医嘱，正确实施治疗、给药措施；
➢根据患者病情，正确实施基础护理和专科护理，如口腔护理、压疮护理、气道护理及管路护理等，实施安全措施；
➢提供护理相关的健康指导。
团结 奉献 求实 创新

| 自理能力等级 | BI得分范围 | 需要照护程度 |
| --- | --- | --- |
| 重度功能障碍 | ≤40分 | 完全不能自理，全部需要他人照顾 |
| 中度功能障碍 | 41~60分 | 部分不能自理，大部分需要他人照顾 |
| 轻度功能障碍 | 61~99分 | 极少部分不能自理，部分需要他人照顾 |
| 生活自理 | 100分 | 完全能自理，无需他人照顾 |

一级护理应1h巡视一次。患者具备部分自理能力，不是绝对卧床，就要提供相关健康指导。护理措施与患者的病情和自理能力是息息相关的

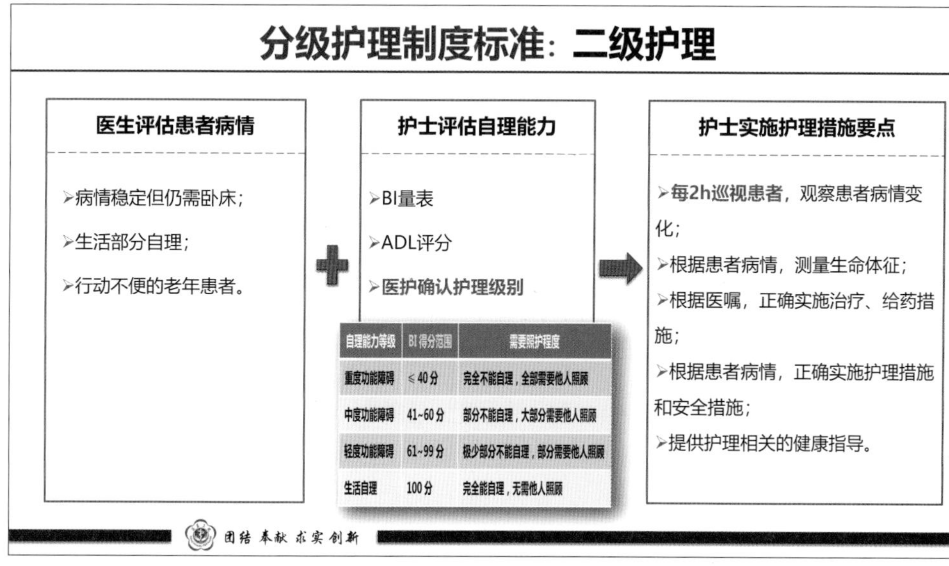
分级护理制度标准：二级护理
医生评估患者病情
➢病情稳定但仍需卧床；
➢生活部分自理；
➢行动不便的老年患者。
护士评估自理能力
➢BI量表
➢ADL评分
➢医护确认护理级别
护士实施护理措施要点
➢每2h巡视患者，观察患者病情变化；
➢根据患者病情，测量生命体征；
➢根据医嘱，正确实施治疗、给药措施；
➢根据患者病情，正确实施护理措施和安全措施；
➢提供护理相关的健康指导。
团结 奉献 求实 创新

| 自理能力等级 | BI得分范围 | 需要照护程度 |
| --- | --- | --- |
| 重度功能障碍 | ≤40分 | 完全不能自理，全部需要他人照顾 |
| 中度功能障碍 | 41~60分 | 部分不能自理，大部分需要他人照顾 |
| 轻度功能障碍 | 61~99分 | 极少部分不能自理，部分需要他人照顾 |
| 生活自理 | 100分 | 完全能自理，无需他人照顾 |

二级护理要求每2h巡视一次，同时要加强患者的健康教育

## 分级护理制度标准：三级护理

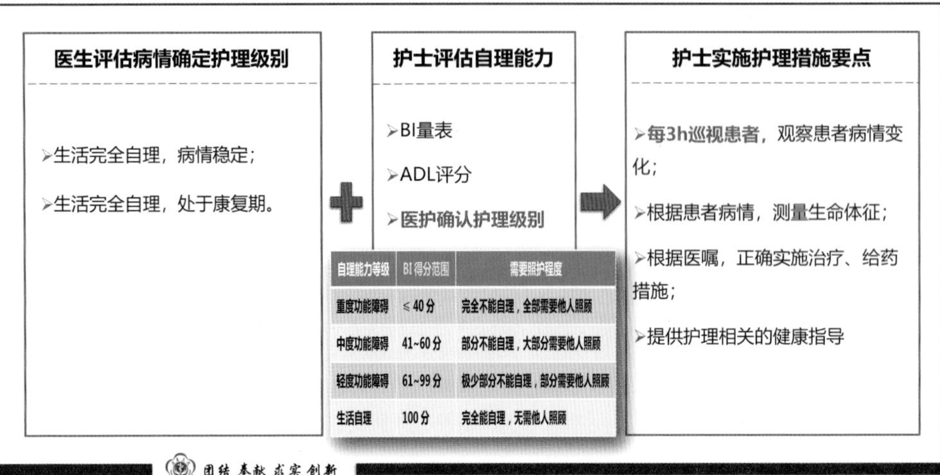
医生评估病情确定护理级别
➢生活完全自理，病情稳定；
➢生活完全自理，处于康复期。
护士评估自理能力
➢BI量表
➢ADL评分
➢医护确认护理级别
护士实施护理措施要点
➢每3h巡视患者，观察患者病情变化；
➢根据患者病情，测量生命体征；
➢根据医嘱，正确实施治疗、给药措施；
➢提供护理相关的健康指导
团结 奉献 求实 创新

| 自理能力等级 | BI得分范围 | 需要照护程度 |
| --- | --- | --- |
| 重度功能障碍 | ≤40分 | 完全不能自理，全部需要他人照顾 |
| 中度功能障碍 | 41~60分 | 部分不能自理，大部分需要他人照顾 |
| 轻度功能障碍 | 61~99分 | 极少部分不能自理，部分需要他人照顾 |
| 生活自理 | 100分 | 完全能自理，无需他人照顾 |

我院很少涉及三级护理，但是需要知晓三级护理的标准是患者完全能够自理，病情稳定，处于康复期。对此类患者仍应加强疾病预防知识的宣教，提高其健康意识及自我管理的能力。同时，强调针对各级护理，都应当及时完善护理记录，以保障我们的工作有迹可循，并且使得医生能够通过护理记录的辅助更加详尽地了解患者的病情

## 分级护理标准的重要意义

- 对临床医疗、护理工作内涵起**规范和指导性**作用；
- 各护理级别的综合判断和临床护理要求的明确，是依法实施护理的依据；
- 客观界定患者病情轻重缓急与自理能力，**保证医疗、护理工作重点措施实施到位**是保障患者安全的重要部分；
- 反映护理工作的责任、技能和风险程度，是**岗位科学管理的关键和基础。**

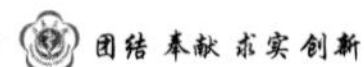
团结 奉献 求实 创新

分级护理的意义如上，分级护理制度的有效执行是保证医疗安全的重要基础

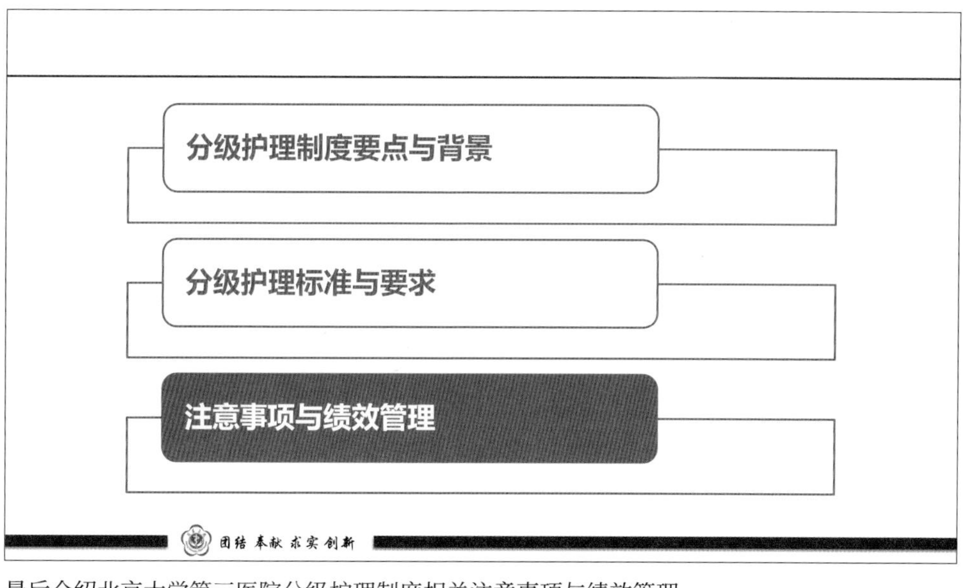


最后介绍北京大学第三医院分级护理制度相关注意事项与绩效管理

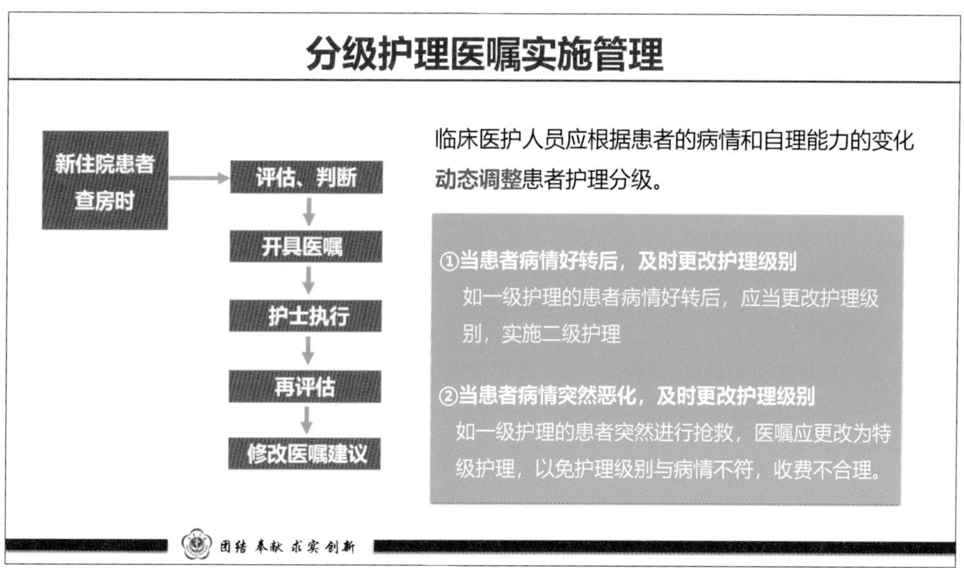


护理级别的确定是贯穿患者整个住院流程的工作，并且需要随时再评估，动态调整

医务讲堂

MEDICAL MANAGEMENT LECTURE SERIES

团结 奉献 求实 创新

## 分级护理管理不当可造成的影响

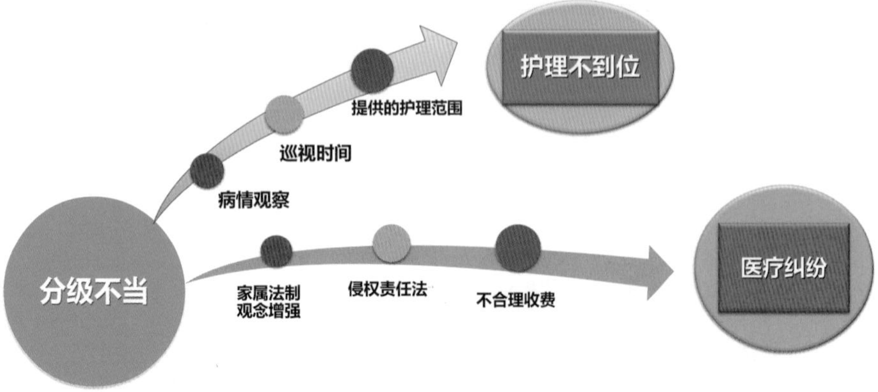

分级不当

病情观察

巡视时间

提供的护理范围

护理不到位

家属法制观念增强

侵权责任法

不合理收费

医疗纠纷

团结 奉献 求实 创新

护理分级不当会影响我们对患者病情的观察、巡视的频率，以及所提供的护理范围，从而导致医疗安全隐患的发生。而在患者和家属法制观念日益增强、相关法律不断健全的大环境背景下，我们的任何差错和不足都可能会导致医疗纠纷的发生。因此，正确界定护理级别、切实查看患者、及时完善记录，才能保障医患双方的权益，做到共赢

## 分级护理质量评价

➢**护理措施落实，符合患者要求**

- 患者基础护理落实；
- 患者重点措施落实；
- 患者个体护理措施落实。

➢**考核要点：**

- 护理措施执行情况：正确性
- 护理措施的执行效果（患者评价）

危重患者评分标准

| 项目 | 要求 | 分值 |
|---|---|---|
| 人员资质（10） | 责任护士应为主管层护士、具有执业资格 | 6 |
| | 在排班上，体现护士管理患者的连续性 | 4 |
| 基本护理（知晓和护理到位）（30） | 重症患者做到十洁、环境清洁安静，责任护理到位，强调护士责任 | 5 |
| | 卧位舒适，保持功能位，体位符合要求与医嘱相符 | 2 |
| | 有预防患者感染、防止交叉感染的措施 | 3 |
| | 知晓患者的主要疾病的诊断和治疗、预知患者的危险因素（并发症、过敏史等），了解目前患者的心理、饮食情况、排泄（目前情况）、出入量、睡眠的管理 | 4 |
| | 患者的生命体征、病情变化观察及时，重点观察症状和体征，患者危急值的观察和护理 | 4 |
| | 住院患者常用评估表应用、与患者病情相符；患者安全（跌倒、坠床、压疮、意外拔管等）有评估、有统一标识、有安全护理措施 | 4 |
| | 伴随疾病护理 | 4 |
| | 并发症的评估、预防、护理，有依据和记录 | 4 |
| 专科护理（40） | 护理技术操作，专科技能（评估判断和措施） | 3 |
| | 专科护理，如手术患者 | 5 |
| | 给药护理 | 4 |
| | 输液完成有计划，并落实 | 4 |
| | 知晓药物作用、副作用，观察药物不良反应并有记录 | 4 |
| | 各种管路的管理符合要求 | 4 |
| | 按专科观察要求有记录 | 4 |
| | 监测技能与记录 | 3 |
| | 正确使用仪器含报警线，及常见故障处理 | 3 |
| | 备好急救物品和药品，急救设备洁净处于备用状态 | 2 |
| | 针对患者疾病护理，为患者或亲属提供相关的健康教育知识，协助患者对护理方案做出正确的理解与选择，配合良好 | 2 |
| | 履行各种检查和有创护理操作的告知，如躁动患者按流程进行约束 | 2 |
| 文字记录（20） | 根据医嘱时间，本班内完成护理计划，护士长对护理计划的修订有审核并签字 | 4 |
| | 有具体实施护理计划，体现个性化护理，根据病情变化随时动态评估，根据评估结果，有审核和修订迹象并签字 | 4 |
| | 交接班重点突出 | 6 |
| | 护理记录及时客观反映患者的病情 | 6 |
| 合计 | | 100 |

团结 奉献 求实 创新

以上是北京大学第三医院分级护理质量相关评分标准，用数据定位问题。每月进行严格检查，确保护理工作的正确性和有效性

## 分级护理质量评价

一级护理质量评分标准

| 项目 | 要求 | 分值 |
|---|---|---|
| 病情知晓（30） | 1. 了解既往病史、过敏史、危险因素等 | 5 |
| | 2. 熟悉近日病情变化：生命体征、自理能力、并发症及心理状况等 | 5 |
| | 3. 掌握患者主要治疗药物，知晓作用、副作用及注意事项 | 5 |
| | 4. 掌握患者异常化验、阳性检查结果及危急值等 | 5 |
| | 5. 掌握主要护理问题及针对性措施（含专科护理） | 5 |
| | 6. 掌握护理相关的健康指导和功能锻炼 | 5 |
| 护理到位（50） | 1. 患者病情及生活自理能力与护理级别相符；自理程度与分级亚类相符 | 5 |
| | 2. 根据病情至少每小时巡视一次，观察患者病情变化，测量生命体征。正确设定心电监测报警数值，禁止取消报警音 | 5 |
| | 3. 药物治疗到位，安排合理。PDA 输液巡视时间至少 1h 有一次记录（使用 PDA 的病房），滴数记录应根据药物性质来确定，符合要求，误差不超过 10 滴 | 5 |
| | 4. 特殊药物有标记，口服药物服药到口，鼻饲符合要求（与医嘱相符、胃管深度、患者卧位、胃潴留鉴别等） | 5 |
| | 5. 各种管路、引流的观察：保持管道通畅、妥善固定，标记名称、更换时间 | 5 |
| | 6. 预防并发症，护理措施到位 | 5 |
| | 7. 安全管理（跌倒、坠床、压疮、烫伤、药物过敏、交叉感染等）有评估、有警示标识、有安全护理措施、有告知、有记录 | 10 |
| | 8. 基础护理到位，协助卧床患者翻身及叩背，促进有效咳嗽；保持头发、口腔、面部、皮肤，胡须，指趾甲、会阴、管路、穿刺点等部位清洁；肝素帽或输液接头处无血迹；患者卧位舒适，保持功能位 | 10 |
| | 9. 协助患者进食、水等，准确测量并记录出入量 | 5 |
| | 10. 根据患者病情特点，开展患者健康教育，落实到位 | 5 |
| 护理记录（20） | 1. 记录及时，客观反映患者病情变化，体现连续性，有生命体征记录 | 10 |
| | 2. 有相应的危急值处理措施、记录和交接 | 10 |
| 合计 | | 100 |

基础护理质量评分标准

| 项目 | 要求 | 分值 |
|---|---|---|
| 病房环境管理（30） | 1. 病区整体环境安静、整洁 | 5 |
| | 2. 病室内物品摆放合理、舒适、空气清新，床单位干净、平整、无碎屑；病号服无污迹；床头桌清洁；窗台、治疗带无杂物等 | 10 |
| | 3. 卫生间的环境整洁、安全、方便 | 5 |
| | 4. 呼叫系统方便患者使用 | 5 |
| | 5. 当日无收治计划的备用床有床罩保护 | 5 |
| 护理级别及依据（15） | 1. 抽查二三级患者病情及生活自理能力是否与护理级别相符 | 5 |
| | 2. 抽查二三级患者自理程度与护理措施落实是否相符 | 5 |
| | 3. 协助、指导二、三级患者完成生活护理及专科或相关疾病的健康教育内容、功能锻炼 | 5 |
| 患者清洁（15） | 保持头发、口腔、面部、皮肤、胡须、指趾甲、会阴、管路、穿刺点等部位清洁，肝素帽或输液接头处无血迹 | 15<br>-2 分 / 项 |
| 合理安排工作（5） | 按照时间段合理安排工作内容 | 5 |
| 治疗（10） | 1. 药物治疗到位，安排合理。输液卡 PDA 巡视时间至少 60min 记录一次（使用 PDA 的病房），滴数记录应根据药物性质来确定，符合要求（误差应在 10 滴内，特殊药物除外） | 5 |
| | 2. 特殊药物有标记，口服药物发药到口，鼻饲符合要求（与医嘱相符、胃管深度、患者卧位、胃潴留鉴别） | 5 |
| 护士劳动纪律及仪表（25） | 1. 护士操作时仪表符合要求，衣帽整齐，无菌操作时戴口罩 | 5 |
| | 2. 严格执行无菌技术操作原则 | 5 |
| | 3. 严格执行查对制度 | 5 |
| | 4. 严格执行消毒隔离制度 | 5 |
| | 5. 按岗位职责内容按时完成工作 | 5 |
| 合计 | | 100 |

团结 奉献 求实 创新

## 绩效分配与管理

月度考核指标

| 分管部门 | 指标类别 | 项目名称 | 分值 |
|---|---|---|---|
| 护理部 | 护理 | 科室护理管理 | 5 |
| | | 护理质量管理 | 5 |
| | | 护理安全管理 | 5 |

| | | | |
|---|---|---|---|
| 护理部 | 护理 | **科室护理管理**（人员管理、临床护理、患者安全管理、日常管理） | 5 |
| | | **护理质量管理**<br>1.分级护理（危重症护理、一级护理、基础护理）<br>2. 治疗安全<br>3. 消毒隔离<br>4. 护理文件书写<br>5. 抢救车管理 | 5 |
| | | **护理安全管理**（安全设施管理、流程检查、不良事件管理） | 5 |

月单元质控汇总

2021年7月护理部月质量考核汇总

| 序号 | 科别 | 病房 | 护理文字质量10分 | 基础护理质量40分 | 专科护理质量10分 | 护理操作10分 | 护士长管理 10 分 | 不良事件无瞒报15分（>72h） | 不良事件及时上报 5分（24h） | 合计 | 医务处 |
|---|---|---|---|---|---|---|---|---|---|---|---|
| 1 | 妇产科 | 产房 | 10 | 39.9 | 10 | 10 | 9.8 | 15 | 5 | 99.7 | 15 |
| 2 | 妇产科 | 产科二病房 | 10 | 39.8 | 10 | 10 | 9.9 | 15 | 5 | 99.67 | 15 |
| 3 | 妇产科 | 产科三病房 | 10 | 39.7 | 10 | 10 | 10 | 15 | 5 | 99.73 | 15 |
| 4 | 妇产科 | 产科一病房 | 9.95 | 40.0 | 10 | 10 | 9.9 | 15 | 5 | 99.9 | 15 |
| 5 | 儿科 | 儿科普通病房 | 10 | 39.9 | 10 | 10 | 10 | 15 | 5 | 99.94 | 15 |
| 6 | 儿科 | 儿科新生儿病房 | 10 | 40.0 | 10 | 10 | 9.9 | 15 | 5 | 99.9 | 15 |
| 7 | 五官 | 耳鼻喉科病房 | 10 | 39.5 | 10 | 10 | 10 | 15 | 5 | 99.5 | 15 |
| 8 | 内3 | 风湿免疫病房 | 9.95 | 39.9 | 10 | 10 | 10 | 15 | 5 | 99.9 | 15 |
| 9 | 妇产科 | 妇科二病房 | 10 | 39.9 | 10 | 10 | 10 | 15 | 5 | 99.9 | 15 |
| 10 | 生殖中心 | 妇科内分泌病房 | 9.9 | 40.0 | 10 | 10 | 10 | 15 | 5 | 99.9 | 15 |
| 11 | 北方 | 妇科三病房 | 10 | 40.0 | 10 | 10 | 10 | 15 | 5 | 100.0 | 15 |
| 12 | 妇产科 | 妇科一病房 | 9.9 | 39.9 | 10 | 10 | 10 | 15 | 5 | 99.8 | 15 |
| 13 | 北方 | 骨科八病房 | 9.95 | 39.9 | 10 | 10 | 9.9 | 15 | 5 | 99.78 | 15 |
| 14 | 外2 | 骨科二病房 | 10 | 39.8 | 10 | 10 | 10 | 15 | 5 | 99.8 | 15 |
| 15 | 北方 | 骨科六病房 | 9.95 | 40.0 | 10 | 10 | 10 | 15 | 5 | 100.0 | 15 |
| 16 | 北方 | 骨科七病房 | 9.9 | 39.9 | 10 | 10 | 10 | 15 | 5 | 99.8 | 15 |
| 17 | 外2 | 骨科三病房 | 10 | 40.0 | 10 | 10 | 10 | 15 | 5 | 100.00 | 15 |
| 18 | 外2 | 骨科四病房 | 9.95 | 39.9 | 10 | 10 | 10 | 15 | 5 | 99.8 | 15 |
| 19 | 北方 | 骨科五病房 | 10 | 39.9 | 10 | 10 | 10 | 15 | 5 | 99.9 | 15 |
| 20 | 外2 | 骨科一病房 | 10 | 39.8 | 10 | 10 | 10 | 15 | 5 | 99.77 | 15 |
| 21 | 内2 | 骨髓移植病房 | 10 | 39.9 | 10 | 10 | 10 | 15 | 5 | 99.9 | 15 |

1. 科室**医、护绩效考核的指标**
2. 护理综合考核
3. 年终优质考核
4. 各项评优考核：优质护理等

2021年5月护理质控评分

| 科室 | 分值 |
|---|---|
| 心内科（含CCU） | 15 |
| 呼吸内科（含呼吸重症） | 15 |
| 内分泌内科 | 15 |
| 肾内科 | 15 |
| 血液内科 | 15 |
| 神经内科 | 15 |
| 消化科 | 15 |
| 普通外科（不含肛肠） | 15 |
| 骨科 | 15 |
| 胸外科 | 15 |
| 心外科 | 15 |
| 介入血管外科 | 15 |
| 泌尿外科 | 15 |
| 神经外科 | 15 |
| 妇产科（含生殖） | 15 |
| 儿科（含新生儿重症） | 15 |
| 眼科 | 15 |
| 耳鼻喉科 | 15 |
| 口腔科 | 15 |
| 皮肤科 | 15 |
| 肿瘤放疗科 | 15 |
| 肿瘤化疗与放射病科 | 15 |

指标影响

团结 奉献 求实 创新

在月度科室绩效考核的 100 分中，医疗质量总分值占 60 分，其中护理质量分值为 15 分。通过绩效考评的引导和督促，帮助临床科室不断优化护理质量，确保核心制度有效执行

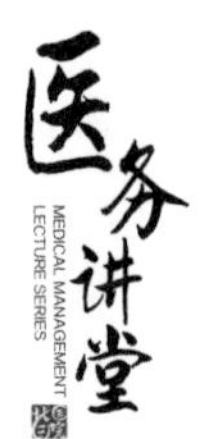




## 分级护理质量保证

依赖于

- 医护合作 相互沟通
- 及时调整护理级别
- 护理级别落实到位

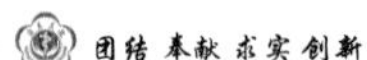


最后，非常感谢能有这样一个机会在院级层面给医生和护理同仁一起讲解分级护理制度，也希望通过医护的密切合作和充分沟通，确保分级护理制度落实到位，来保障每一位患者的医疗安全

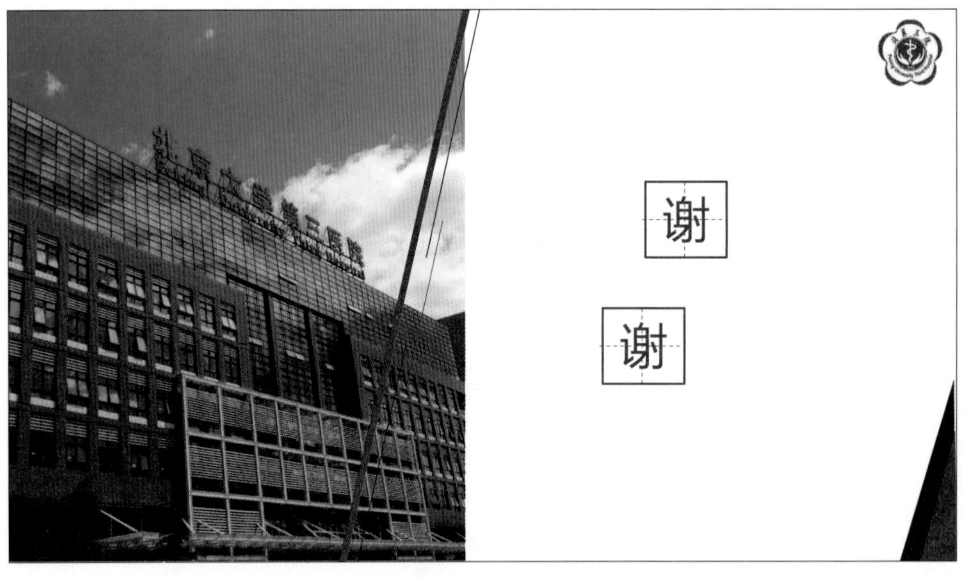

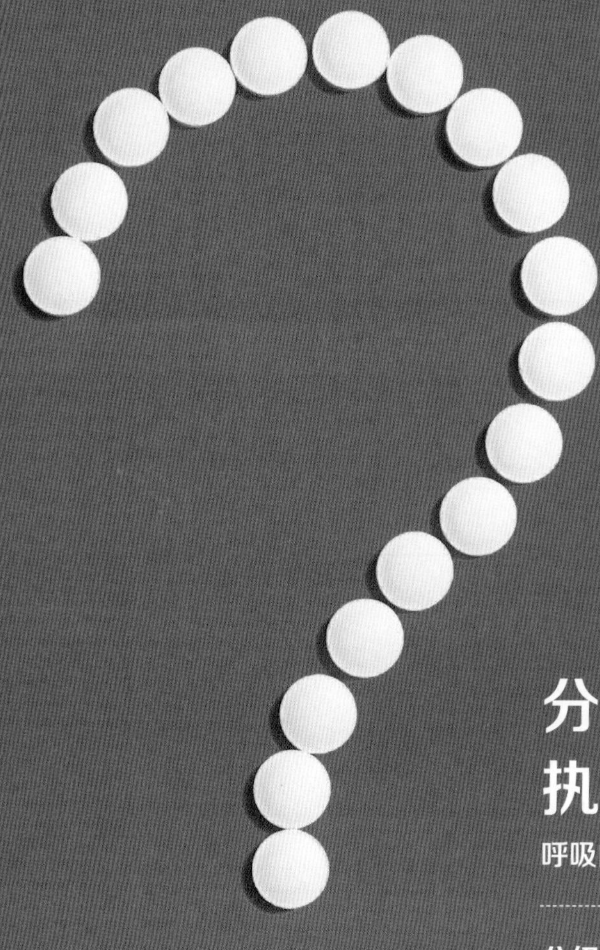

# 分级护理制度的执行——内科

呼吸内科　赵东芳

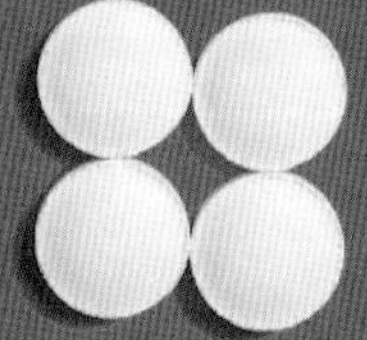

分级护理的定义

分级护理制度在内科患者中的执行

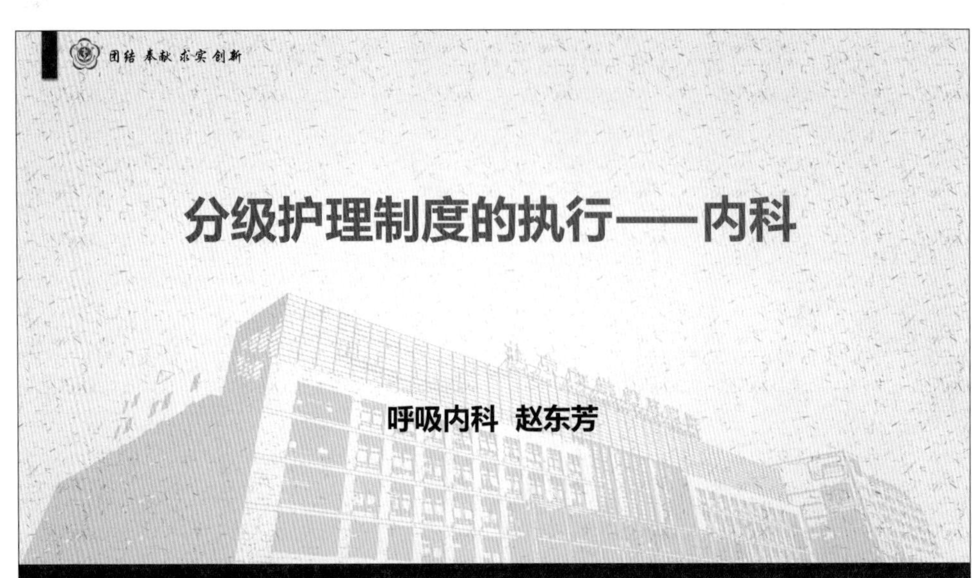
团结 奉献 求实 创新
分级护理制度的执行——内科
呼吸内科 赵东芳

各位老师好，我是呼吸内科的护士长赵东芳，下面由我代表内科系统来讲解如何有效执行分级护理制度

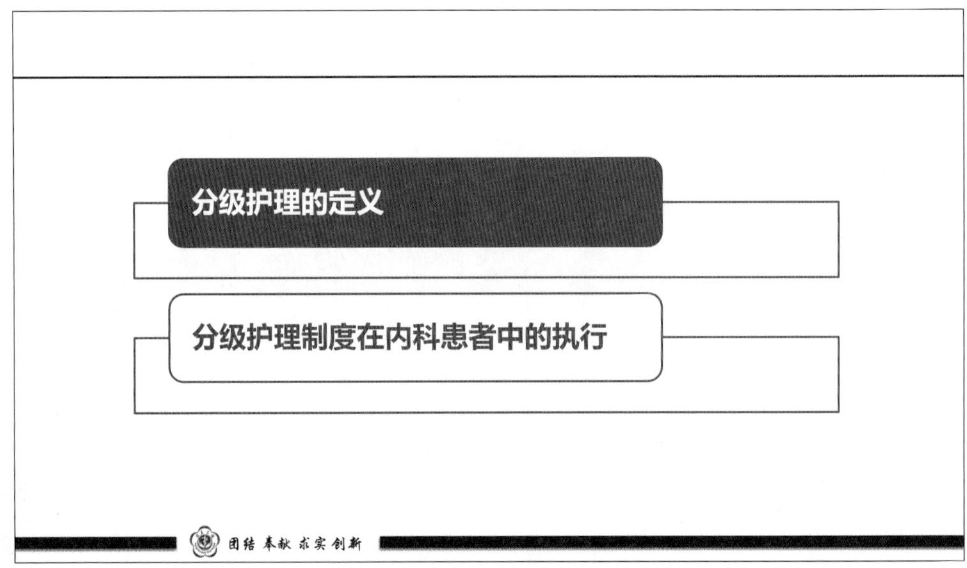


首先来看分级护理的定义

## 分级护理的定义

**护理级别：根据患者病情和自理能力分为特级护理、一级护理、二级护理和三级护理四个级别。**

**医生：病情严重程度→病情等级**
和（或）
**护士：Barthel 指数→自理能力等级**
→ **护理等级：特级、一级、二级、三级**

**备注：临床医护人员应根据患者的病情和自理能力的变化动态调整患者护理级别**

团结 奉献 求实 创新

定义中强调两个方面，一是医护合作共同决定护理级别，二是根据患者病情和自理能力变化动态调整护理级别

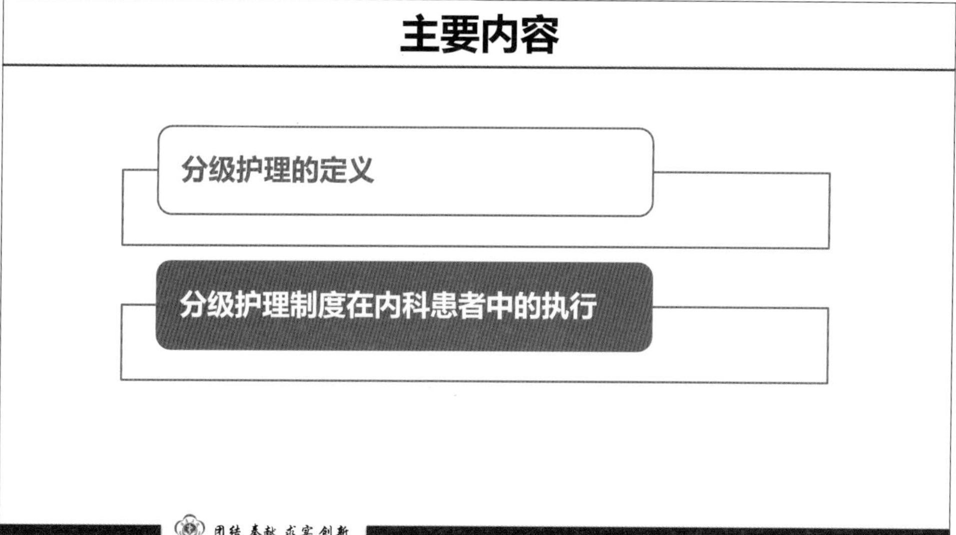


下面我们来共同了解分级护理制度在内科患者中的执行及各级护理的标准和要求

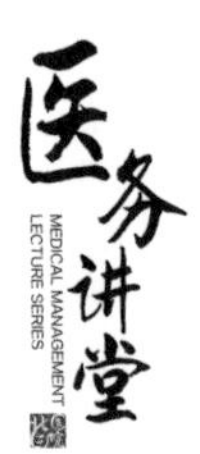




## 内科患者护理分级

| | |
|---|---|
| 特级护理 | 急性心肌梗死、呼吸机辅助呼吸的患者…… |
| 一级护理 | 不稳定型心绞痛频繁发作、糖尿病酮症酸中毒、哮喘急性发作…… |
| 二级护理 | 稳定期或康复期的慢性病患者 |

团结 奉献 求实 创新

以上是内科常见病的大致护理分级。但是，我们并不能根据诊断就将患者固定在一个护理等级上，接下来我们来看内科系统最常见的一个疾病 —— 慢性阻塞性肺疾病

## 分级护理制度的执行：慢性阻塞性肺疾病

- 患者万**，72岁老年男性，慢性阻塞性肺疾病病史10年，近3日出现发热伴呼吸困难，病情逐渐加重出现嗜睡，无法进食和饮水，卧床不起，即刻就诊于急诊。
- 血压：70/40mmHg
- 动脉血气分析：pH:7.33，$PaO_2$:54mmHg，$PaCO_2$:52mmHg，$SaO_2$:85%，$HCO_3^-$:27.4mmol/L，BE:1.5 mmol/L
- 诊断：Ⅱ型呼吸衰竭，低血容量性休克
- 治疗：气管插管有创呼吸机辅助通气
  血管活性药物及呼吸兴奋剂抢救
  转入呼吸重症监护治疗病房（RICU）继续治疗

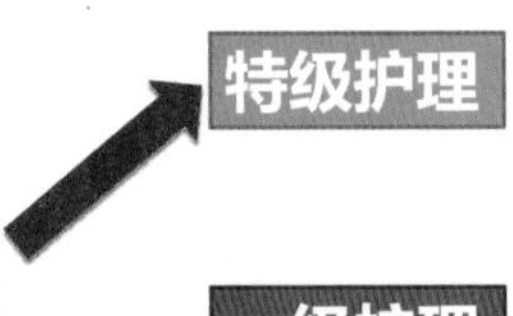


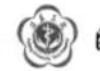

团结 奉献 求实 创新

这例慢性阻塞性肺疾病患者，病情逐渐加重，诊断为Ⅱ型呼吸衰竭、低血容量性休克，并给予气管插管有创呼吸机辅助通气，血管活性药物及呼吸兴奋剂抢救，后转入呼吸重症监护治疗病房继续治疗

## 分级护理制度的执行：慢性阻塞性肺疾病

**Ⅱ型呼吸衰竭，低血容量性休克**，有创呼吸机辅助通气，血管活性药物及呼吸兴奋剂抢救

**特级护理：**

**a）维持生命、实施抢救性治疗的重症监护**

**b）病情危重，随时可能发生病情变化需要进行监护、抢救**

c）各种复杂的大手术后、严重创伤或大面积烧伤

**护理要点：**

1. 床旁看护，做好交接班
2. 严密观察患者病情变化，监测生命体征
3. 根据医嘱，正确实施治疗
4. 根据患者病情，正确实施基础护理和专科护理
5. 保持患者舒适及功能体位

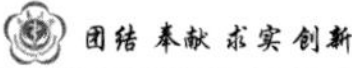


这例患者此时符合特级护理判断标准中的 2 条：a）和 b），因此护理级别应该界定为特级护理，在工作中要按照护理要点中的 5 条认真执行

## 分级护理制度的执行：慢性阻塞性肺疾病

- 5日后患者生命体征平稳给予拔除气管插管，并转入呼吸科普通病房继续治疗。
- 生命体征：体温37.5℃，脉搏90次/分，呼吸20次/分，血压135/80mmHg，$SpO_2$92%
- **复查动脉血气：pH：7.42，$PaO_2$：98.1mmHg，$PaCO_2$：49.2mmHg，$SaO_2$：93%**
- 血生化：白蛋白（ALB）：30g/L，血红蛋白99g/L
- 生活自理能力评分：40分（重度依赖）
- 治疗：鼻导管吸氧2L/min，静脉输注抗生素抗感染及雾化平喘治疗

| 自理能力等级 | BI得分范围 | 需要照护程度 |
| --- | --- | --- |
| 重度依赖 | ≤40分 | 完全不能自理，全部需要他人照顾 |
| 中度依赖 | 41~60分 | 部分不能自理，大部分需要他人照顾 |
| 轻度依赖 | 61~99分 | 极少部分不能自理，部分需要他人照顾 |
| 无需依赖 | 100分 | 完全能自理，无需他人照顾 |

团结 奉献 求实 创新

接下来，患者经过 5 日的治疗病情好转，生命体征逐渐平稳，拔除气管插管，并转入普通病房继续治疗。此时生活自理能力评分是 40 分，属于重度依赖

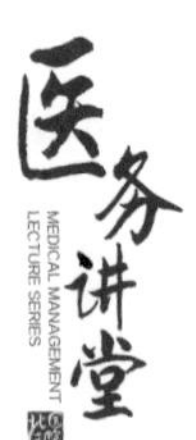




## 分级护理制度的执行：慢性阻塞性肺疾病

**RICU转出至普通病房：**

- 生命体征平稳，生活自理能力评分：40分（重度依赖）

**出院前：**

- 患者生命体征平稳，予患者呼吸康复锻炼，生活自理能力评分60分

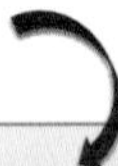

**一级护理：**

**a）病情趋向稳定的重症患者**

b）病情不稳定或随时可能发生变化的患者

c）手术后或者治疗期间需要严格卧床的患者

**d）自理能力重度依赖的患者**

**二级护理：**

a）病情趋于稳定或未明确诊断前，仍需观察，且自理能力轻度依赖的患者

**b）病情稳定，仍需卧床，且自理能力轻度依赖的患者**

c）病情稳定或处于康复期，且自理能力中度依赖的患者

**重要提示：**慢性病稳定期或康复期的患者，请给予二级护理

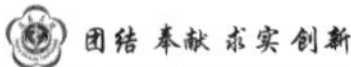


患者转至普通病房时符合一级护理中的2条标准：a）和d），因此应先将护理级别调整至一级护理；在出院前，患者已经符合二级护理中的标准c），因此需要再次调整护理级别至二级护理。这就体现了护理级别的动态调整。同时也需要注意，慢性疾病稳定期或者康复期的患者，就可以给予二级护理

## 分级护理制度的执行：慢性阻塞性肺疾病

**一级患者护理要点：**

1. **每小时巡视患者**，观察患者病情变化
2. 根据患者病情，监测生命体征
3. 根据医嘱，正确实施治疗
4. 根据患者病情，正确实施基础护理和专科护理
5. 健康指导

**二级患者护理要点：**

1. **每2h巡视患者**，观察患者病情变化
2. 根据患者病情，监测生命体征
3. 根据医嘱，正确实施治疗
4. 根据患者病情，正确实施护理措施及安全措施
5. 健康指导

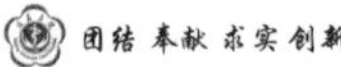


一级护理和二级护理之间，最主要的区别就是巡查的时间间隔不同

## 分级护理制度的执行：肺栓塞

- 患者万某，男，59岁，4天前无明显诱因出现右踝肿痛，自行口服双氯芬酸后无明显缓解，并逐渐出现右侧小腿疼痛、肿胀。2天前患者无明显诱因出现胸闷，伴呼吸困难、胸痛，就诊于我院
- 肺动脉CT 血管成像（CTPA）：左肺下叶肺栓塞
- 超声：右侧股浅静脉静脉血栓形成
- 诊断：肺栓塞、下肢静脉血栓形成
- 生活自理能力评分：55分
- **治疗：低分子量肝素6000U 每12h皮下注射，绝对卧床**

特级护理

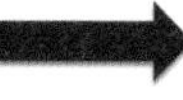

一级护理

二级护理

接下来我们看一个肺栓塞的病例，这也是实际工作中医生和护士之间对护理分级容易产生理解偏差的病例。患者生活自理能力评分 55 分，医生可能会认为这属于低危的肺栓塞，生命体征没有受到影响，将其归属在二级护理范畴

## 分级护理制度的执行：肺栓塞

- 诊断：肺栓塞、下肢静脉血栓形成

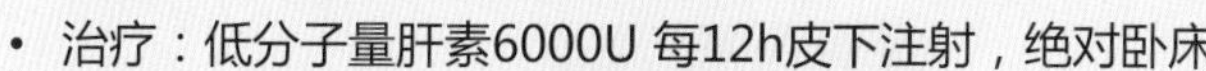

- 治疗：低分子量肝素6000U 每12h皮下注射，绝对卧床

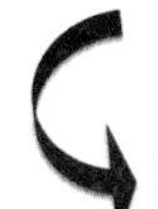

**一级护理**：
a）病情趋向稳定的重症患者
b）病情不稳定或随时可能发生变化的患者
**c）手术后或者治疗期间需要严格卧床的患者**
d）自理能力重度依赖的患者

**重要提示**：
病情平稳，但治疗期间需严格卧床的患者
**临床医生注意**：
**"一级护理 Qd"**
**"绝对卧床 Always"**

**护理级别有规律可循，有疑问时做好医护沟通**

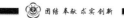


但实际上由于要求患者绝对卧床，符合一级护理中的标准 c），因此护理级别应该评为一级护理。根据判断标准，手术后或者治疗期间需要严格卧床的患者，均应属于一级护理级别。同时提醒临床医生，此时需要同时开具两条医嘱，即"一级护理 Qd"+"绝对卧床 Always"。工作中如有任何疑问，请及时进行医护沟通

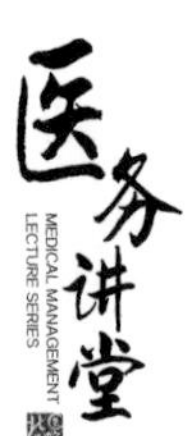



## 内科系统常见疾病不同情况护理分级

| 特级护理 | 一级护理 | 二级护理 |
|---|---|---|
| 呼吸衰竭失代偿 | COPD、哮喘急性期 | COPD、哮喘稳定期 |
| 肺栓塞高危患者 | 中低危肺栓塞绝对卧床期患者 | 稳定期肺栓塞患者 |
| 重症肺炎 | 趋于稳定的重症肺炎 | 肺部感染患者抗生素治疗期间 |
| 大咯血随时有窒息风险 | 支气管扩张合并少量咯血 | 无咯血的支气管扩张 |
| 甲亢危象、高渗昏迷 | 酮症酸中毒 | 糖尿病、甲状腺功能亢进症（甲亢） |
| 急性心肌梗死 | 不稳定型心绞痛频繁发作、冠状动脉造影术后 | 胸痛待查 |
|  | 胸腔镜检查术后 | 肺内病变待查完善检查期间 |
|  | 终末期肾病、急性肾损伤合并心力衰竭、高钾血症等 | 终末期肾病、急性肾损伤 |

**重要提示：**病情平稳，但生活自理能力评分≤40分的患者，需一级护理。

团结 奉献 求实 创新

以上是内科系统常见病不同情况的护理级别

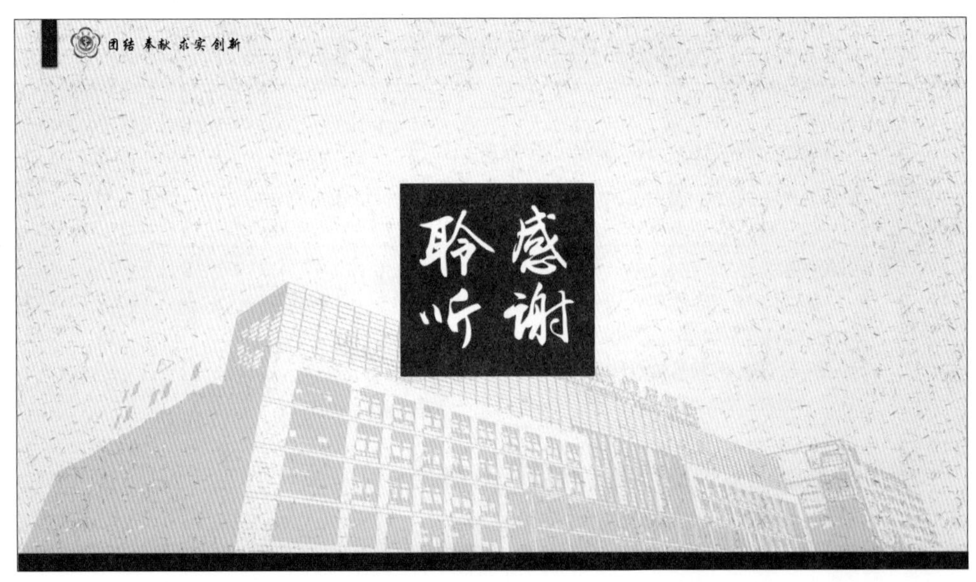

medical management lecture series 医务讲堂

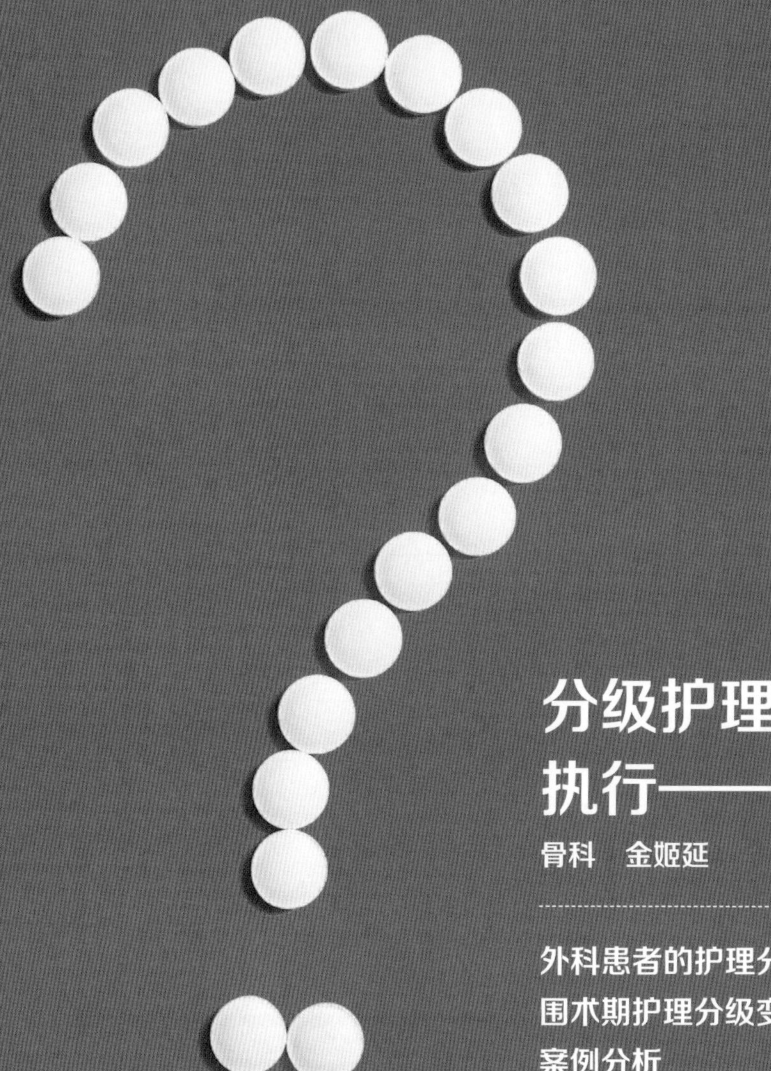

# 分级护理制度的执行——外科

骨科 金姬延

外科患者的护理分级

围术期护理分级变化

案例分析

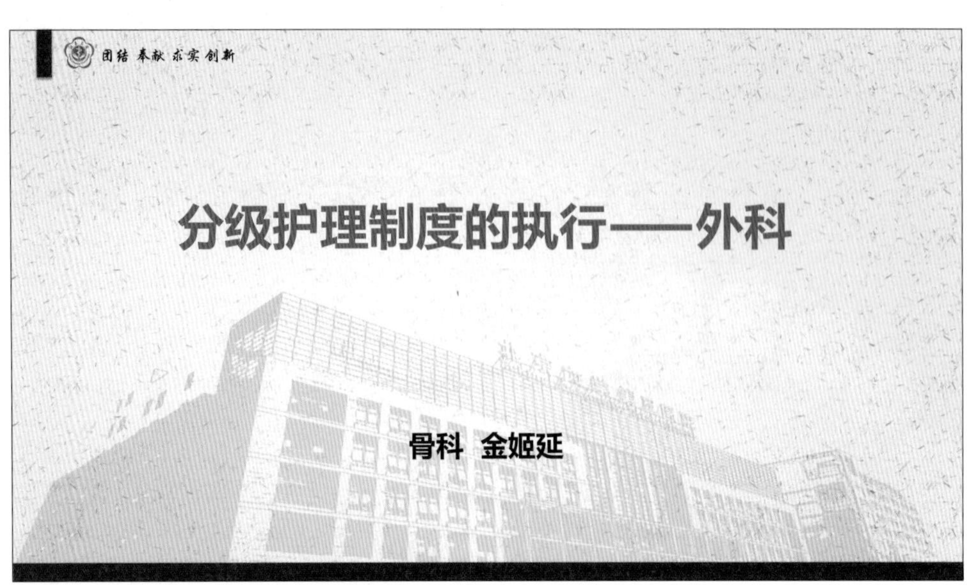


各位老师好，下面由我代表外科系统来分享分级护理制度的执行

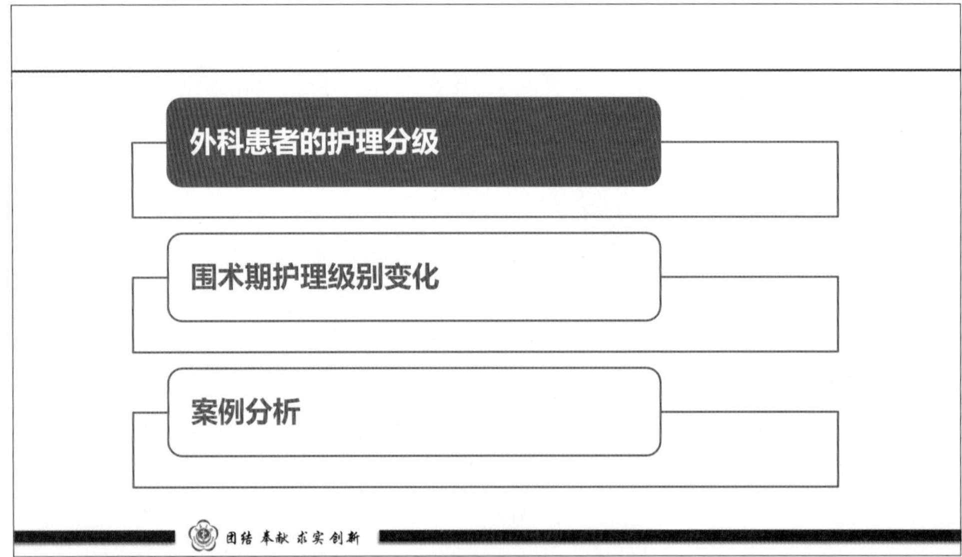


首先来看外科患者的护理分级

**外科患者的护理分级**

| | |
|---|---|
| 特级护理 | 急症或多发伤生命体征不平稳、呼吸机辅助通气的患者<br>已开具病危通知的患者…… |
| 一级护理 | 外科手术，急性病或病情随时有变化；<br>急腹症保守治疗期间需绝对卧床者…… |
| 二级护理 | 术后稳定期或康复期的患者…… |

团结 奉献 求实创新

外科患者在特级护理分级方面与内科患者相似。但是，在一级和二级护理分级中均体现了围术期的特点。多数患者手术当日护理级别会有改变，到了术后稳定期或康复期会迎来又一次的变化。因此，需要各位医护人员根据患者围术期疾病和自理能力变化及时调整

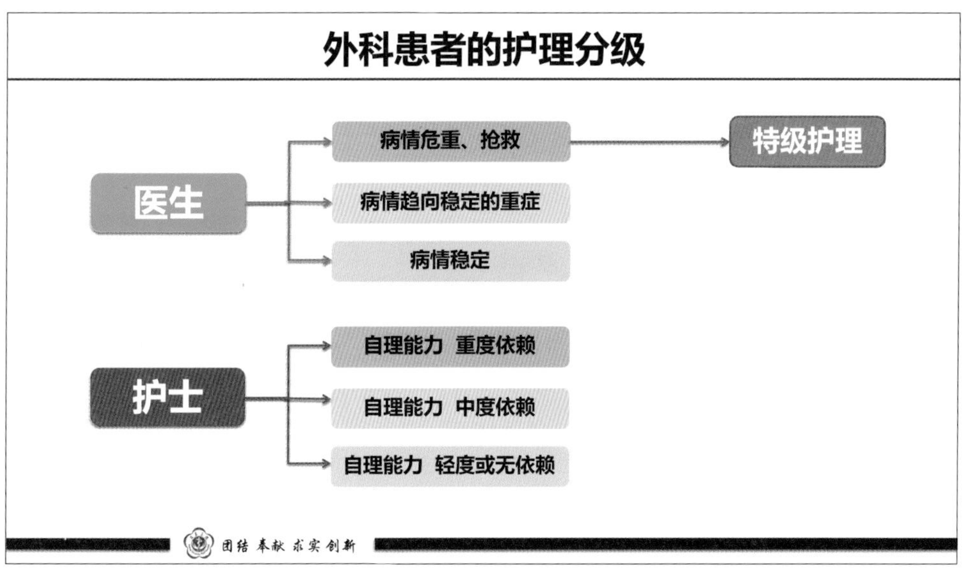


患者病情由医生判断，可以分为以上三个等级，自理能力由护士判断，也可以分为三个等级。特级护理主要是根据患者病情由医生判断，病情危重、抢救的患者为特级护理，此时自理能力不作为考虑依据

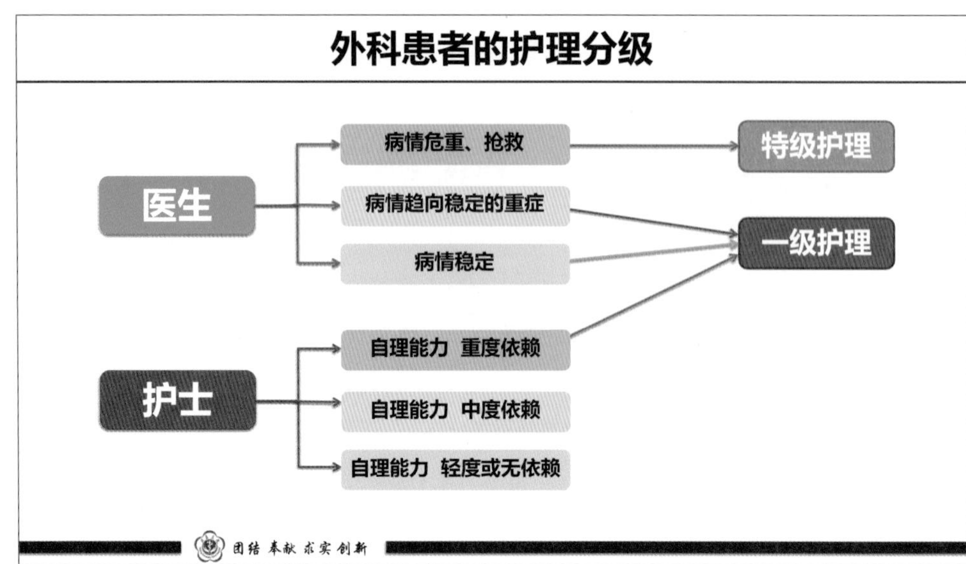

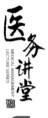

一级护理主要是根据患者病情和自理能力，需要由医生和护士共同判断。病情趋向稳定的重症患者均为一级护理。此外，自理能力重度依赖的患者为一级护理，包括病情趋向稳定的重症和病情稳定的患者

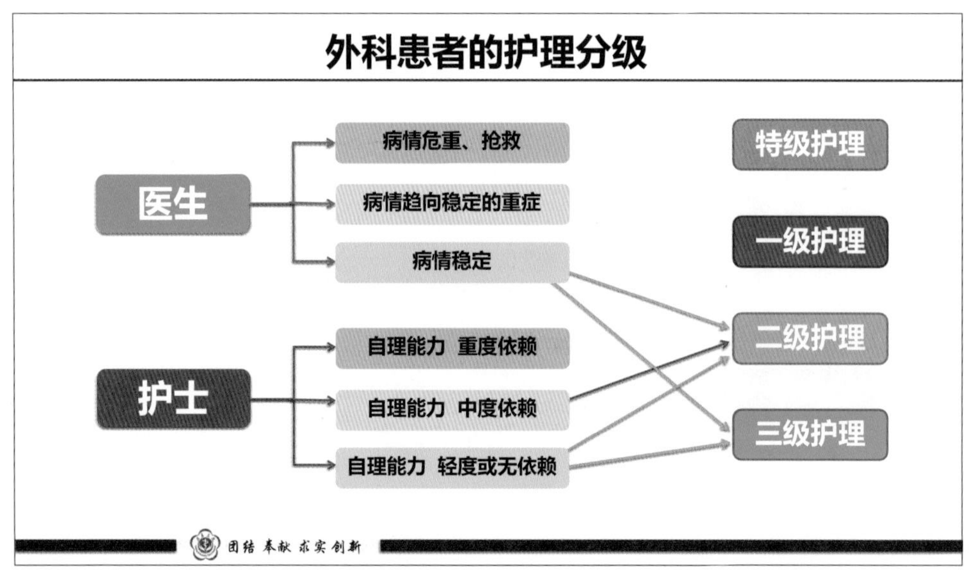


二级护理主要是病情稳定、自理能力中度依赖的患者，多为术后稳定期或康复期患者。三级护理主要是病情稳定同时自理能力轻度或无依赖患者，在我院多为择期手术术前患者。对于存在一定术后并发症风险的患者，即使自理能力为轻度依赖，也需要按照二级护理给予照护，具体需要由医护人员共同判定

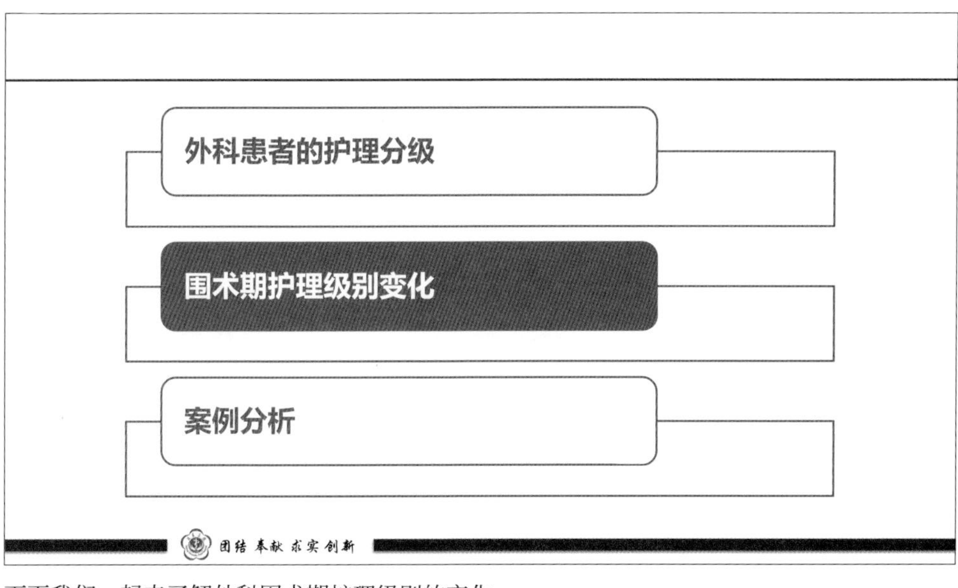


下面我们一起来了解外科围术期护理级别的变化

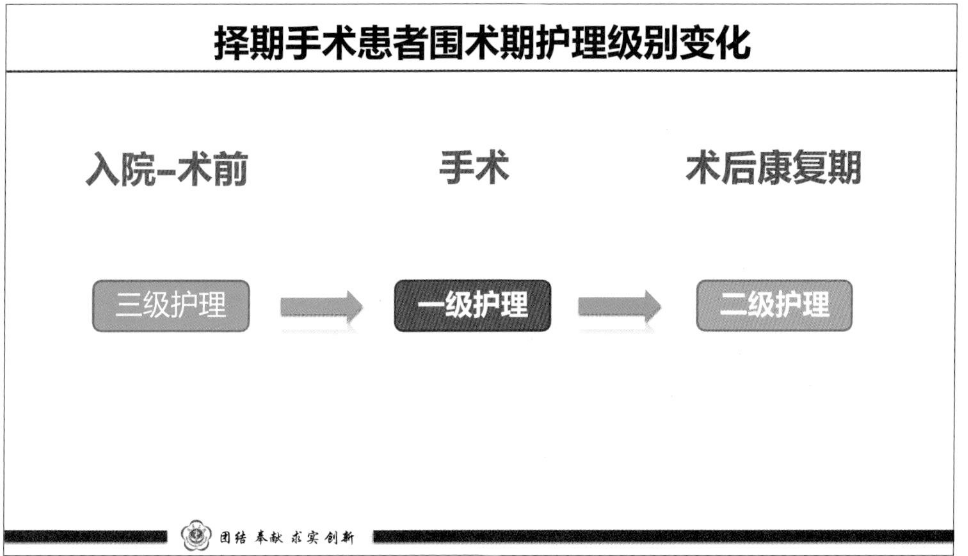


外科择期手术患者由入院到术前阶段多为三级护理。手术当日护理级别根据不同手术风险等级进行调整，多数情况下护理级别会更改为一级护理。术后康复期，随着病情稳定更改为二级护理

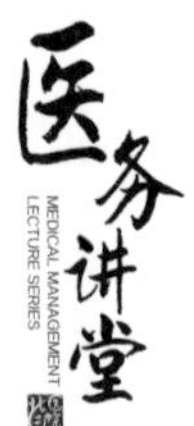




## 急症入院患者围术期护理级别变化

入院–术前　　手术　　术后康复期

一级护理 / 二级护理 → 一级护理 → 二级护理

团结 奉献 求实 创新

急诊入院患者，因病情原因，入院就可能定级为一级护理或二级护理。随着手术的顺利开展，会和择期手术一样经历护理级别的调整

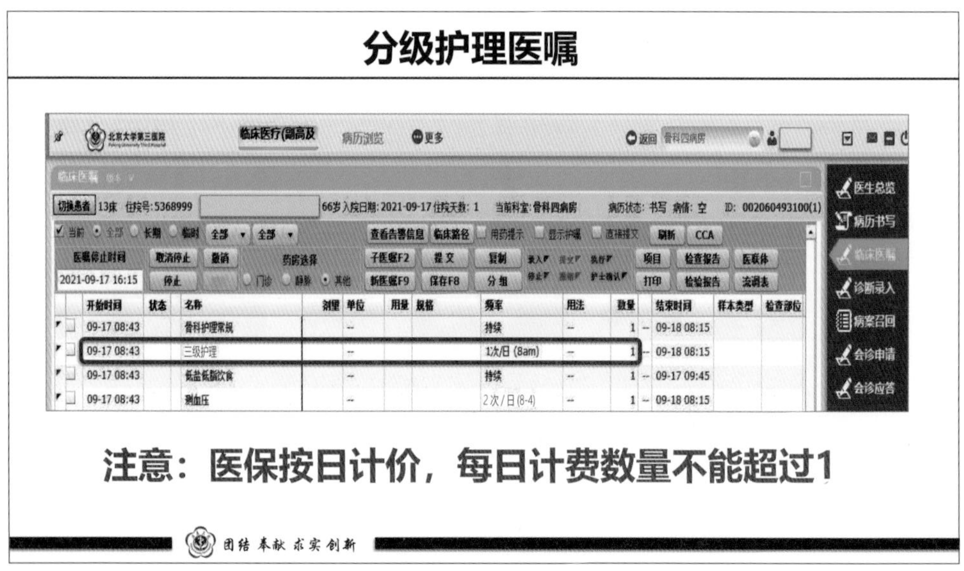


以上为具体开具医嘱的方法。需要注意的是该医嘱为医保按日计价项目，每日计费数量不能超过1

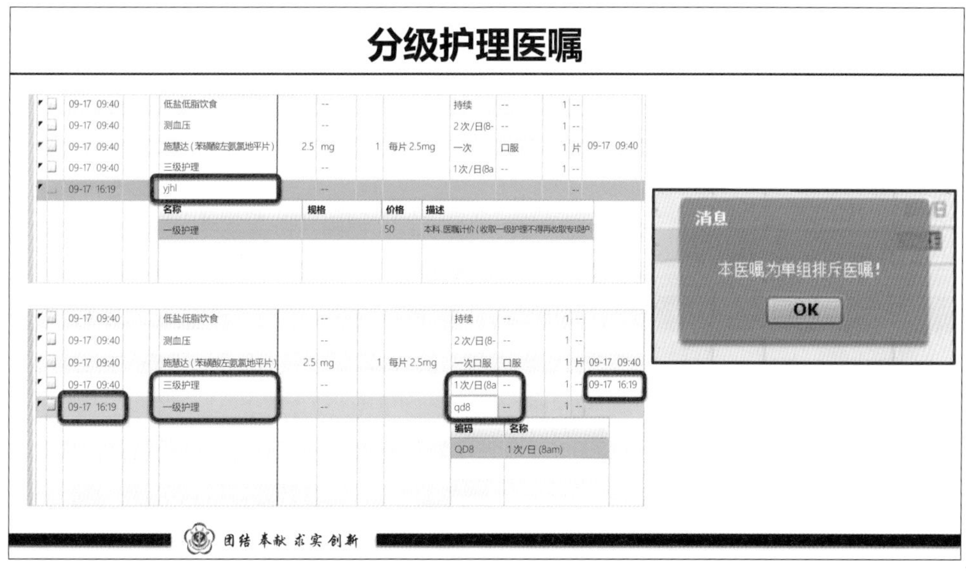


同一时间只能有一种护理分级情况，我们的系统在医生提交医嘱时会有单组排斥的提醒。此时系统会自动停止上一条医嘱，停止的时间就是新医嘱的开始时间

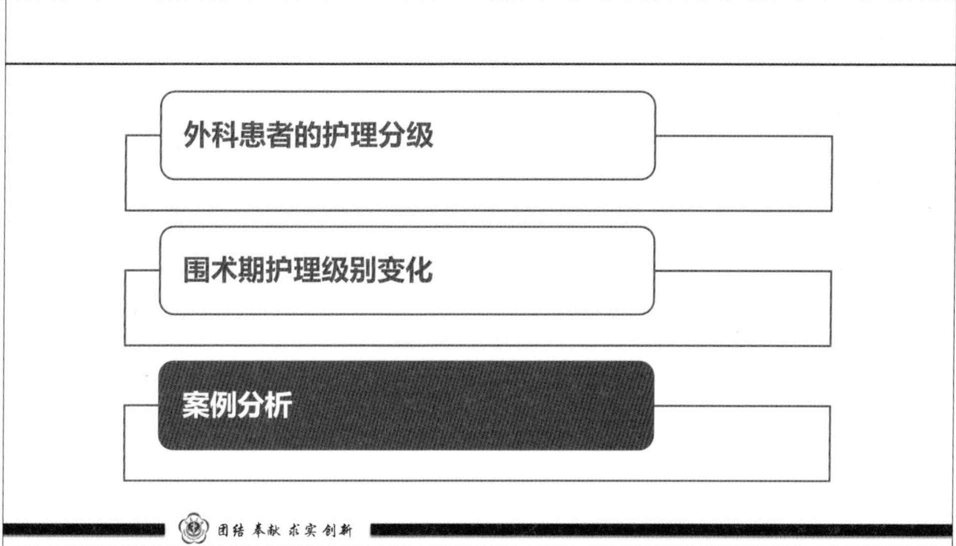


通过简单的案例，让我们实践一下

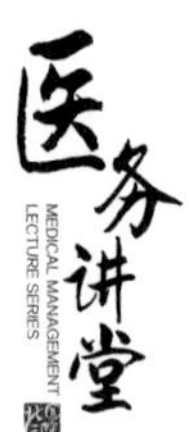




## 案例分析

| 病房：骨四 | 床号：17 | 姓名：王*琴 | |
|---|---|---|---|
| 性别：女 | 年龄：58 | 民族：汉族 | 文化程度：中学 |
| 职业：农民 | 籍贯：北京 | 婚姻状况：已婚 | 费用支付方式：医保 |
| 信仰：无 | 入院方式：步行 | 入院时间：2020年1月6日 | |
| 入院诊断： | 脊髓型颈椎病 | | |
| 主管医生：范医生 | 主管护士：朱护士 | 入院ADL：100 | |

**护理级别：三级护理**

团结 奉献 求实 创新

医生依据本例患者入院时的基本情况，判断患者病情稳定，那么自理能力如何评估？需要依据患者入院时的日常生活活动能力（ADL）评估结果进行判断，由此确定护理级别为三级护理

## 日常生活活动能力(ADL)

### 日常生活活动能力

(activities of daily living, ADL)

- Barthel 指数

| 自理能力等级 | BI得分范围 | 需要照护程度 |
|---|---|---|
| 重度依赖 | ≤40分 | 全部需要他人照顾 |
| 中度依赖 | 41~60分 | 大部分需要他人照顾 |
| 轻度依赖 | 61~99分 | 部分需要他人照顾 |
| 无需依赖 | 100分 | 无需他人照顾 |

**Barthel指数评定量表**

*评估项目*

| | | | | |
|---|---|---|---|---|
| 进食 | ☑ 完全独立 | ☐ 需部分帮助 | ☐ 需极大帮助 | ☐ 完全帮助 |
| 洗澡 | ☑ 完全独立 | ☐ 需部分帮助 | ☐ 需极大帮助 | ☐ 完全帮助 |
| 修饰 | ☑ 完全独立 | ☐ 需部分帮助 | ☐ 需极大帮助 | ☐ 完全帮助 |
| 穿衣 | ☑ 完全独立 | ☐ 需部分帮助 | ☐ 需极大帮助 | ☐ 完全帮助 |
| 控制大便 | ☑ 完全独立 | ☐ 需部分帮助 | ☐ 需极大帮助 | ☐ 完全帮助 |
| 控制小便 | ☑ 完全独立 | ☐ 需部分帮助 | ☐ 需极大帮助 | ☐ 完全帮助 |
| 如厕 | ☑ 完全独立 | ☐ 需部分帮助 | ☐ 需极大帮助 | ☐ 完全帮助 |
| 床椅转移 | ☑ 完全独立 | ☐ 需部分帮助 | ☐ 需极大帮助 | ☐ 完全帮助 |
| 平地行走 | ☑ 完全独立 | ☐ 需部分帮助 | ☐ 需极大帮助 | ☐ 完全帮助 |
| 上下楼梯 | ☑ 完全独立 | ☐ 需部分帮助 | ☐ 需极大帮助 | ☐ 完全帮助 |

*信息汇总*

总分 100 ☑ 入院评估 ☐ 出院评估

☐ 一、评分细则

☑ 二、评分标准

1. 总分：将各项得分相加即为总分。
2. 分级：

0 =生活自理：100分，日常生活活动能力良好，不需他人帮助；

1=轻度功能障碍：61~99分，能独立完成部分日常活动，但需一定帮助；

2=中度功能障碍：41~60分，需要极大帮助才能完成日常生活活动；

3=重度功能障碍：≤40分，大部分日常生活活动不能完成或完全需人照料。

☐ 三、评分频率要求

团结 奉献 求实 创新

日常生活活动能力（ADL）评估作为常规评估项目，在患者入院和出院时由责任护士评估，并自动提取进入住院患者病案首页。评估内容包括每日生活中穿衣、进食、保持个人卫生等自理活动和坐、站、行走等身体活动有关的基本活动的能力，北京大学第三医院统一使用 Barthel 指数（BI）来评估。护士通过具体得分来进行自理能力等级划分，具体分为以上 4 个等级

## 案例分析

### 手术

- 手术名称：**前路C4-7椎间盘切除，C5、C6椎体次全切术，OPLL块切除，C4-7 3D打印人工椎体植骨融合，C4-7钛板内固定手术**
- 术中出血量：**100ml**

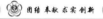

**护理级别：一级护理**

专业 温馨 尊重 成长

术后护理记录

1月7日 11:45

| 体温 | 脉搏 | 血压 | $SpO_2$ |
| --- | --- | --- | --- |
| 36.5°C | 64 次/分 | 138/83mmHg | 100% |

患者神志清楚，声音无嘶哑，饮水无呛咳。伤口敷料表面干燥，负压引流通畅，为暗红色血性液，外接引流球。四肢自主活动好，双下肢无肿胀，双足背动脉搏动可触及，左右一致。

| ADL | Braden | Caprini | 疼痛评分 | 非计划性拔管评分 |
| --- | --- | --- | --- | --- |
| 20 | 17 | 4 | 2 | 2 |

团结 奉献 求实 创新

回到案例，以上为患者手术信息及术后护理记录。根据信息可以判断得出患者术后病情趋于稳定，ADL 评分为重度依赖，因此判定为一级护理

## 案例分析

### 术后第2天

- 伤口引流量：**20ml**
- **由医生拔除伤口引流管**

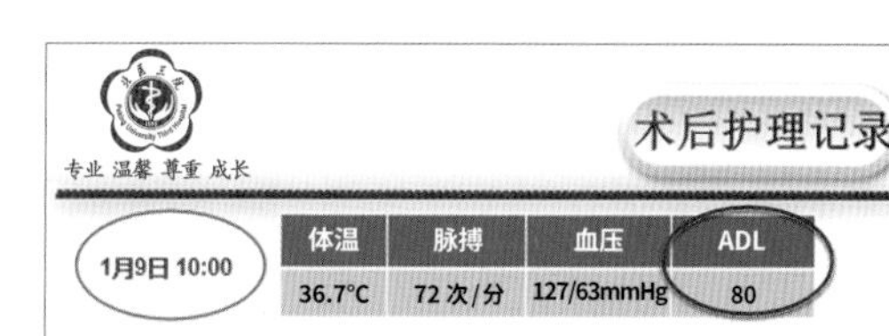

专业 温馨 尊重 成长

术后护理记录

1月9日 10:00

| 体温 | 脉搏 | 血压 | ADL |
| --- | --- | --- | --- |
| 36.7°C | 72 次/分 | 127/63mmHg | 80 |

患者神志清楚，声音无嘶哑，饮水无呛咳。伤口敷料表面干燥。四肢自主活动好，肌力Ⅴ级，双下肢无肿胀，双足背动脉搏动可触及，左右一致。患者已下床活动，步态正常，向患者讲解预防跌倒相关知识，表示理解。

**护理级别：二级护理**

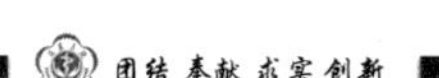


患者术后第 2 天，由医生拔除伤口引流管，但仍有发生血肿的风险，不能算是病情稳定的状态。同时 ADL 评估为轻度依赖，因此通过医生护士的共同判断，护理级别调整为二级护理

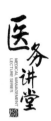

## 分级护理中的医护配合

| | 医护共同评估 | 携手患者管理 |
|---|---|---|
| 特级护理 | 病情危重、随时抢救 | 严密监护病情 |
| 一级护理 | 病情趋向稳定的重症 | 每1h观察病情 |
| 二级护理 | 病情稳定仍需卧床 | 每2h观察病情 |
| 三级护理 | 病情稳定生活完全自理 | 每3h观察病情 |

团结 奉献 求实 创新

分级护理制度是需要医护协作执行的医疗质量安全核心制度，需要我们共同评估、携手患者管理，从而保障患者的围术期安全

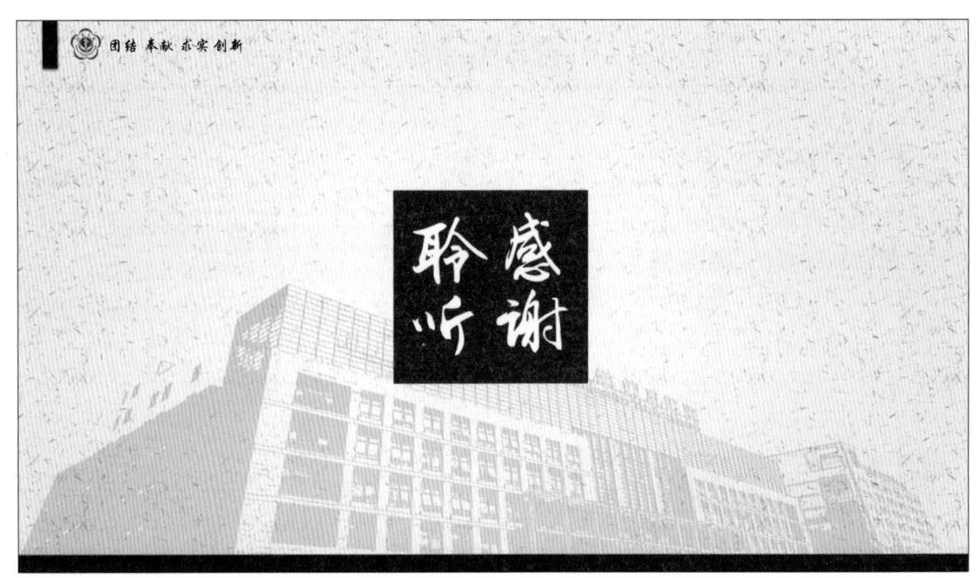

medical management lecture series 医务讲堂

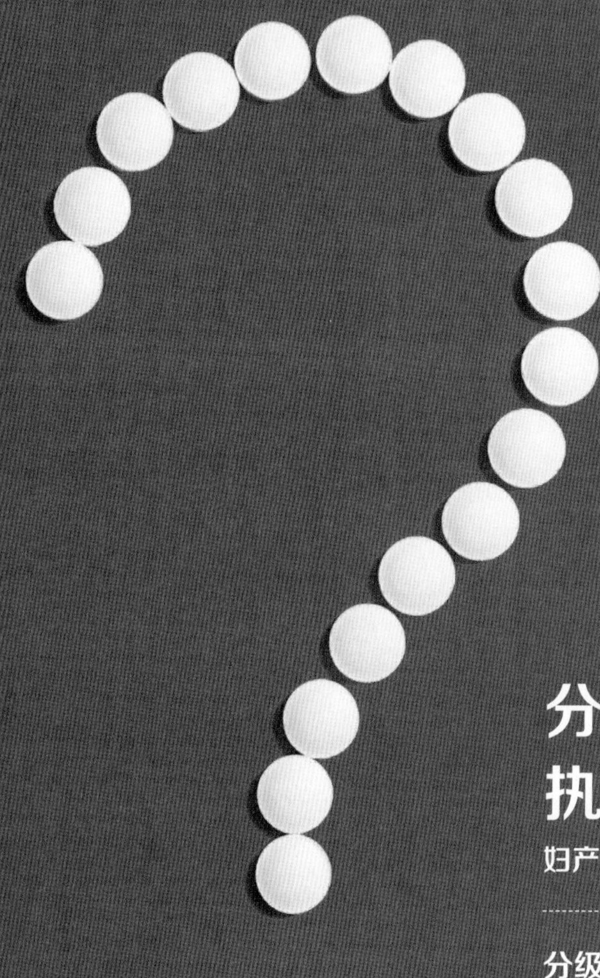

# 分级护理制度的执行——妇产科

妇产科 赵 艳

分级护理制度在妇产科中的执行
妊娠风险评估及管理与分级护理
孕产妇在非产科病房住院的特别提醒

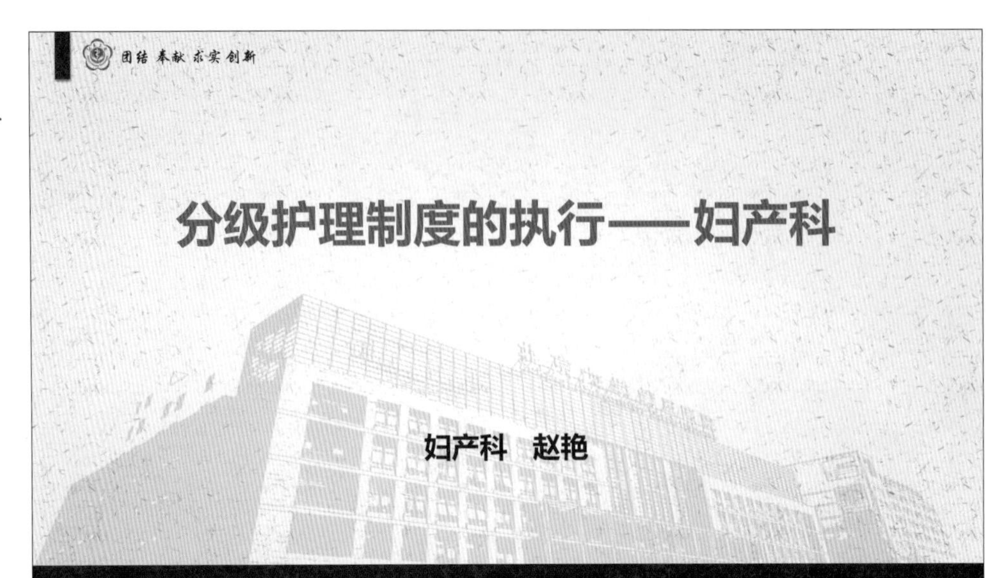

团结 奉献 求实 创新
分级护理制度的执行——妇产科
妇产科 赵艳


感谢医务处和护理部老师搭建的培训平台，我是产科一病房护士长赵艳。在讲解制度前，我想先介绍一下妇产科工作的两个特点：一、服务对象都是女性，而女性会有一个特殊的时期，就是孕产期，所以本部分内容中会有一部分是关于孕产期评估；二、对于妇科和产科手术患者来说，我们都具有外科系统的特性，但对于存在合并症的孕产妇来说，我们又同时具有内科系统特性，这也是妇产科在制度执行中需要关注的地方

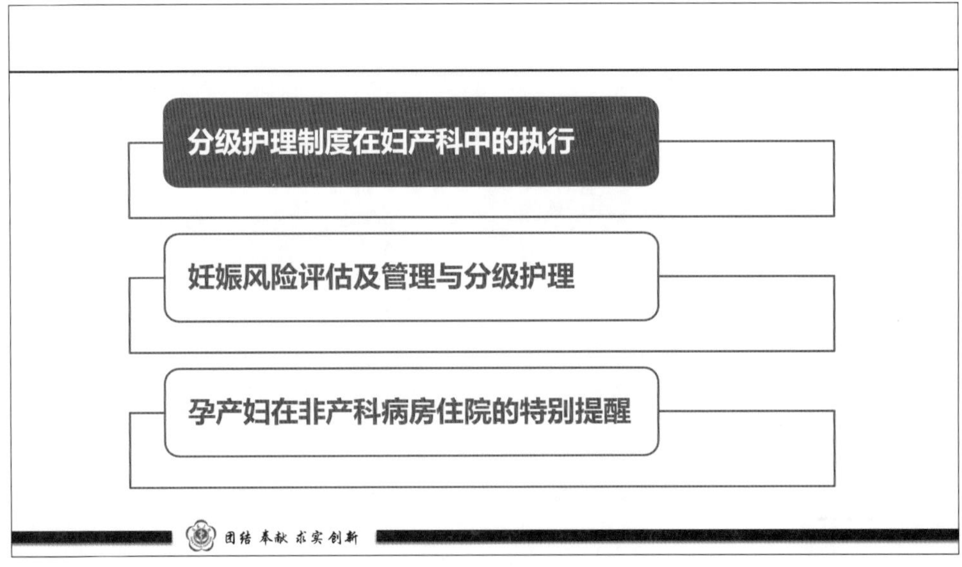


下面我们来看分级护理制度在妇产科中的执行

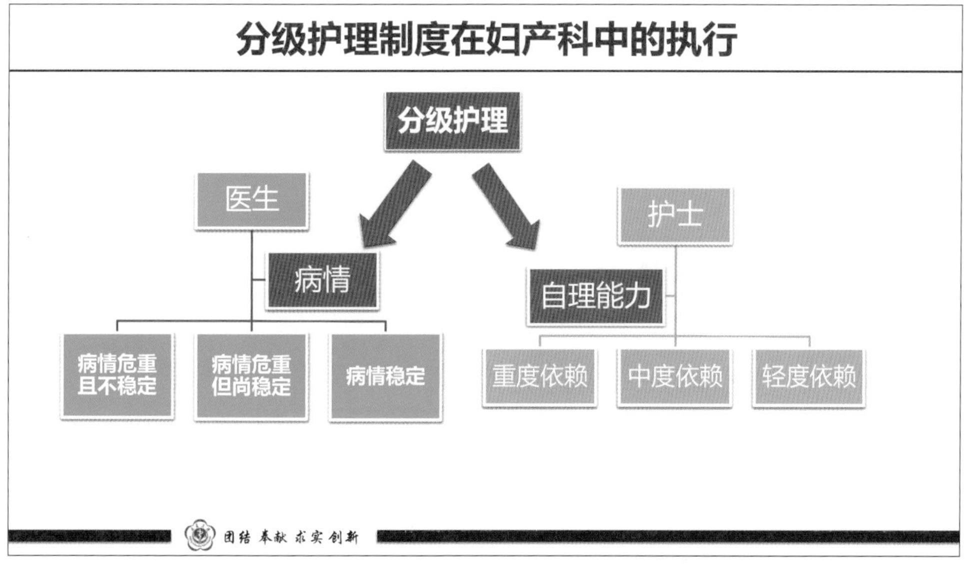


这张图显示了如何进行医护配合，根据患者的病情和自理能力来综合判定护理级别

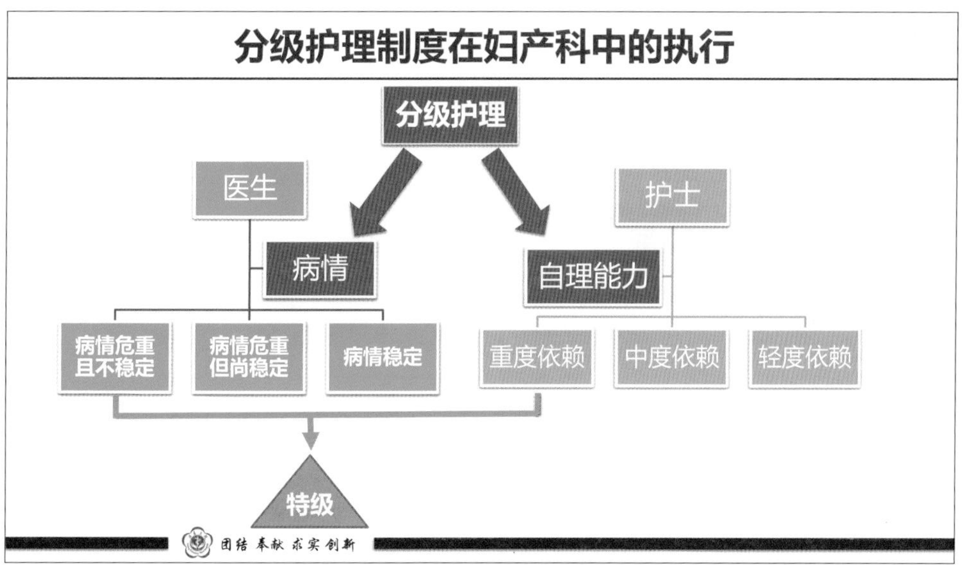


当患者病情危重且不稳定时，其自理能力肯定也是重度依赖的，此时应为特级护理

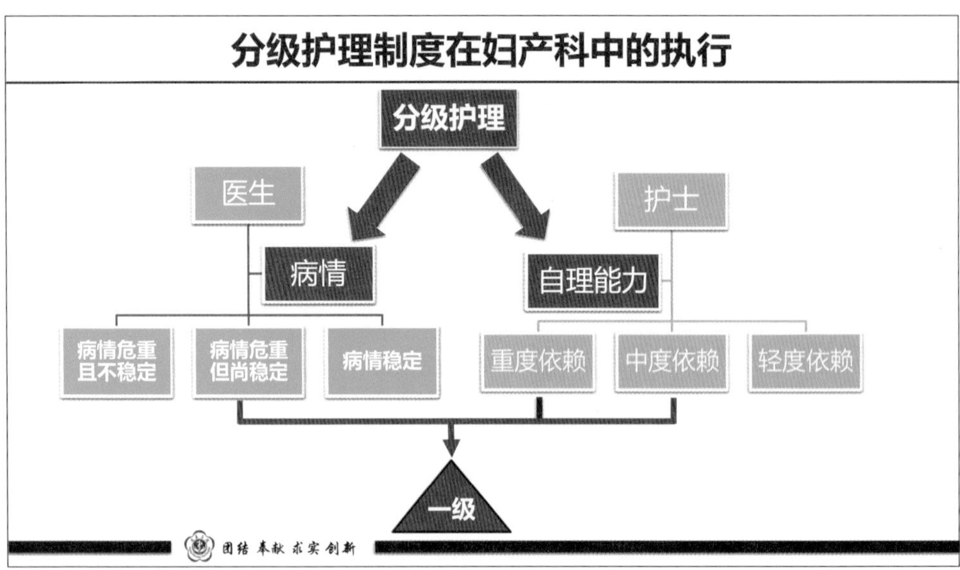


如果患者病情危重但尚稳定，自理能力是重度依赖或者是中度依赖，此时应为一级护理

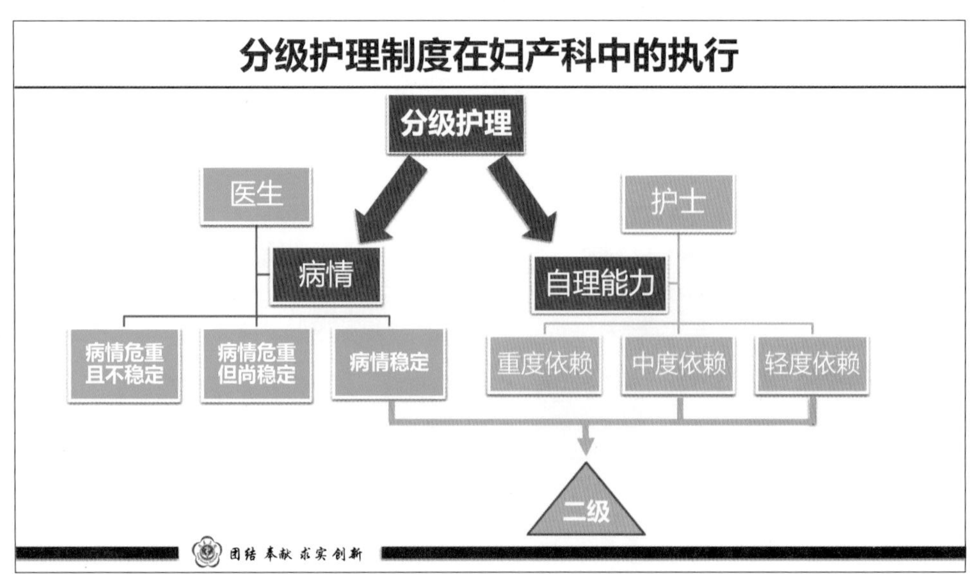


如果患者病情稳定，自理能力是中度依赖或者是轻度依赖，此时应为二级护理

## 分级护理制度在妇科中的执行

| 护理级别 | 妇科疾病 |
| --- | --- |
| 特级护理 | 恶性肿瘤或疑难复杂手术后、感染中毒性休克、失血性休克、肺栓塞 |
| 一级护理 | 恶性肿瘤或疑难复杂手术后病情稳定期<br>宫外孕腹腔内出血等急腹症、宫外孕保守治疗患者<br>恶性肿瘤行化疗期间<br>腹腔镜/开腹手术后24h内<br>急诊入院 |
| 二级护理 | 择期手术的术前<br>普通腹腔镜/开腹手术24h后，根据病情评估 |

团结 奉献 求实 创新

以上是妇科常见情况的护理级别。这里需要注意的是，妇科急诊入院患者均建议为一级护理

## 分级护理制度在产科中的执行

| 护理级别 | 产科疾病 | 产科合并症 |
| --- | --- | --- |
| 特级护理 | 子痫等严重并发症、严重产后出血、羊水栓塞、失血性休克、感染中毒性休克 | 心力衰竭、肺栓塞、过敏性休克、妊娠合并血小板减少（血小板低于$20\times10^9$/L） |
| 一级护理 | 重度子痫前期、子痫抢救病情趋向稳定时<br>完全性前置胎盘、胎盘植入（10分以上）、前置胎盘有阴道出血者<br>宫颈机能不全需绝对卧床者<br>使用硫酸镁等静脉药物治疗保胎期间<br>妊娠剧吐、肝内胆汁淤积症<br>剖宫产术/阴道分娩后24h内<br>产后出血、产褥感染等<br>急诊入院 | 妊娠合并各种内外科疾病病情较重的，如妊娠合并先天性心脏病（心功能3级以上）<br>下肢静脉血栓、肠梗阻<br>妊娠合并血小板减少（血小板低于$50\times10^9$/L）<br>急诊入院 |
| 二级护理 | 择期剖宫产术24h后、妊娠期高血压、妊娠期蛋白尿 、羊水过多/少、胎心监护可疑、胎儿宫内生长受限 | 妊娠合并糖尿病 |

产科的情况相对比较复杂，这是常见产科情况的护理级别，需要结合产科本身疾病和合并症综合判断。同样，急诊入院的情况下建议一级护理。此外，妊娠合并糖尿病，单纯调整血糖的患者我们可以给予二级护理，但是如果孕妇出现酮症酸中毒或者反复低血糖时，需要提高护理级别为一级护理

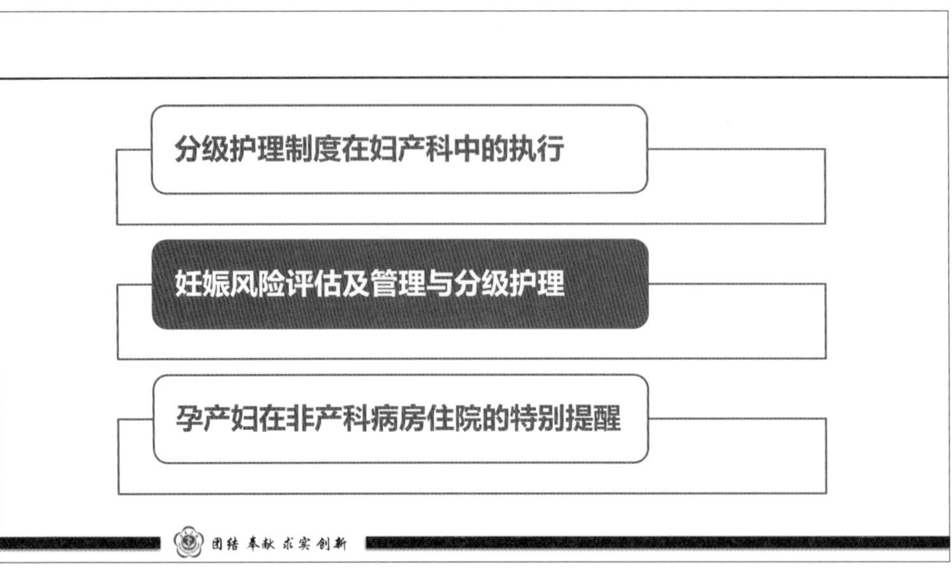


随着我国三孩政策的放开，高龄产妇的比例逐渐增加，保证孕产妇的安全显得尤为重要，接下来我们介绍妊娠风险

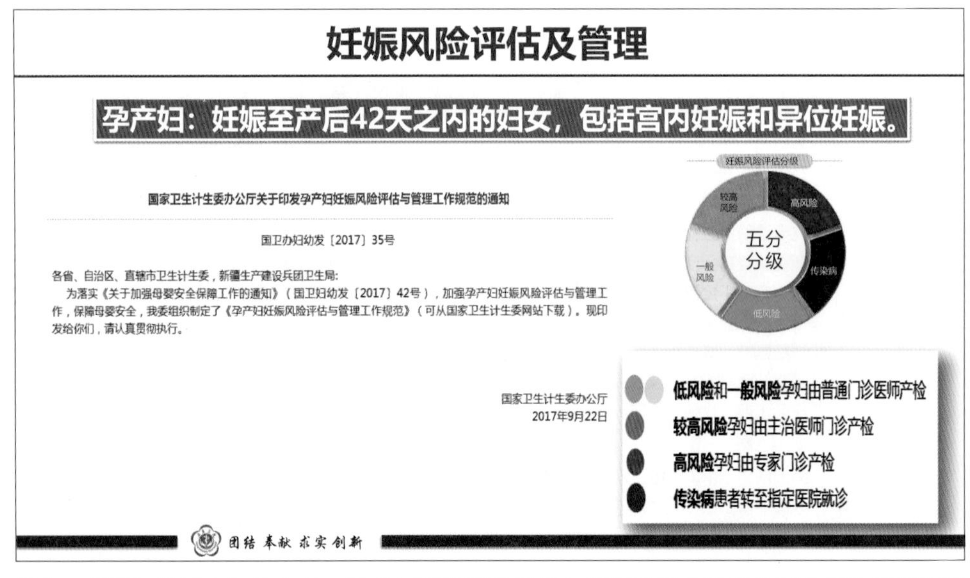
妊娠风险评估及管理
孕产妇：妊娠至产后42天之内的妇女，包括宫内妊娠和异位妊娠。
妊娠风险评估分级
五分分级
高风险
传染病
低风险
一般风险
较高风险
低风险和一般风险孕妇由普通门诊医师产检
较高风险孕妇由主治医师门诊产检
高风险孕妇由专家门诊产检
传染病患者转至指定医院就诊
团结 奉献 求实 创新

国家卫生计生委办公厅关于印发孕产妇妊娠风险评估与管理工作规范的通知

国卫办妇幼发〔2017〕35号

各省、自治区、直辖市卫生计生委，新疆生产建设兵团卫生局：

为落实《关于加强母婴安全保障工作的通知》（国卫妇幼发〔2017〕42号），加强孕产妇妊娠风险评估与管理工作，保障母婴安全，我委组织制定了《孕产妇妊娠风险评估与管理工作规范》（可从国家卫生计生委网站下载）。现印发给你们，请认真贯彻执行。

国家卫生计生委办公厅
2017年9月22日

首先，需要知晓孕产妇的定义。孕产妇妊娠风险评估与管理是指各级各类医疗机构对怀孕至产后 42 天的妇女进行妊娠相关风险的筛查、评估分级和管理，通过及时发现、干预影响妊娠的风险因素，来防范不良妊娠结局，保障母婴安全。妊娠风险评估分级内容非常重要，其中红色高风险的孕妇，是建议在三级综合医院建档分娩的，北京大学第三医院作为北京市及海淀区的危重孕产妇转诊中心，承接了大量的高风险孕产妇就诊治疗

## 北京大学第三医院妊娠风险评估及管理工作

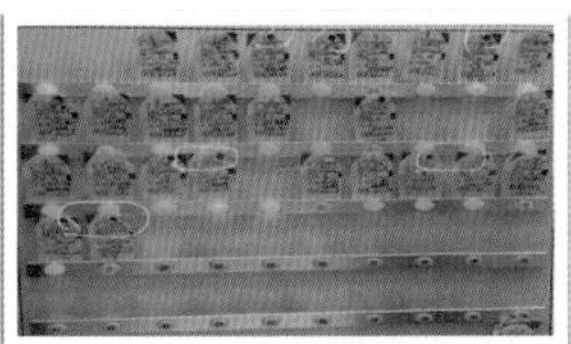

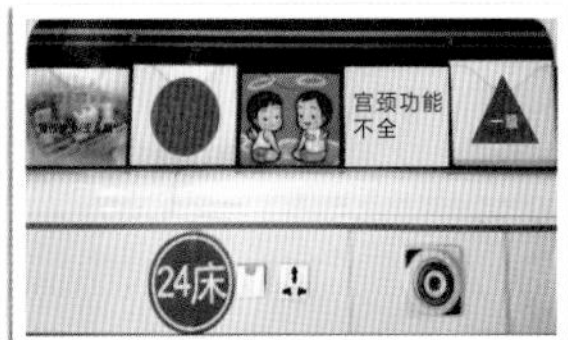


姓名牌和床头卡置醒目标识

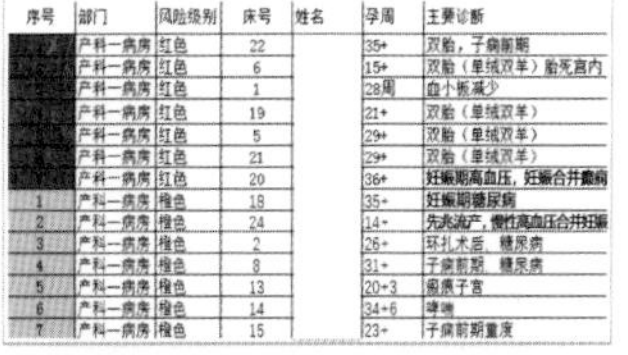

| 序号 | 部门 | 风险级别 | 床号 | 姓名 | 孕周 | 主要诊断 |
|---|---|---|---|---|---|---|
| [illegible] | 产科一病房 | 红色 | 22 | | 35+ | 双胎，子痫前期 |
| [illegible] | 产科一病房 | 红色 | 6 | | 15+ | 双胎（单绒双羊）胎死宫内 |
| [illegible] | 产科一病房 | 红色 | 1 | | 28周 | 血小板减少 |
| [illegible] | 产科一病房 | 红色 | 19 | | 21+ | 双胎（单绒双羊） |
| [illegible] | 产科一病房 | 红色 | 5 | | 29+ | 双胎（单绒双羊） |
| [illegible] | 产科一病房 | 红色 | 21 | | 29+ | 双胎（单绒双羊） |
| [illegible] | 产科一病房 | 红色 | 20 | | 36+ | 妊娠期高血压，妊娠合并癫痫 |
| 1 | 产科一病房 | 橙色 | 18 | | 35+ | 妊娠期糖尿病 |
| 2 | 产科一病房 | 橙色 | 24 | | 14+ | 先兆流产，慢性高血压合并妊娠 |
| 3 | 产科一病房 | 橙色 | 2 | | 26+ | 环扎术后、糖尿病 |
| 4 | 产科一病房 | 橙色 | 8 | | 31+ | 子痫前期、糖尿病 |
| 5 | 产科一病房 | 橙色 | 13 | | 20+3 | 瘢痕子宫 |
| 6 | 产科一病房 | 橙色 | 14 | | 34+6 | 哮喘 |
| 7 | 产科一病房 | 橙色 | 15 | | 23+ | 子痫前期重度 |

危重孕产妇每日统计，医护互通信息

- 孕产妇妊娠风险评估嵌入院内His系统
- 红色和橙色风险床头置醒目标识
- 根据病情建立科内的分层管理体系
- 红色风险：三线医师、护士长每日查房
- 红色风险：出院3日内追访

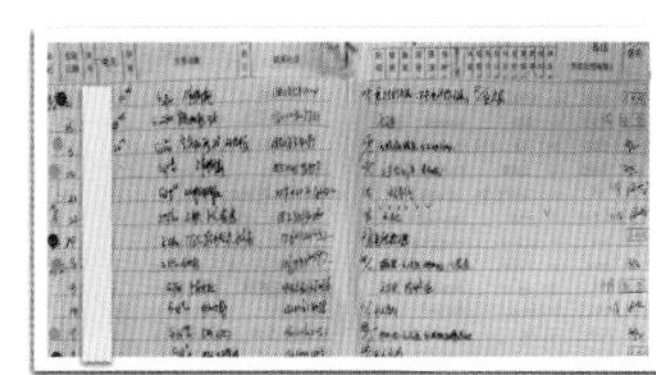

出院随访记录

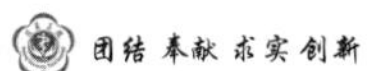


目前，已在北京大学第三医院建档或住院的孕产妇均可以在电子病历系统中评估和查阅妊娠风险等级。患者的姓名牌和床头卡会显示她的风险等级，同时科室会每日上报红色（高）、橙色（较高）风险的患者，由护士长和三线医师每日进行查房，并在出院 3 日内完成追访

## 妊娠风险管理与分级护理

- **高危红色风险**的患者：一级护理
  - 瘢痕子宫伴完全性前置胎盘
  - 瘢痕子宫伴可疑胎盘植入
  - 双胎妊娠（单绒毛膜双羊膜囊）
- **高危橙色风险**的患者：一级/二级护理
  - 年龄≥40岁；体重指数（BMI）≥28kg/m²；哮喘；辅助生育技术助孕

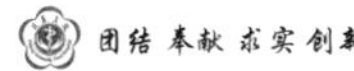


这里要说明的是，孕产妇的一些诊断与护理级别有密切关系。如上所示，红色、橙色两类风险患者对应的护理级别和相应诊断

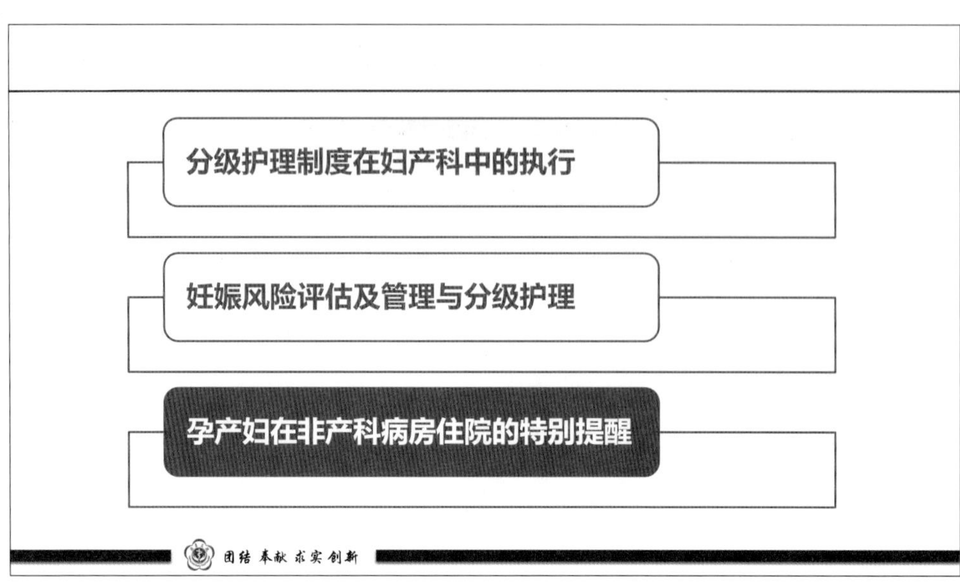


实际工作中，医院除产科以外其他科室也可能会收治孕产妇，所以我整理了一些注意事项

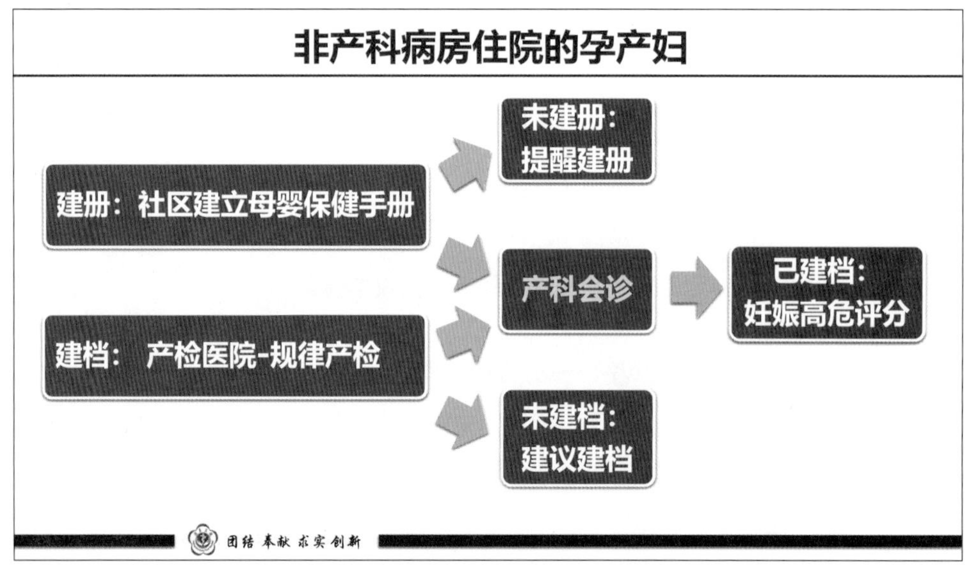


对于孕产妇的管理有两点非常重要，即建册和建档。建册意味着在孕产妇的整个孕期以及产后，都有社区专门的人员进行随访；建档意味着她可以规律产检，从而有对其风险的评估和监测。黄色部分的内容强调，无论患者是否已经建册建档，住院后都要邀请产科会诊

## 非产科病房住院的孕产妇温馨提醒

**致医生**

- ➢ **产科会诊/产科共管**

  本院已建档者须通知产科

- ➢ **急诊入院**：一级护理
- ➢ **高危红色风险**：一级护理
- ➢ **因母体原因不宜继续妊娠者**：一级护理

**参考《北京市孕产妇妊娠风险评估表》**

- 肺动脉高压（≥50mmHg）
- 心功能III级及以上
- 慢性高血压合并严重脏器损害
- 慢性肾脏疾病伴肾功能不全
- 哮喘反复发作
- 嗜铬细胞瘤
- 易栓症、大动脉炎
- 血小板减少（PLT<50×10⁹/L）
- 贫血（血红蛋白<60g/L）
- 再生障碍性贫血

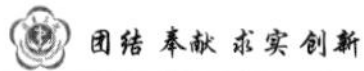


以上是建议为一级护理的情况。同时，也请其他科室的医护人员熟知北京市孕产妇妊娠风险评估表，尤其需要掌握与本科室相关的红色风险高危疾病

## 非产科病房住院的孕产妇温馨提醒

**致护士**

- ➢ **妊娠风险评估及管理**：高危红色风险
- ➢ **关注主诉**：头痛等
- ➢ **生命体征变化**：

  加强医护沟通，提升护理级别

- ➢ **高危红色风险者**：出院3日内追访
- ➢ **必要时请产科护理会诊**

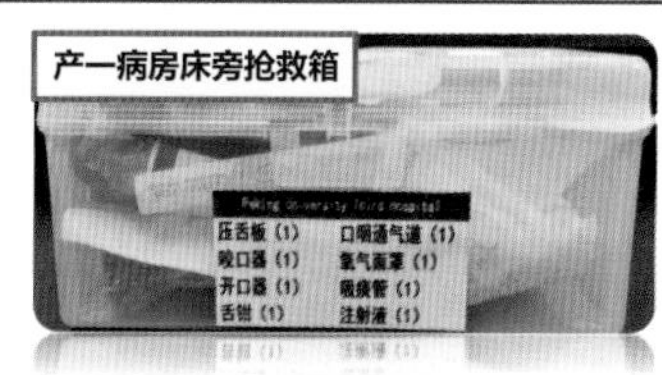


- ➢ 血压>160/110mmHg
- ➢ 产前患者体温升高
- ➢ 心率>110次/分
- ➢ 呼吸>24次/分
- ➢ $SpO_2$<95%（未吸氧状态下）

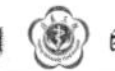


以上是非产科病房的护理团队需要注意的内容。对于出现头痛症状的孕产妇患者，我们会在床旁放置抢救箱，以应对血压波动导致的子痫情况发生。同时，还要关注患者生命体征的变化，具体罗列在表中，出现预警情况需及时与医生沟通，并适当提高护理级别

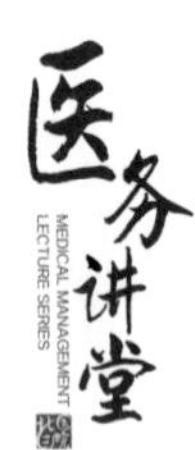



## 分级护理中的医护沟通

| | 产科病房 | 非产科病房 |
|---|---|---|
| 共性问题 | 1.高危红色风险：**一级护理** | |
| | 2. 急诊入院：**一级护理** | |
| | 3. 长期医嘱：**qd**x | |
| 个性问题 | 1. 重度子痫前期术后：次日不常规改成二级 | 1. 是否建册 |
| | 2. 卧床保胎的一级护理患者：会阴擦洗 | 2. 是否建档 |
| | 3. 绝对卧床患者：家属陪住（开医嘱） | 3. 红色风险：3日内追访 |

| | 护嘱名称 | 剂量 | 单位 | 用法 | 频率 | 数量 | 开始时间 |
|---|---|---|---|---|---|---|---|
| 长 | 产科术后护理常规 | | | | Always | 1 | 08-30 11:04 |
| 长 | 术后饮食 | | | | Always | 1 | 08-30 11:04 |
| 长 | 一级护理 | | | | qd12 | 1 | 08-30 11:04 |
| 长 | 记出入量 | | | | qd8 | 1 | 08-30 11:04 |
| 长 | 限制入量 | | | | qd8 | 1 | 08-30 11:04 |

| | 护嘱名称 | 剂量 | 单位 | 用法 | 频率 | 数量 | 开始时间 |
|---|---|---|---|---|---|---|---|
| 长 | 产前护理常规 | | | | Always | 1 | 09-02 11:31 |
| 长 | 糖尿病饮食 | | | | Always | 1 | 09-02 11:31 |
| 长 | 胎心外电子监护20元/次 | | | | bid | 1 | 09-02 11:31 |
| 长 | 胎心外电子监护(不收费) | | | | qd8 | 1 | 09-02 11:31 |
| 长 | 一级护理 | | | | qd8 | 1 | 09-02 11:31 |

团结 奉献 求实 创新

以上就是总结内容，其中高危红色风险患者，病情危重或者病情不稳定时可以升级至特级护理。此外，长期医嘱在（1次/日）qd后填写晚于入科时间的整点时间即可，如qd8、qd12等。对于非产科病房收治的患者，再次强调建册、建档，请产科会诊，以及高危红色风险患者出院3日内的追访

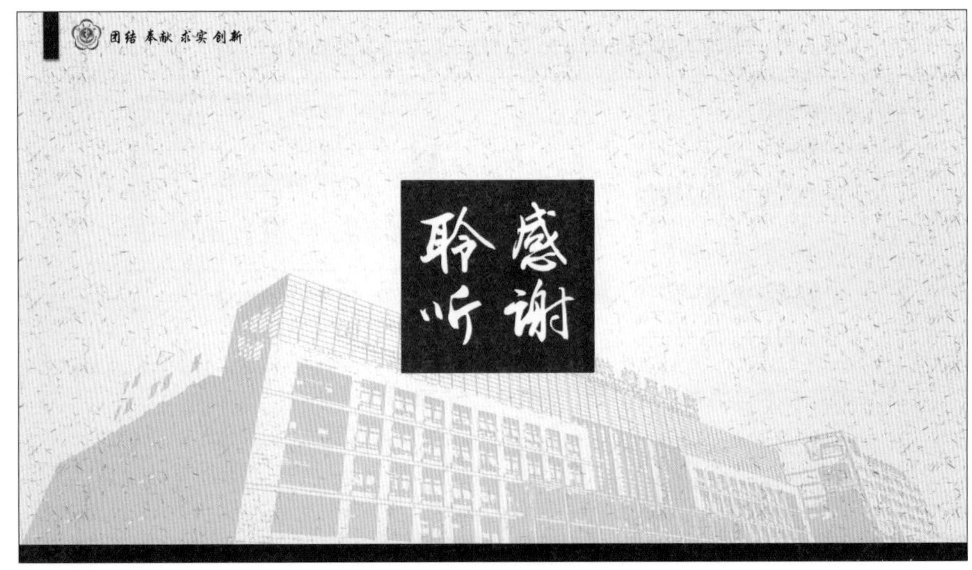

medical management lecture series 医务讲堂

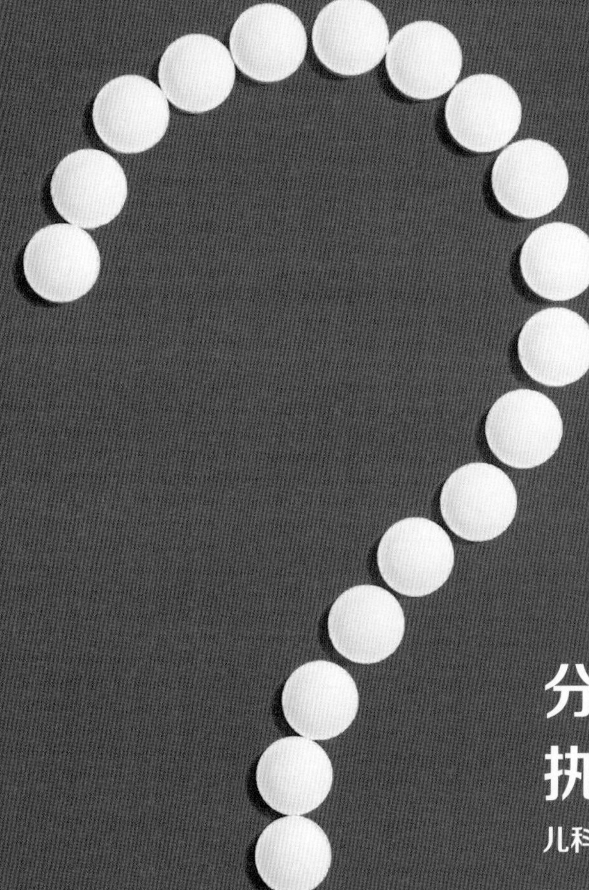

# 分级护理制度的执行——儿科

儿科　王　晶

分级护理方法

儿科患者的护理分级

案例介绍

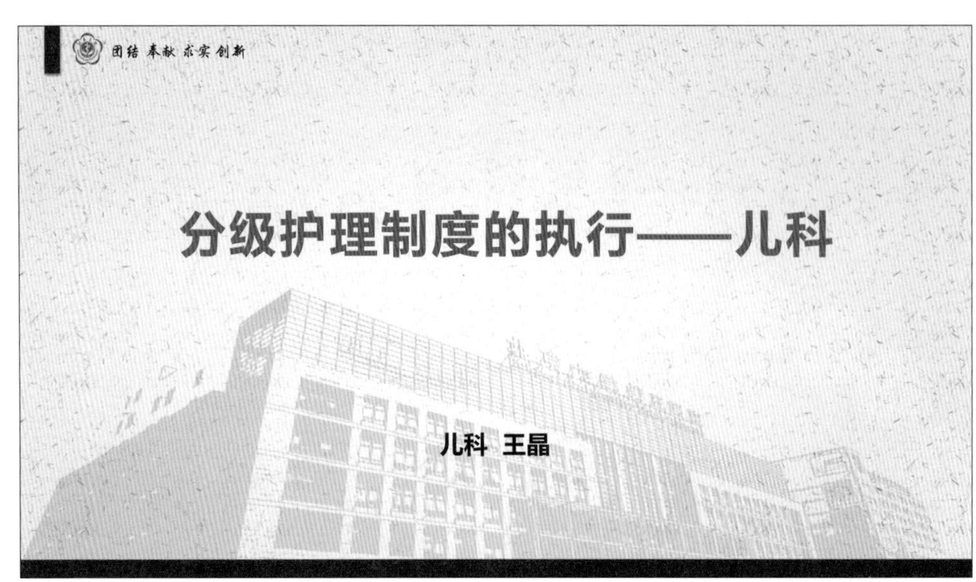
团结 奉献 求实 创新
分级护理制度的执行——儿科
儿科 王晶

各位老师好，我是儿科护士长王晶，非常感谢有这次机会与大家共同分享和学习，今天我分享的内容是儿科护理制度的执行

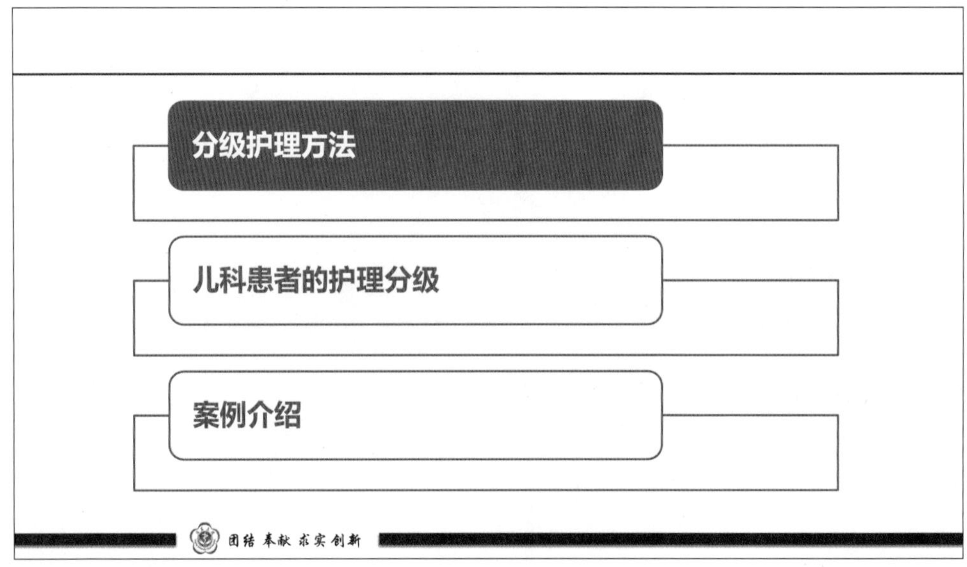


我将从三个方面来分享

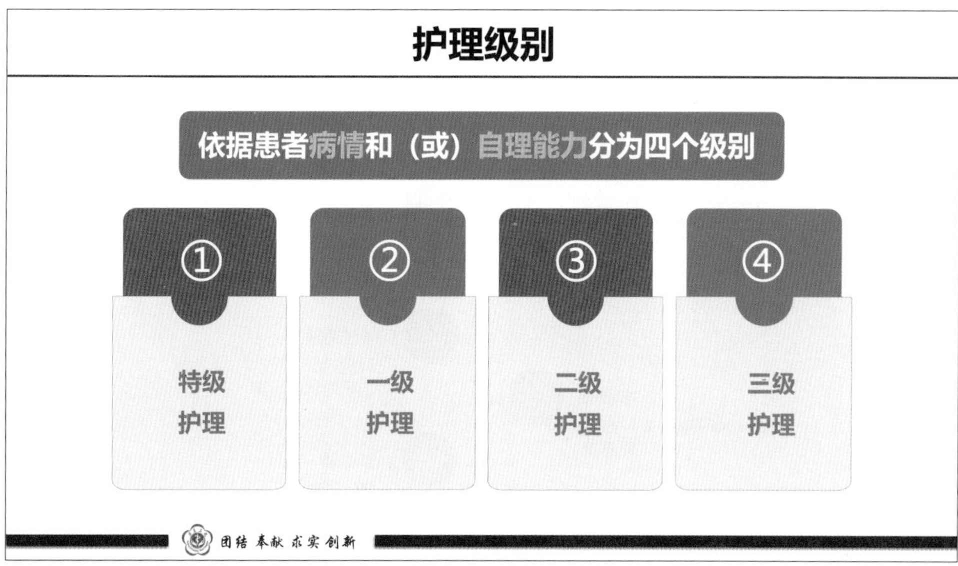
护理级别
依据患者病情和（或）自理能力分为四个级别
①
特级护理
②
一级护理
③
二级护理
④
三级护理
团结 奉献 求实 创新

可能有老师会提出疑问：儿科的护理分级与成人有什么区别？其实是一样的，具体如上

## 分级方法

● 患者**入院后**应根据患者病情严重程度确定**病情等级。**

"住院患者"即因病而入院，故护理级别制订首先由医生确定病情等级，无"病危、或病重"等级描述的患者可根据患者实际情况视其为"病情趋向稳定的病重或病情稳定的康复者"。

● 根据患者Barthel指数总分，确定**自理能力的等级。**

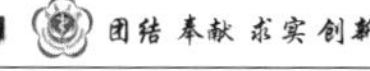
团结 奉献 求实 创新

患者入院后，医生需要确定病情的等级，在此基础上，根据自理能力的评定结果确定护理等级

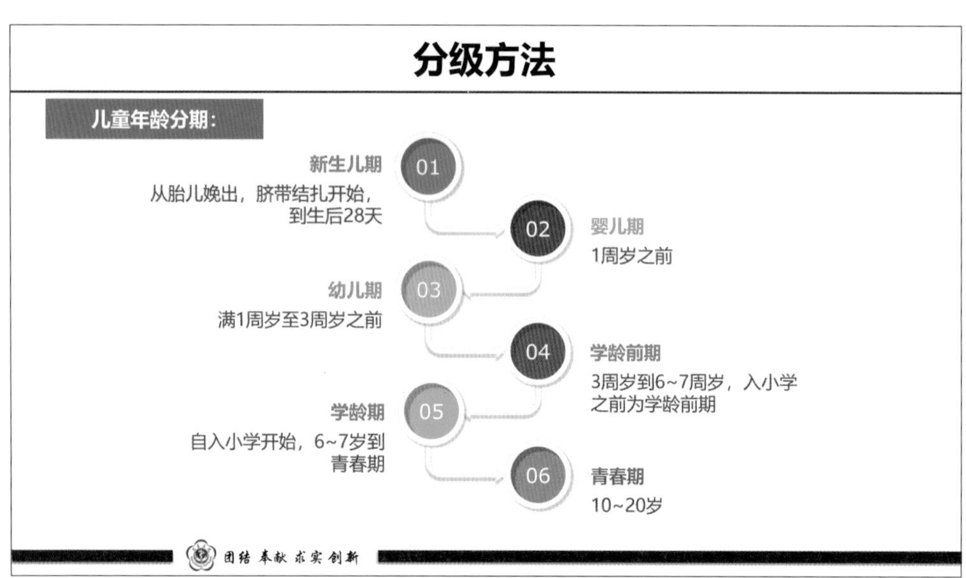
分级方法
儿童年龄分期：
01 新生儿期
从胎儿娩出，脐带结扎开始，到生后28天
02 婴儿期
1周岁之前
03 幼儿期
满1周岁至3周岁之前
04 学龄前期
3周岁到6~7周岁，入小学之前为学龄前期
05 学龄期
自入小学开始，6~7岁到青春期
06 青春期
10~20岁
团结 奉献 求实 创新

儿科收治患者的年龄跨度是相对较大的，包括新生儿期、婴儿期、幼儿期、学龄前期、学龄期，以及青春期。此外，我们的患者还存在一些特定的疾病特点，如起病较急、进展较快、突发事件较多等

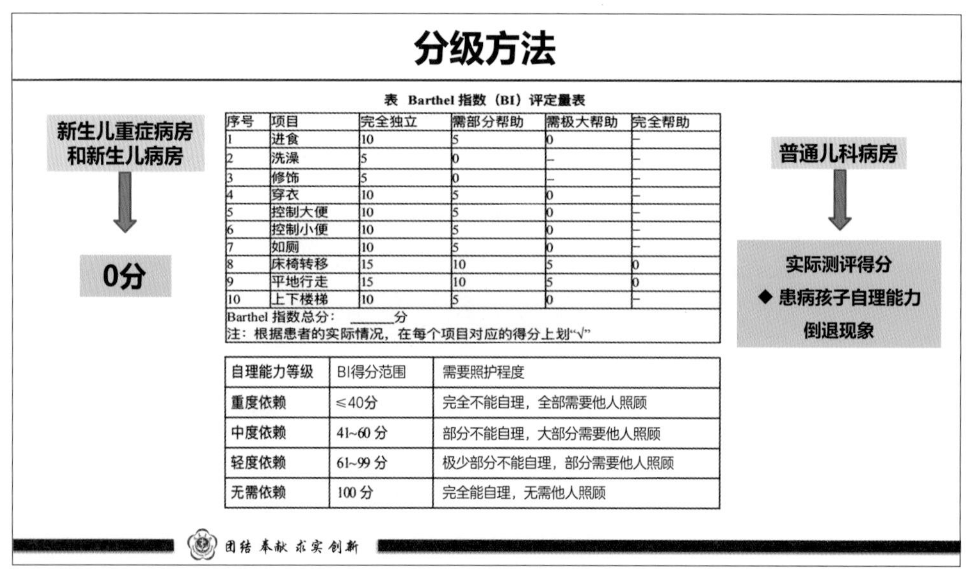
分级方法
新生儿重症病房和新生儿病房
0分
普通儿科病房
实际测评得分
◆ 患病孩子自理能力倒退现象
团结 奉献 求实 创新

表 Barthel 指数（BI）评定量表

| 序号 | 项目 | 完全独立 | 需部分帮助 | 需极大帮助 | 完全帮助 |
|---|---|---|---|---|---|
| 1 | 进食 | 10 | 5 | 0 | – |
| 2 | 洗澡 | 5 | 0 | – | – |
| 3 | 修饰 | 5 | 0 | – | – |
| 4 | 穿衣 | 10 | 5 | 0 | – |
| 5 | 控制大便 | 10 | 5 | 0 | – |
| 6 | 控制小便 | 10 | 5 | 0 | – |
| 7 | 如厕 | 10 | 5 | 0 | – |
| 8 | 床椅转移 | 15 | 10 | 5 | 0 |
| 9 | 平地行走 | 15 | 10 | 5 | 0 |
| 10 | 上下楼梯 | 10 | 5 | 0 | – |

Barthel 指数总分：______分

注：根据患者的实际情况，在每个项目对应的得分上划"√"

| 自理能力等级 | BI得分范围 | 需要照护程度 |
|---|---|---|
| 重度依赖 | ≤40分 | 完全不能自理，全部需要他人照顾 |
| 中度依赖 | 41~60 分 | 部分不能自理，大部分需要他人照顾 |
| 轻度依赖 | 61~99 分 | 极少部分不能自理，部分需要他人照顾 |
| 无需依赖 | 100 分 | 完全能自理，无需他人照顾 |

新生儿患者的 BI 评分为 0 分。收治在普通儿科病房的患者则实际测评其自理能力，一般来讲，患病的孩子会出现自理能力倒退的现象，因此需要一个实际的测评

## 分级方法

- 患者**入院后**应根据患者病情严重程度确定**病情等级**。
- 根据患者Barthel指数总分，确定**自理能力的等级**。
- 依据**病情等级**和（或）**自理能力等级**，确定患者**护理分级**。
- 临床医护人员应根据患者的病情和自理能力的变化**动态调整**患者护理级别。

- 动态调整必须结合病情和（或）自理能力综合考虑
- 因“变化”而调整，体现“动态”，无时间、频率的限制
- 病情和（或）自理能力的任意一项变化均需重新评估后及时调整至与病情和（或）自理能力相对应的护理级别

团结 奉献 求实 创新

以上为具体分级方法，强调综合考虑、动态调整

分级护理方法

**儿科患者的护理分级**

案例介绍

团结 奉献 求实 创新

下面具体来看儿科患者的护理分级

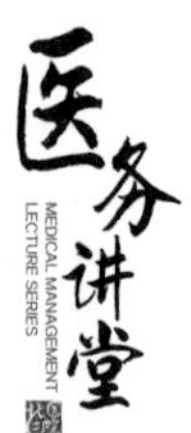


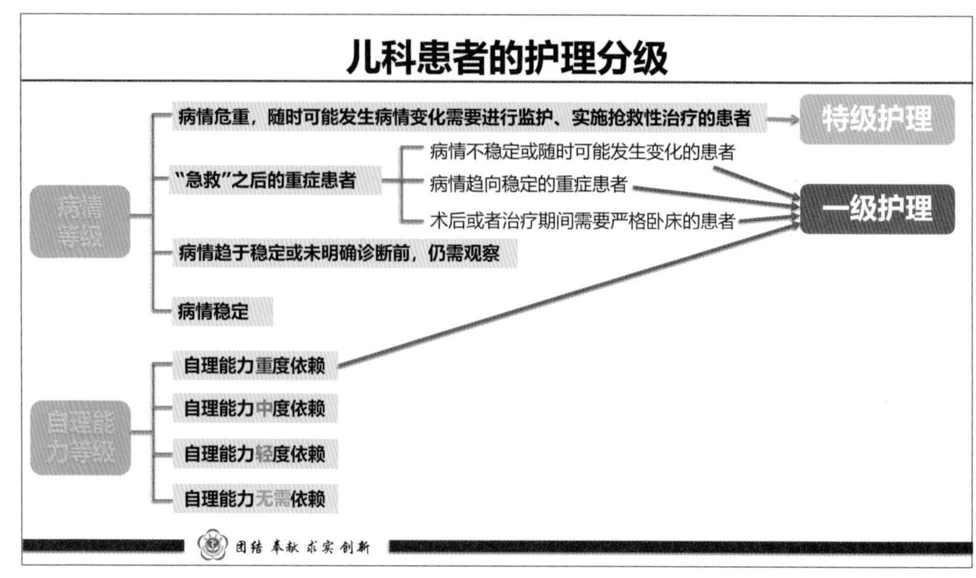


特级护理、一级护理定义

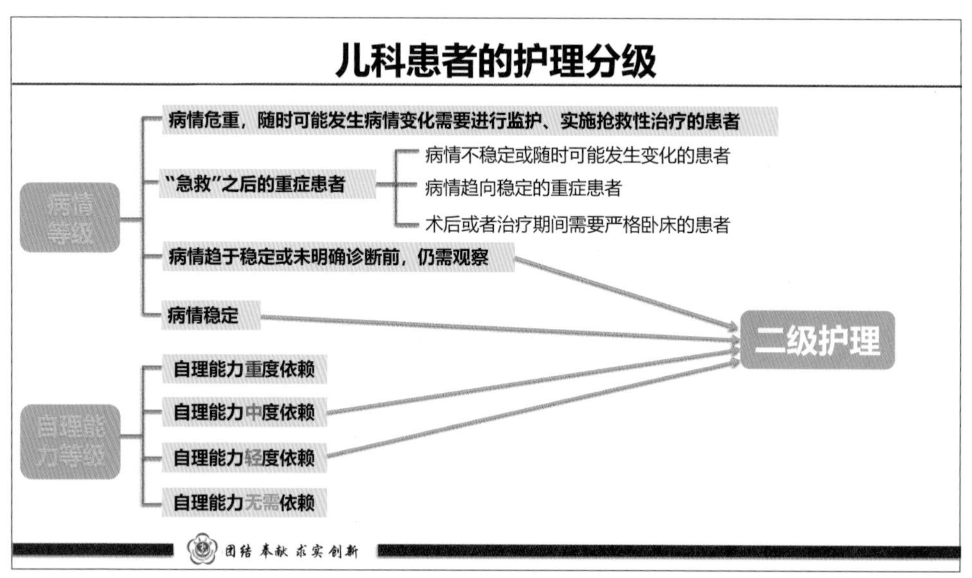


二级护理定义

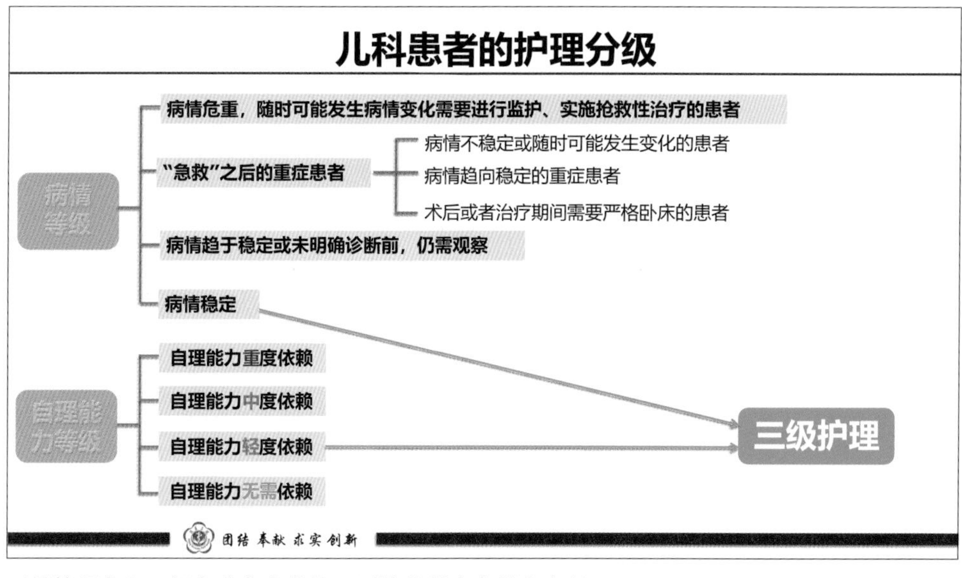


三级护理定义，但在北京大学第三医院儿科病房很少出现

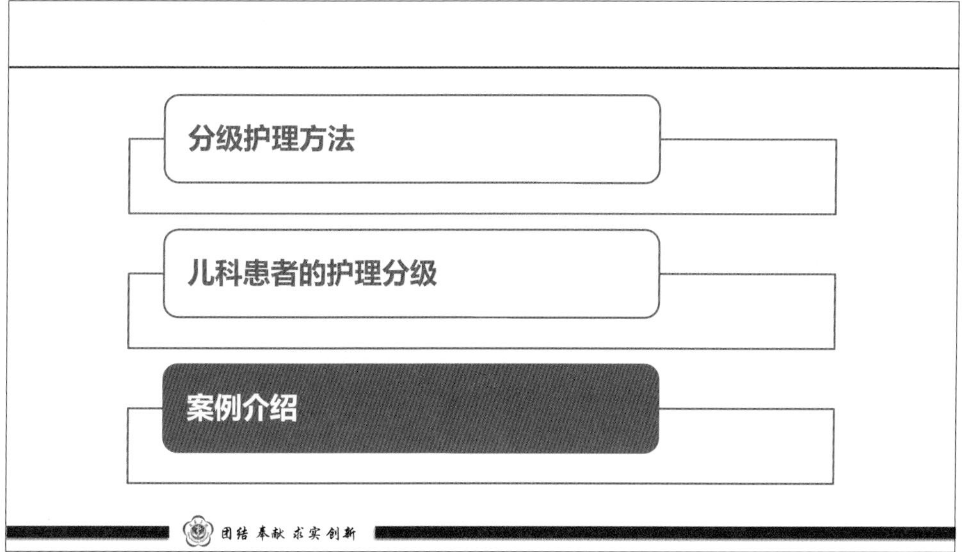


最后给大家介绍一个案例

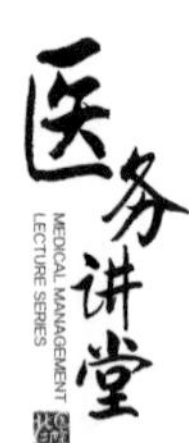




## 案例介绍

| 病房：儿普 | 床号：1 | 姓名：陈** | |
|---|---|---|---|
| 性别：女 | 年龄：8 | 民族：汉族 | 文化程度：小学 |
| 职业：学生 | 籍贯：北京 | 婚姻状况：未婚 | 费用支付方式：医保 |
| 信仰：无 | 入院方式：步行 | 入院时间：2020年3月8日 | |
| 入院诊断：便血待查 | | | |
| 主管医生：王医生 | 主管护士：赵护士 | 入院ADL：85分 | |

**护理级别：二级护理**

团结 奉献 求实 创新

如上，患儿属于未明确诊断前需要观察的患者，入院 ADL 评分 85 分，属于轻度依赖，建议二级护理

## 日常生活活动能力(ADL)

### 日常生活活动能力

（activities of daily living，ADL）

- Barthel指数（BI）

| 自理能力等级 | BI得分范围 | 需要照护程度 |
|---|---|---|
| 重度依赖 | 总分≤40分 | 完全不能自理，全部需要他人照顾 |
| 中度依赖 | 总分41~60分 | 部分不能自理，大部分需要他人照顾 |
| 轻度依赖 | 总分61~99分 | 极少部分不能自理，部分需要他人照顾 |
| 无需依赖 | 总分100分 | 完全能自理，无需他人照顾 |

ADL 评分解读

| 项目 | 评分 | 标准 | 备注 |
|---|---|---|---|
| 进食 | 10 | 可独立进食（在合理的时间内独立进食准备好的食物） | 用合适的餐具将食物由容器送到口中，包括用筷子、勺子或叉子取食物、对碗 / 碟的把持、咀嚼、吞咽等过程 |
| | 5 | 需部分帮助（前述某个步骤需要一定帮助，指别人夹好菜后患者自己吃） | |
| | 0 | 需极大帮助或完全依赖他人 | |
| 洗澡 | 5 | 准备好洗澡水后，可自己独立完成 | 5 分 = 必须能不看着进出浴室，自己擦洗；淋浴不需帮助或监督，独立完成 |
| | 0 | 在洗澡过程中需他人帮助 | |
| 修饰 | 5 | 自己独立完成（包括洗脸、刷牙、梳头、刮脸等） | 指 24~48h 情况，由看护者提供工具，也给 5 分：如挤好牙膏，准备好水等 |
| | 0 | 需他人帮助 | |
| 穿衣 | 10 | 可独立完成（包括穿 / 脱衣服、系扣子、拉拉链、穿 / 脱鞋袜、系鞋带等） | 应能穿任何衣服 |
| | 5 | 需部分帮助（能自己穿或脱，但需他人帮助整理衣物、系扣子、拉拉链、系鞋带等） | 5 分 = 需别人帮助系扣、拉拉链等，但患者能独立披上外套 |
| | 0 | 需极大帮助或完全依赖他人 | |
| 大便控制 | 10 | 可控制大便 | 指 1 周内情况 |
| | 5 | 偶尔失控 | 5 分 = 每周 <1 次失控 |
| | 0 | 完全失控 | 昏迷 |
| 小便控制 | 10 | 可控制小便 | 指 24~48h 情况，插尿管的患者能独立完全管理尿管也给 10 分，5 分 = 每 24h<1 次失控，0 分昏迷 |
| | 5 | 偶尔失控 | |
| | 0 | 完全失控 | |
| 如厕 | 10 | 可独立完成（包括擦净、整理衣裤、冲水等过程） | 患者应能自己到厕所及离开 |
| | 5 | 需部分帮助（需他人搀扶、需他人帮忙冲水或整理衣裤等） | 5 分指能做某些事 |
| | 0 | 需极大帮助或完全依赖他人 | |
| 床椅转移 | 15 | 可独立完成 | 0 分坐不稳，须两个人搀扶 :5 分 −1 个强壮的人 / 熟练的人 /2 个人帮助，能站立。10= 需 1 人帮助步行（体力或语言指导） |
| | 10 | 需部分帮助（需他人搀扶，或使用拐杖） | |
| | 5 | 需极大帮助（较大程度上依赖他人搀扶和帮助） | |
| | 0 | 完全依赖他人 | |
| 平地行走 | 15 | 可独立在平地上行走 45m | 指在屋内活动，可以借助辅助工具。如用轮椅，必须能拐弯或自行出门而不需帮助 |
| | 10 | 需部分帮助（需他人搀扶，或使用拐杖、助行器等辅助用具） | 10 分 =1 个未经训练的人帮助，包括监督或看护 |
| | 5 | 需极大帮助（行走时较大程度上依赖他人搀扶，或坐在轮椅上自行在平地上移动） | |
| | 0 | 完全依赖他人 | |
| 上下楼梯 | 10 | 可独立上下楼梯 | |
| | 5 | 需部分帮助（需扶楼梯、他人搀扶，或使用拐仗等） | |
| | 0 | 需极大帮助或完全依赖他人 | |

团结 奉献 求实 创新

儿科 ADL 解读

## 案例介绍

**护理级别：一级护理**

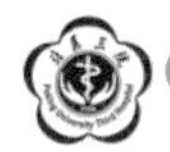

| 体温：36.6℃ | 心率:108次/分 | 呼吸：20次/分 | 血压：100/70mmHg |
|---|---|---|---|

- 患儿禁食禁水，全麻下行胃肠镜检查。
- 术中电镜下切除息肉。
- 患儿生命体征平稳，卧床休息，遵医嘱禁食24h。
- ADL:60分。

入院第二天，患儿在全麻下行胃肠镜检查并切除息肉。病情等级随之发生变化，属于术后或者治疗期间需要严格卧床的患者，所以即使 ADL 评分为 60 分，仍属于一级护理

## 案例介绍

**护理级别：二级护理**

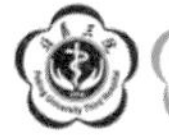

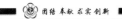

| 体温：36.5℃ | 心率:104次/分 | 呼吸：18次/分 | 血压：105/70mmHg |
|---|---|---|---|

- 患儿神志清楚，精神反应好，生命体征平稳。
- ADL:90分。

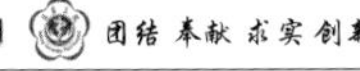


在胃肠镜检查后 24~48h，病情稳定，ALD 为 90 分即轻度依赖的时候，护理等级即调整为二级护理。患儿在住院 3 天左右的时间里，经历了 2 次护理等级变化，这也说明了护理等级需要动态、连续、及时地再评估和调整

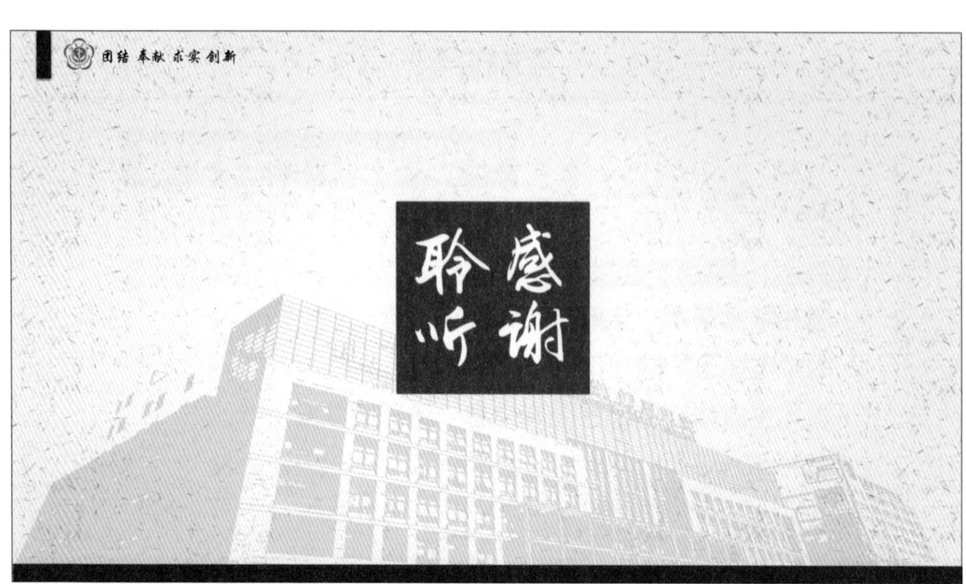


为了保障患者安全和护理质量，做到及时、有效地观察病情变化，减少不良事件和医疗纠纷发生，需要我们全体医生的大力支持和医护之间的共同协作。希望本次培训能够帮助我们更深入地了解彼此的工作，从而实现更加默契地相互配合，实现医护共赢

# 培训效果评估问卷

1. 关于分级护理定义的描述正确的是：[ 单选题 ]

○ 指患者在住院期间，医生根据患者病情进行分级别护理

○ 指患者在住院期间，医护人员根据患者病情进行分级别护理

○ 指患者在住院期间，医生根据患者病情和（或）自理能力进行分级别护理

○ 指患者在住院期间，医护人员根据患者病情和（或）自理能力进行分级别护理

2. 以下哪些情况符合“特级护理”标准：[ 多选题 ]

□ 各种复杂或者大手术后的患者

□ 病情危重，随时发生病情变化需要进行抢救的患者

□ 重症监护患者

□ 手术后或者治疗期间需要严格卧床的患者

3. 以下哪些内科疾病符合“特级护理”标准：[ 多选题 ]

□ 大咯血随时有窒息风险

□ 甲亢危象、高渗性昏迷

□ 胸痛待查

□ 稳定期肺栓塞患者

4. 以下哪种情况不符合儿科“特级护理”标准：[ 单选题 ]

○ 急性呼吸衰竭

○ 溺水

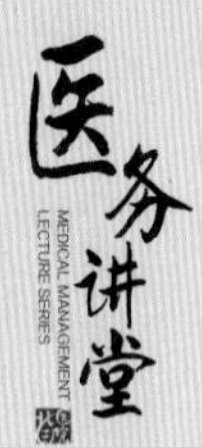


○ 肺炎恢复期，ADL60 分

○ 急性喉炎伴Ⅲ度喉梗阻

5. 以下哪些情况符合“一级护理”标准：[ 多选题 ]

☐ 手术后或者治疗期间需要严格卧床的患者

☐ 生活完全不能自理的患者且病情不稳定的患者

☐ 生活部分自理，病情随时可能发生变化的患者

☐ 严重外伤和大面积烧伤的患者

6. 以下哪些情况住院后符合“一级护理”标准：[ 多选题 ]

☐ 急腹症入院的患者

☐ 卵巢囊肿住院择期手术的患者

☐ 重度子痫前期术后第二天的患者

☐ 宫颈癌术后从重症监护治疗病房（ICU）转回病房的患者

☐ 宫外孕保守治疗的患者

7. 以下经过妊娠风险评估后，分级护理医嘱对应正确的有：[ 多选题 ]

☐ 双胎妊娠（单绒毛膜双羊膜囊）的住院孕产妇均需要开一级护理

☐ 双胎妊娠（双绒毛膜双羊膜囊）的住院孕产妇均需要开一级护理

☐ 辅助生育技术助孕的孕产妇住院需要开一级护理

☐ 高龄的住院孕产妇均需要开一级护理

☐ 瘢痕子宫伴完全性前置胎盘的孕产妇需要开一级护理

8. 以下哪些内科疾病符合“一级护理”标准：[ 多选题 ]

☐ 慢性阻塞性肺疾病（COPD）、哮喘急性期

☐ 不稳定型心绞痛频繁发作

☐ 冠状动脉造影术后

☐ 肺内病变待查完善检查期间

9. 以下哪种患者符合“一级护理”标准：［单选题］

○ 心搏骤停、意识丧失患者

○ 甲状腺术后第二天患者，ADL80 分

○ 颈椎手术返回病房患者

○ 腰椎术前患者，ADL95 分

10. 以下哪种患儿符合“一级护理”标准：［单选题］

○ 早产儿，胎龄 28 周

○ 糖尿病酮症酸中毒患儿

○ 哮喘重度急性发作患儿

○ 矮小症患儿，ADL38 分

11. 以下哪些情况符合“二级护理”标准：［单选题］

○ 普外科大手术后 24h 内

○ 急腹症

○ 疝修补术后 48h

○ 脾切除术后，病情不稳定